Was macht Frauen krank?

Was macht Frauen krank?

Ansätze zu einer frauenspezifischen
Gesundheitsforschung

Herausgegeben von Ulrike Schneider

Campus Verlag
Frankfurt/New York

CIP-Kurztitelaufnahme der Deutschen Bibliothek

Was macht Frauen krank? : Ansätze zu e. frauen=
spezif. Gesundheitsforschung / hrsg. von Ulrike
Schneider. – Frankfurt/Main ; New York :
Campus-Verlag, 1981.
 ISBN 3-593-32937-9

NE: Schneider, Ulrike [Hrsg.]

Alle Rechte, insbesondere das Recht der Vervielfältigung und Verbreitung
sowie der Übersetzung, vorbehalten. Kein Teil des Werkes darf in irgend-
einer Form (durch Photokopie, Mikrofilm oder ein anderes Verfahren)
ohne schriftliche Genehmigung des Verlages reproduziert oder unter
Verwendung elektronischer Systeme verarbeitet, vervielfältigt oder ver-
breitet werden.
Copyright © 1981 bei Campus Verlag GmbH, Frankfurt/Main
Umschlaggestaltung: Eckard Warminski, Frankfurt/Main
Satz: Heinz Breynk, Kirchweiler
Druck und Bindung: Fotokop, Darmstadt
Printed in Germany

INHALT

Ulrike Schneider
Einleitung 9

TEIL 1
VERHINDERUNG VON KRANKHEIT ODER WAHRUNG DER
GESUNDHEIT? ....

Marianne Rodenstein
Zur Konzeption einer Präventionsforschung für Frauen 23

Regina Becker-Schmidt
Überforderung durch Doppelbelastung - Unterforderung durch
Segregation 33

TEIL 2
DIE GESUNDHEITLICHE LAGE DER FRAU

Ingeborg Falck
Frauen und Gesundheit 41

Christa Leibing
Was kann eine Morbiditätsstatistik zur Prävention bei Frauen beitragen? 46

Wilhelm Thiele
Inanspruchnahme medizinischer Leistungen durch Frauen 52

Rainer Müller
Beitrag der Krankenversicherungsforschung für die Bestimmung
von Zielgruppen für Prävention 60

Barbara Riedmüller
Gesundheitsforschung für Frauen aus der Sicht der Sozialpolitik... 67

TEIL 3
ZUR ÄTIOLOGIE WEIBLICHEN KRANKHEITSGESCHEHENS

Marina Neumann-Schönwetter
Wie kann sich das über gesellschaftliche und psychische Mechanismen bestimmte Selbstbild der Frau auf ihr gesundheitliches Befinden im mittleren Lebensalter auswirken? - Einige Thesen 75

Reingard Böhm, Claudia Erdmann-Rebhann
Befindlichkeitsstörungen bei Frauen 83

Marianne Franssen
Krankheit als Konflikt - Krankheit als Protest 90

TEIL 4
BELASTUNGEN VON FRAUEN IN DER WECHSELWIRKUNG VON
ERWERBSARBEIT UND REPRODUKTIVER ARBEIT

Annegret Kulms, Ulrike Martiny
Verlaufsformen gesundheitlicher Störungen bei Frauen mittleren Alters mit Belastungen aus Erwerbs- und Hausarbeit: ein Problemaufriß 101

Eva Schmidt-Hieber, Gisela Mohr, Martina Rummel
Frauenarbeit und Frauenarbeitslosigkeit: die psychischen Folgen .. 113

Brigitte Eggers, Verena Müller
Bewältigungshandeln berufstätiger Frauen 121

Kerstin Dörhöfer, Gisela Steppke
Einige grundsätzliche Thesen zum Zusammenhang von Gesundheits- und Wohnversorgung und der Situation von Frauen 125

Helga Bilden
Psycho-soziale Belastungen in der persönlichen, familialen und beruflichen Situation der Frauen im mittleren Alter 131

Sabine Bartholomeyczik
Wegzug des letzten Kindes aus dem Haus 140

Elisabeth Beck-Gernsheim
Neue Entscheidungsmuster im weiblichen Lebenszusammenhang: Beispiel späte Mutterschaft 146

TEIL 5
PRÄVENTION UND FRAUENGESUNDHEITSPOLITIK

Christine Vollmer
Zur Situation der Wiedereingliederung von Frauen in das Erwerbsleben 159

Ulrike Schneider
Methoden präventiver Frauengesundheitsforschung 164

Johanna Kootz
Bedingungen für präventive Verhaltensweisen von Frauen 171

Cornelia Kling-Kirchner
Frauenspezifische Prävention im Bereich medizinischer Basisversorgung - Notwendigkeit, Möglichkeiten 180

Feministisches Frauen Gesundheitszentrum e. V. : Barbara
Marewski, Sylvia Heyer, Dagmar Schultz
Vorschläge zur wissenschaftlichen Begleitung von praktizierten
präventiven Veranstaltungen des FFGZ im Frauengesundheitsbereich 187

Ilona Kickbusch
Die Frauengesundheitsbewegung - ein Forschungsgegenstand? 193

TEIL 6
Ulrike Schneider: Programm und Perspektiven 205

Liste der Autorinnen 220

Literatur 224

ULRIKE SCHNEIDER
EINLEITUNG

"Die Krankheit zeigt uns das wachsende Mißverhältnis an zwischen den Forderungen, die unser physischer und psychischer Organismus an uns stellt, und der Wirklichkeit jener gesellschaftlichen Zwänge, deren OBJEKT er ist.
Die Krankheit ist ein Stöhnen unseres Körpers und unseres Geistes über die unerträgliche Lage, in die wir sie gebracht haben. Dieses Stöhnen ist häufig völlig folgenlos, denn es kann seine eigene Widersprüchlichkeit nicht auflösen: wir machen unser Leben selbst und sind doch gleichzeitig seine Opfer. Wir werden Probleme der Krankheit nur angehen oder hinter uns lassen, wenn es uns gelingt, dieses Stöhnen in einen SCHREI, das fordernde Klagen in einen positiven und wirkungsvollen AKT zu verwandeln, durch den die krankmachende Welt verändert wird.
Klar ist, daß diese Veränderung nicht an dem abgeschlossenen und vertraulichen Ort einer medizinischen Praxis stattfinden kann, selbst wenn diese Praxis "sympathisch" ist.
Sie kann sich konkret nur dort vollziehen, wo die Krankheit ihre Wurzeln hat:" in Schule und Familie, in der Fabrik, im Büro und auf der Straße. " (CARPENTIER 1979, S. 76)
"Wir wissen heute, daß die Mehrzahl der Krankheiten durch eine falsche Lebensweise hervorgerufen werden, daß es also, da gerade die todbringenden Krankheiten im Sinne einer restitutio ad integrum kaum heilbar sind, im Grunde nur den Weg der Krankheitsverhütung gibt, will man die Menschen gesund erhalten. Das Konzept der multifaktoriellen Genese der Krankheiten zeigt aber, wie verwickelt Krankheitsentstehung und damit Prävention ist. Da in den ätiologischen Faktoren (den Risikofaktoren ...) das Verhalten der Menschen eine wesentliche Rolle spielt, und überdies die soziale und technische Umwelt mit ihren pathogenetischen Wirkungsflüssen mächtig ist ..., wird die Verhütung der Krankheiten in einem erheblichen Umfang technisch realisierbar .... Krankheit, soweit sie durch den Menschen entsteht, ließe sich durch den Menschen aber verhindern. Alle organisatorischen Maßnahmen, welche zu dieser Verhinderung führen sollen, gehören zum Bereich der präventiven Medizin. ...
Vorbeugen ist notwendig, weil Heilung schwierig oder unmöglich ist, wenn man die Menschen gesund erhalten will. " (SCHAEFER/BLOHMKE 1978, S. 344 f.)
Der Titel dieses Buches fragt nach einem Erklärungsmodell für Krankheit und - darin eingeschlossen - nach den Bedingungen für den Erhalt von Gesundheit: Krankheit - medizinisches oder soziales Problem? Die beiden Zitate hier stellen zwei divergierende Pole dar, wie diese Frage beantwortet werden kann. Beide Positionen konstatieren einen engen Zusammenhang von Krankheit und Gesundheit auf der einen Seite und krankmachenden bzw.

gesunderhaltenden Lebensbedingungen auf der anderen Seite. Beide Positionen unterscheiden sich jedoch grundlegend im Hinblick auf die Spezifika des ätiologischen Modells, oder besser: hinsichtlich der gesellschaftstheoretischen Voraussetzungen ihrer Erklärungsmodelle für die Entstehung von Krankheit.

Aus der Sicht der von SCHAEFER/BLOHMKE repräsentierten klassischen Sozialmedizin entsteht die Mehrzahl der modernen Erkrankungen, vor allem der chronisch-degenerativen Erkrankungen wie z.B. der Herz-Kreislauferkrankungen, aber auch der bösartigen Neubildungen - Krebs -, in einem multifaktoriellen Verursachungsprozeß. Klassen von Faktoren in diesem Prozeß sind (s.a. Systemanalyse des Gesundheitswesens in Österreich 1978, S. 9):
- exogene, spezifische Schadstoffe (Noxen)
- risikoträchtige Körperzustände (Bluthochdruck, Übergewicht, etc.)
- individueller Lebensstil und Verhaltensweisen (z.B. Tabak- und Alkoholkonsum)
- soziale Noxen: Streß, Arbeitsbelastung, familiäre Krisen, etc.

Krankheit entsteht durch Kumulation und Addition einzelner Faktoren dieser vier Ebenen. Hauptkritikpunkt an diesem Modell ist, daß es keinen Weg weist, in welchem gesellschaftstheoretischen Konzept diese Bedingungsfaktoren in ihren komplexen Wirkungszusammenhängen erfaßt werden können.

Für CARPENTIER, der das System medizinischer Versorgung in seiner bestehenden Form in Frage stellt, ist dagegen der Zusammenhang objektiver und subjektiver Lebensbedingungen, d.h. die gesellschaftlichen Verhältnisse und das darin handelnde Individuum für den Krankheits- und Gesundheitsprozeß konstitutiv. Krankheit und Gesundheit sind nicht Ergebnis des individuellen und persönlichen Lebensstils - ungesunder Verhaltensweisen -, sondern sie sind Ausdruck gesellschaftlicher Zwänge und deformierender Lebensbedingungen. <u>Krankheit ist ein 'Stöhnen des Körpers und des Geistes' aus dieser Lebenssituation heraus, ein stiller und machtloser Protest gegen diese Verhältnisse.</u>

Krankheit in klassisch-medizinischer und sozialmedizinischer Sicht ist, sowohl von ihrer Erscheinungsform als auch von den Ursachen her gesehen, ein Abweichen von der Norm. Im Sinne der Definition der Reichsversicherungsordnung ist Krankheit:
- ein regelwidriger körperlicher oder geistiger Zustand, also eine Abweichung von einer 'Norm'-Gesundheit, der eine Heilbehandlung erfordert, oder
- zumindest zu einer Arbeitsunfähigkeit führt.

Krankheit ist damit Abweichen von einer geistig-körperlichen oder einer sozialen Norm, letzteres im Sinne eines Abweichens vom gesellschaftlich erwarteten Verhalten, nämlich arbeitsfähig, leistungsfähig zu sein.

Der Gesundheit abträgliches individuelles Fehlverhalten wie Rauchen, Trinken etc. ist in ähnlicher Weise Abweichen von der Norm, einer Norm, die nicht allein aus humanen Gründen gesetzt wird, sondern deren Ziel v.a. die Senkung von Kosten staatlicher Gesundheitsversorgung ist.

Beide Konzepte eines Gesundheits- bzw. Krankheitsbegriffs führen notwendig zu gänzlich unterschiedlichen Präventions- und Politikstrategien. Gesundheitsaufklärung, Gesundheitserziehung und Verhaltensmodifikation stehen im Mittelpunkt der klassischen sozialmedizinischen Prävention. Wo Erziehung und Aufklärung allein nicht ausreichen, werden Mittel der Sanktionierung gesundheitsschädlichen Verhaltens erwogen, wie etwa in Schweden durch Erhöhung der Krankenkassenbeiträge für Raucher. Fraglich bleibt aber, ob mit einem solchen Konzept Krankheiten wirklich abgebaut, reduziert werden können, so daß dies in den Mortalitäts- und Morbiditätsdaten sichtbar wird. Ein Erfolg hierzu begonnener Kampagnen ist bisher noch nicht abzusehen.

Zu fragen wäre dagegen, welche Lebensbedingungen sogenanntes individuelles Fehlverhalten bedingen, es hervorrufen. Sind sie nicht - in Ermangelung offensiver Formen - oft einziger Ausweg für das Individuum, innere Spannungen zumindest kurzfristig zu reduzieren und so mit Belastungen, gesellschaftlichen Zwängen und Widersprüchen umzugehen? Fordert nicht deshalb CARPENTIER auf, das 'stille Stöhnen' zu einem 'lauten Schrei' werden zu lassen, die krankmachende Welt da zu verändern, wo die Wurzeln liegen: in Schule, Familie, Fabrik, Büro und auf der Straße?

Prävention in diesem Sinne setzt dann im Vorfeld gesundheitlicher Vorsorge an: sie bedeutet Aktivierung der Betroffenen für die Durchsetzung ihrer eigenen Interessen. Das kann zum einen heißen, im Rahmen gewerkschaftlicher und betrieblicher Politik strukturelle Veränderungen im Hinblick auf Belastungsabbau für Frauenarbeitsplätze durchzusetzen; das kann zum anderen bedeuten, daß Frauen sich in Selbsthilfegesundheitsprojekten zusammenfinden, um in einem gemeinsamen Prozeß zu lernen, für sich selbst Bedingungen zu verändern. Prävention heißt nicht, das administrative Netz gesundheitlicher Vorsorge enger zu knüpfen, um sich anbahnende gesundheitliche Beeinträchtigungen staatlich gelenkt im Keim zu ersticken. Eine an den Interessen und Rechten der Betroffenen orientierte Prävention sollte sich vielmehr daran messen, "ob und in welchem Ausmaß es gelingt, die Bürger für ihre eigene Gesundheit bzw. gegen jene gesellschaftlichen Tatbestände zu engagieren, die dieser entgegenstehen." (WOLFF 1980, S. 11)

Mit den dargestellten Positionen von CARPENTIER und SCHAEFER/BLOHMKE wird ein Feld wissenschaftlicher - methodischer und theoretischer - und politischer Kontroversen und divergierender Standpunkte sichtbar. Dieses Feld bildet auch den Hintergrund für die in diesem Buch dargestellte Diskussion. Diese Diskussion ist jedoch über die angerissene Kontroverse hinausgegangen, denn die meisten Autorinnen fühlen sich zunächst einem ganz anderen Bezugspunkt verpflichtet, nämlich der Frage nach der Stellung der Frauen in dieser Gesellschaft. Es geht um die gesellschaftliche Benachteiligung und Diskriminierung der Frau, daraus resultierende Belastungen und widersprüchliche Anforderungen. Die Autorinnen in diesem Buch haben in der wissenschaftlichen und politisch-praktischen Auseinandersetzung bereits eine Entscheidung getroffen: es geht um eine Veränderung der gesellschaftlichen Stellung und sozialen Lage der Frau, alles andere leitet sich daraus ab. Gesundheit und Krankheit von Frauen sind abhängig von diesen, Frauen diskriminierenden Lebensbedingungen. Die Frage nach der Gesundheit von Frauen ist die Frage nach den objektiven und subjektiven Widersprüchen im weiblichen Lebenszusammenhang.

Eine auf Prävention zielende Frauengesundheitsforschung muß diese Widerspruchsstrukturen zum Ausgangspunkt der Forschung machen. Im Mittelpunkt bisheriger Belastungsforschung steht der männliche Arbeitnehmer mit seinen spezifischen, aus dem Arbeitsprozeß resultierenden Belastungen. Belastungsforschung ist zwischen den hier dargestellten Positionen anzusiedeln. Sie geht über ein enges Konzept der Risikofaktoren hinaus. Eher aus der Tradition der Arbeitsmedizin kommend, ist sie als eine Weiterentwicklung zu verstehen, die auf die Aufdeckung komplexer Belastungsstrukturen, v.a. im Bereich der Arbeitswelt, zielt (siehe v.a. die vom Bundesministerium für Forschung und Technologie getragene Humanisierungsforschung). Für die Frauenforschung stellt sich darüber hinausgehend die Aufgabe, gerade die widersprüchliche Wechselwirkung zwischen Erwerbsarbeit einerseits und Reproduktionsarbeit andererseits zum Ausgangspunkt zu machen. Unterschiedliche gesellschaftliche und soziale Funktionszuschreibungen und spezifische Verhaltensanforderungen in beiden Lebensbereichen bestimmen Konflikte, Krisen, Ambivalenzen der objektiven und subjektiven Lebenssituation von Frauen. Nicht allein eine Kumulation von Belastungen, sondern gerade die Widersprüche zwischen und innerhalb dieser Lebensbereiche sind es, die Gesundheit und Krankheit von Frauen beeinflussen.

In diesem Sinne schreibt Marlies KUTSCH, Leiterin des Arbeitsstabs Frauenpolitik beim Bundesministerium für Jugend, Familie und Gesundheit zum Geleit dieses Buches: "Wenn sich bisher das gesundheitspolitische Interesse auf Frauen gerichtet hat, dann auf Frauen als Schwangere, als Mütter, als Arbeitnehmerinnen oder auf einzelne besondere Krankheiten und Risiken. Dieser naturwissenschaftliche Blick entspricht dem Grundansatz des traditionellen Gesundheitssystems. Wenn jetzt Frauen selbst beginnen - anders als früher - ihre Gesundheit wichtig zu nehmen, dann geschieht das aus einem anderen Blickwinkel: Gesundheit und Krankheit und alle Zwischenstadien werden in den Gesamtzusammenhang der Lebensbedingungen der Frauen und ihrer sich im Laufe eines Lebens häufig kumulierenden Belastungen gestellt. Frauen sind mehrfach belastet, wenn sie als Alleinstehende Kinder erziehen. Frauen werden mit widersprüchlichen Verhaltensanforderungen konfrontiert, sie müssen auf vielfältige Weise funktionieren. Frauen sind für die seelischen Bedürfnisse der Kinder und des Mannes zuständig. Frauen stehen vor massiven Lebensumstellungen, wenn die Kinder aus dem Haus gehen oder wenn sie im Alter auf einmal alleinstehen.

Forschung, die sich bei diesen Fragen nicht nur auf einen Ausschnitt beschränkt, sondern Frauen in ihrer ganzen Lebensgeschichte ernst nimmt, fehlt leider noch weitgehend." Frau KUTSCH schreibt, daß mit einem so auf den ganzen Lebensprozeß von Frauen ausgerichteten Blickwinkel in diesem Buch Ansätze gezeigt werden, "wo und wie nach Antworten und Veränderungsmöglichkeiten zu suchen ist."

Die Beiträge von Marianne RODENSTEIN und Regina BECKER-SCHMIDT im ersten Teil des Buches versuchen, die beiden hier aufgezeigten Stränge einer präventiven Frauengesundheitsforschung miteinander zu verknüpfen. RODENSTEIN gibt eine positive Bestimmung des Gesundheitsbegriffs. Ursachenforschung dürfe nicht bei der Konstatierung einzelner Faktoren individuellen Fehlverhaltens stehenbleiben, sondern müsse die gesamte Lebensweise einschließen. Eine spezifisch auf Frauen ausgerichtete Präventionsforschung leite sich aus den unterschiedlichen Lebensbedingungen von Frauen und Männern und einer daraus resultierenden unterschiedlichen gesundheitlichen Lage ab. RODENSTEIN führt Ergebnisse verschiedener empirischer Untersuchungen an, die die Unterschiede der gesundheitlichen Lage belegen. Gründe dafür seien in der Lebenssituation von Frauen zu suchen.

Für die Autorin ist Gesundheit ein Akt der Selbstbestimmung: während der Arzt über das Vorliegen von Krankheit im nosologischen Sinne entscheidet, entscheidet das Individuum selbst über sein persönliches Wohl- oder Unwohlbefinden. Gesundheit als Akt der Selbstbestimmung bedeutet aber nicht lediglich die Konstatierung eines spezifischen körperlichen oder geistigen Zustands, sondern er beinhaltet perspektivisch auch das Handeln, den Kampf um gesunderhaltende Lebensbedingungen, um eine Veränderung der Stellung der Frau.

Ausgangspunkt bildet auf diesem Hintergrund nicht die Fragestellung, ob Frauen kränker oder gesünder sind als Männer. Marianne RODENSTEIN vertritt vielmehr die These, daß aufgrund der unterschiedlichen Lebenssituation der Geschlechter einerseits und eines unterschiedlichen Gesundheitsverhaltens von Männern und Frauen andererseits, beide auch in verschiedener Weise gesund oder krank sind. Einer höheren Mortalitätsrate bei Männern steht möglicher Weise eine stärkere, den gesamten Lebensprozeß bestimmende gesundheitliche Beeinträchtigung der Frauen gegenüber, die sich nicht unmittelbar in Mortalitätsdaten niederschlägt. Diese These hat zwar auf dem Hintergrund der existierenden Datenlage lediglich hypothetischen Charakter. Sie hat aber für die hier konzipierte Frauengesundheitsforschung insoweit erkenntnisleitende Funktion, als die Autorinnen dieses Buches versuchen, gerade die Spezifik des weiblichen Gesundheits- und Krankheitsprozesses herauszuarbeiten.

Entscheidendes Kriterium einer frauenspezifischen Präventionsforschung ist für RODENSTEIN die enge Verkoppelung von "Maßnahme- und Ursachenforschung". Ergebnisse der Forschung sollen im Interesse der Frau nutzbar gemacht werden können, bzw. Projekte sollen Forschung, Entwicklung und Erprobung präventiver Maßnahmen miteinander verbinden.

Regina BECKER-SCHMIDT geht auf den Charakter der Lebensbedingungen von Frauen ein. Ihre These von der krankmachenden Wirkung der objektiven und subjektiven Widersprüche zwischen und innerhalb der verschiedenen Lebensbereiche der Frau, dem Erwerbs- und Reproduktionsbereich, belegt sie mit Ergebnissen einer von ihr und anderen durchgeführten empirischen Studie über Akkordarbeiterinnen. Unterschiedliche Zeitstrukturen zwischen Erwerbs- und Reproduktionsarbeit verlangen von den Akkordarbeiterinnen in der Produktionstätigkeit 'Zeit verlieren zu können'. Erwerbsarbeit bedeutet hohe Beanspruchung, Verschleiß, Diskriminierung als Arbeitende; aber auch: Teilhabe an gesellschaftlich bewerteter Arbeit und an Öffentlichkeit, und auch Stolz auf das eigene 'Können', die kleinen Tricks und Fertigkeiten, die selbst in monotoner und repetitiver Teilarbeit wichtig sind.

In Teil 2 werden zunächst einige Daten zur gesundheitlichen Lage von Frauen zusammengetragen. Ausgangspunkt bildeten folgende Fragen:
- In welchem Ausmaß liegen überhaupt Daten zur gesundheitlichen Lage
  - Morbiditätsdaten - von Frauen vor? Wie wurden diese Daten gewonnen?
- Wurden Zusammenhänge zwischen Gesundheits-/Krankheitsdaten und Lebenssituation erfaßt?
- Wo müssen im Rahmen des Gesamtthemas weitere Morbiditätsdaten geschaffen werden?
  Wie ist das methodisch anzugehen?
- Welchen Stellenwert können Morbiditätsdaten für eine präventive Gesundheitspolitik haben?

Die hier aufgenommenen Beiträge setzen jeweils an spezifischen Teilaspekten des Gesamtproblems an. Auf der Grundlage unterschiedlicher Datenbasen - Leistungsdaten der Kranken- und Rentenversicherungsträger; regionalisierte Morbiditätsdaten - werden eigene Forschungsergebnisse dargestellt.

Ein interessantes Ergebnis, welches lang bewährte Vorurteile entkräftet, soll erwähnt werden. Entgegen der landläufigen Meinung, weibliche Arbeitnehmerinnen würden sich gegenüber männlichen Kollegen durch häufigeres Fehlen am Arbeitsplatz wegen Krankheit auszeichnen, wird auf der Grundlage größerer Datenmengen das Gegenteil belegt: Männer sind zu einem größeren Anteil und länger arbeitsunfähig als Frauen. Häusliche und familiale Pflichten der Frauen sind also offensichtlich kein Grund, Verpflichtungen aus dem Arbeitsprozeß zu vernachlässigen. Vielmehr läßt sich - auch aus dem Datenmaterial - die Hypothese aufstellen, daß Frauen, insbesondere ältere Arbeitnehmerinnen, so stark unter dem Dequalifizierungsdruck und der Angst vor der Arbeitslosigkeit stehen, daß sie nur in wirklich ernsten Fällen von Gesundheitsbeeinträchtigungen dem Arbeitsplatz fernbleiben (s.a. Wilhelm THIELE).

Barbara RIEDMÜLLER weist in ihrem Beitrag auf eine generelle Problematik derartiger Leistungsdaten der Versicherungsträger hin. Forschung mittels dieser Daten diene der Kostenkalkulation der Versicherungsträger, Rückschlüsse auf die realen Lebensbedingungen von Frauen seien hierüber nicht möglich. Die Inanspruchnahme von Gesundheitsversorgungsleistungen bringe eher die Defizite des Gesundheitssystems zum Ausdruck als konkrete Problemlagen von Frauen. Wenn z.B. die Sozial- und Beratungsdienste zu 80 % von Frauen in Anspruch genommen werden (wie Ergebnisse Münchner Erhebungen zeigen), stelle sich die Frage, ob dies einen realen Bedarf ausdrücke oder ob diese Dienste nicht vielmehr Kompensationsfunktion für Defizite gesundheitlicher Versorgung - wie einseitige medizinische Ausrichtung und einseitige Ausrichtung auf Funktionserhaltung der Arbeitskraft - haben.

Wenn Frauen und Männer sich hinsichtlich der Art von Erkrankungen unterscheiden, der Art und Weise körperlich und geistig auf Belastungen zu reagieren, ist die Frage zu stellen, welche subjektiven Momente den Prozeß von objektiven Belastungen und Lebensbedingungen und körperlich/seelischen Reaktionen darauf vermitteln. In Teil 3 werden einige theoretische Ansätze dargestellt und entwickelt, die versuchen, weibliche Krankheitsätiologie unter diesem Blickwinkel begrifflich zu fassen.

Die subjektiven Momente des Krankheitsprozesses erwachsen im Sozialisationsprozeß von Frauen und darin enthaltenen weiblichen Handlungs- und Erlebensspielräumen bzw. Einschränkungen. Sie bilden die Nahtstelle zwischen objektiven Bedingungen und spezifischen gesundheitlichen Beeinträchtigungen. Sie sind selbst aber wieder gesellschaftlich bedingt. Die Autorinnen Marina NEUMANN-SCHÖNEWETTER, Reingard BÖHM/Claudia ERDMANN-REBHANN, Marianne FRANSSEN versuchen, teilweise aus einer weiterentwickelten psychoanalytischen Sicht, die Spezifität dieser subjektiven Momente im Krankheitsprozeß der Frau herauszuarbeiten. Es wird gezeigt, wie im Sozialisationsprozeß vermittelte, typisch weibliche Verhaltensmuster wie Passivität, Emotionalität, Anpassungsbereitschaft einen Prozeß in Gang setzen, in dem Frauen, aus der ständigen Unterdrückung eigener persönlicher Bedürfnisse und Gefühle heraus, mit Beeinträchtigung des Befindens reagieren. Krankheit und Beeinträchtigung des Wohlbefindens entstehen aus der Ambivalenz der subjektiven Empfindungen der Frau. Diese Ambivalenz ist ihrerseits Ausdruck der objektiven gesellschaftlichen Funktionszuschreibungen der Frau und damit verbundener Einschränkungen der Identitätsbildung. Krankheit ist stiller, machtloser Protest des Individuums, der Frau, gegen diese Beschränkungen ihrer Lebensspielräume: "maskierter Protest gegen die Weiblichkeit" (BELLMANN 1979).

Marianne FRANSSEN belegt darüber hinausgehend, wie im System medizinisch-psychologischer Wissenschaft und Praxis weibliche Funktionszuschreibungen und subjektive Verhaltensspielräume festgeschrieben werden. Zuschreibungen eines spezifisch weiblichen Krankheitsverhaltens und spezifischer Formen von Gesundheitsbeeinträchtigungen durch dieses System verfestigen ihre gesellschaftliche Lage. Indem Krankheit aber als stiller Protest gegen diese, der Frau aufgezwungene persönliche und soziale Lage begriffen wird, eröffnen sich auch Möglichkeiten der Veränderung. Gemeinsames Handeln von Frauen, Selbsterfahrung, Informationsaustausch und Selbstuntersuchung sind Wege eines präventiven Gesundheitsverhaltens. Im gemeinsamen Handeln der Frauen wird der individuelle, stille Protest zu einer kollektiven Anklage gegen die Unterdrückung der Frau und die Festschreibung der Unterdrückung durch ein an männlichen Interessen orientiertes System gesundheitlicher Versorgung.

Teil 4 geht auf Aspekte der objektiven Lebenssituation von Frauen ein. Ein Schwerpunkt liegt auf der Situation der Frau im mittleren Lebensalter. Da die hier dokumentierte Tagung zum Ziel hatte, ein Forschungsprogramm zu entwickeln, wurden Vorüberlegungen dazu angestellt, welche Zielgruppen im Mittelpunkt einer solchen Forschung stehen sollten. In Anbetracht der besonderen Lebenslage, in der sich Frauen im mittleren Lebensalter befinden einerseits und dem wenig entwickelten Forschungsstand andererseits, wurde diese Zielgruppe als besonders relevant erachtet.

Die Beiträge von Helga BILDEN und Sabine BARTHOLOMEYCZIK versuchen, die Situation dieser Frauen zu umreißen. Die mittlere Lebensphase von Frauen ist durch eine grundlegende Infragestellung ihrer Daseinsthematik gekennzeichnet:

(1) die Kinder lösen sich von der Familie und der Mutter ab und stellen damit die bisherige Existenzberechtigung der Frau als sorgende Mutter und Familienfrau scheinbar infrage;

(2) physische und psychische Verschleißerscheinungen, geringere Leistungsfähigkeit, Verlust an äußerer Attraktivität, Klimakterium und damit verbundene psycho-soziale Beschwerden mindern das Selbstbewußtsein der Frau;

(3) im Erwerbsleben hat die Frau kaum noch Chancen. Eine Rückkehr ins Erwerbsleben ist aufgrund der Arbeitsmarktsituation kaum noch möglich. Frauen, die berufstätig sind, unterliegen Leistungsminderungen und Dequalifizierungsprozessen.

Die beiden Beiträge lassen deutlich werden, daß zwar eine große Zahl von Faktoren genannt werden kann, die in dieser Lebensphase Belastungen für die Frau darstellen, daß es aber an einem theoretischen Konzept fehlt, diese Faktoren zu gewichten, einzuordnen und zu bewerten. Aus einem solchen Konzept könnten dann auch Strategien entwickelt werden, diese Lebenskrise in einem für den weiteren Lebenslauf der Frau positiven Sinne zu bewältigen.

Während hier zunächst die Situation der Frau vornehmlich aus der Perspektive des familiären Lebens betrachtet wurde, gehen die Autorinnen Annegret KULMS/Ulrike MARTINY, Brigitte EGGERS/Verena MÜLLER, Eva SCHMIDT-HIEBER/Gisela MOHR/Martina RUMMEL und in gewisser Weise auch Elisabeth BECK-GERNSHEIM von der Frau im Erwerbsbereich aus. Zwar betonen alle Beiträge die enge Wechselwirkung beider Lebensbereiche, so wie es in Teil 1 von Regina BECKER-SCHMIDT programmatisch entwickelt und empirisch konkretisiert wurde. In der Behandlung einzelner, konkreter Fragestellungen zeigt sich jedoch, wie schwierig es ist, dieses Konzept durchzuhalten. Dies ist sicher darin begründet, daß eine solche Forschung erst in Ansätzen entwickelt ist und hier erstmals für eine Frauengesundheitsforschung konzipiert wird.

Für Annegret KULMS und Ulrike MARTINY wird die Frau durch Erwerbs- und Hausarbeit vor immer neue Zerreißproben gestellt. Belastungen liegen in der quantitativen Kumulation und in den strukturell einander entgegengesetzten Anforderungen. Belastungen werden aber als solche von den Frauen nicht oder kaum wahrgenommen, sondern nach innen gewendet, in innere Spannungen übersetzt. Daraus resultierende Beeinträchtigungen der Gesundheit werden dementsprechend ebenfalls nicht mit Belastungen in Verbindung gebracht - Ergebnisse, die vielfach in empirischen Belastungsstudien belegt werden können. Im Verlauf des Lebensprozesses dreht sich dieser 'Störungskreisel' jedoch immer schneller, Belastungen können nicht mehr kompensiert werden, gesundheitliche Beeinträchtigungen werden irreversibel. Mittelpunkt einer Frauengesundheits- und Belastungsforschung sollte die biographische Rekonstruktion solcher Belastungsverläufe und Störungskreisel sein. Biographieforschung wird als ein wichtiges methodisches Konzept für die Gesundheitsforschung formuliert. Krankheits- und Belastungsbiographien werden hier im Zusammenhang untersucht, um Ansatzpunkte für präventive Maßnahmen zu finden.

Die Beiträge von EGGERS/MÜLLER, SCHMIDT-HIEBER/MOHR/RUMMEL und BECK-GERNSHEIM behandeln zwar unterschiedliche Aspekte des Themas: "präventives Bewältigungsverhalten bei Frauen", "Frauen und Arbeitslosigkeit", "späte Mutterschaft", werfen jedoch eine gemeinsame Fragestellung auf, nämlich die Frage nach der Bedeutung der Erwerbstätigkeit für das Wohlbefinden und die Gesundheit der Frau. Bei SCHMIDT-HIEBER/MOHR/RUMMEL wird diese Frage klar beantwortet: trotz der Gesundheitsgefährdungen vieler Frauenarbeitsplätze hat die Erwerbsarbeit für die Frau persönlichkeitsfördernde Funktion. Sie ist u.a. Voraussetzung für Emanzipation, Teilhabe an solidarischen Prozessen und öffentlicher Interessenvertretung der Frauen.

Für EGGERS/MÜLLER bedeutet die Doppelorientierung der Frau in Beruf und Familie dagegen die Chance für einen Freiraum, der durch die potentielle Rückzugsmöglichkeit in die Familie entsteht.

Diese Doppelorientierung und damit zusammenhängende Rückzugsmöglichkeiten in die Familie dienen nach Meinung der Autorinnen der Gesundheitssicherung der Frau. Zu fragen bleibt, ob dieser Rückzug für viele Frauen wirklich freiwillig geschieht, ob er nicht angesichts äußerst schlechter Arbeitsbedingungen im Erwerbsleben und darin eingeschlossener hoher Belastungen oft als die bessere Alternative erachtet wird. Abstrahiert der von den Autorinnen eingebrachte Standpunkt nicht von den Zwängen, Abhängigkeiten und subtilen, aber auch gewaltsamen Unterdrückungsmechanismen in der Familie?

Für BECK-GERNSHEIM ist späte Mutterschaft eine Chance für die Frau, Mutterschaft und allgemeine Lebensplanung miteinander zu verbinden, Handlungsspielräume und Entscheidungsmöglichkeiten für die Frau, besonders in bezug auf die Entscheidung für Erwerbsarbeit zu erweitern. Da Veränderungen der institutionellen Bedingungen, wie Arbeitszeitverkürzung, Teilzeitarbeit, Qualifikation nur in einem langwierigen Prozeß möglich sind, müssen Veränderungen auch auf der Ebene der unmittelbaren Lebensgestaltung ansetzen. Besondere Gestaltungsspielräume für die Frau ergeben sich im familiären Bereich, da hier althergebrachte Normen und Wertvorstellungen in der Auflösung begriffen sind.

Freie Entscheidungsspielräume liegen nach BECK-GERNSHEIM auf der Ebene individuellen sozialen Handelns, hier im familiären Bereich, bezüglich des Zeitpunktes der Mutterschaft. Doch es ist zu problematisieren, ob die Entscheidung für eine späte Mutterschaft wirklich eine individuelle, freie Entscheidung ist, oder ob für die Frauen, die hier v.a. gemeint sind - nämlich die hochqualifizierten Akademikerinnen - dies aufgrund langer Ausbildungs- und Qualifizierungszeiten und ungesicherter Berufsperspektive nicht der einzige Weg ist, Perspektiven in beiden Lebensbereichen zu entwickeln.

Problematisch scheint mir generell die These der freien Gestaltbarkeit im familiären Bereich. Handlungsspielräume sind auch hier eingeschränkt, außerdem nicht beliebig gestaltbar, sondern von gesellschaftlichen Bedingungen abhängig. Handlungsspielräume liegen für Frauen nicht per se offen, sondern müssen erst erkämpft werden.

Teil 5 des Buches stellt zum Abschluß die schwierigsten Fragen, nämlich die nach der Umsetzung präventiven Wissens in präventive Praxis:
- Welche Möglichkeiten präventiver Maßnahmen und Strategien für die Frau gibt es?
- Auf welchen Ebenen können und müssen diese Maßnahmen ansetzen? Sollen präventive Strategien innerhalb oder außerhalb des Systems der gesundheitlichen Versorgung ansetzen?
- Wie ist das Verhältnis von strukturellen und institutionellen Maßnahmen einerseits und solchen, die am individuellen Handeln andererseits ansetzen?
- Wie können Präventionsmaßnahmen an den Bedürfnissen und Interessen der Betroffenen ansetzen, wie können sie die Betroffenen zu aktivem Bewältigungshandeln bringen?
- Welchen Stellenwert haben Selbsthilfekonzepte und alternative Frauengesundheitsprojekte im Rahmen von Prävention?
- Wie ist das Verhältnis von Forschung und präventiven Maßnahmestrategien zu bestimmen? Lassen sich Maßnahme- und Ursachenforschung miteinander verbinden?
- Welche methodischen Wege müssen im Rahmen einer Frauengesundheitsforschung beschritten werden? Wie hängen methodische Konzepte mit den Zielen von Frauenforschung zusammen? Welche Forschungsstrategie muß bei einer engen Verbindung von Forschung und präventiver Praxis eingeschlagen werden?

Man wird sich vorstellen können, daß diese Fragen in der wissenschaftlichen Auseinandersetzung um eine Frauengesundheitsforschung zwar gestellt und als zentral erachtet wurden, Antworten aber bisher nur in Ansätzen gefunden wurden. Das spiegelt sich auch in den Beiträgen wider. Damit weist dieser Teil - mehr als die vorhergehenden - wohl eher Perspektiven einer weiteren Arbeit, weniger aber ein Programm, das Punkt für Punkt abarbeitbar wäre.

Mehr als in den anderen Teilen des Buches werden hier auch Fragen unterschiedlicher präventiver und frauenbezogener Politikstrategien aufgeworfen. Das rührt daher, daß v. a. praxisbezogene Gesundheitsprojekte bzw. Vorschläge für die Umsetzung von Forschungsergebnissen in präventive Praxis für die Frau dargestellt und entwickelt werden.

Christine VOLLMER nimmt die Arbeitsmarktsituation der Frau zum Ausgangspunkt und zeigt kurz Entwicklungstendenzen der vergangenen Jahrzehnte auf. Sie geht auf die Problematik der Wiedereingliederung von Frauen in das Erwerbsleben ein. Hier handelt es sich um Frauen, die nicht oder schwer vermittelbar sind, v. a. aufgrund geringer Qualifikation. Für diese Frauen werden über das Arbeitsförderungsgesetz spezielle Maßnahmeprogramme entwickelt. Viele dieser Frauen haben schwere gesundheitliche

Beeinträchtigungen, die häufig Grund für die Schwierigkeiten bei der Vermittlung eines Arbeitsplatzes waren.

VOLLMER entwickelt am Schluß ihres Artikels sehr konkret einen Katalog struktureller präventiver Maßnahmen im beruflichen und familiären Bereich, die v.a. auf eine Verbesserung der Situation im Erwerbsbereich hinzielen, aber auch familiäre Entlastungsstrategien beinhalten. Wichtig scheint mir dabei festzuhalten, daß die vorgeschlagenen präventiven Maßnahmen durchweg außerhalb des Systems der gesundheitlichen Versorgung liegen. Die Maßnahmen sind realistisch und konkret angesetzt, ihre Durchsetzung würde eine Reihe von Veränderungen für die Frau erbringen, die sowohl für ihre soziale als auch ihre gesundheitliche Lage von Bedeutung sind. Derartige strukturelle Maßnahmen scheinen jedoch weniger im medizinischen Versorgungssystem selbst ansiedelbar, als vielmehr in allen anderen wichtigen gesellschaftlichen Bereichen.

Die Beiträge von Johanna KOOTZ, Cornelia KLING-KIRCHNER und Barbara MAREWSKI/Sylvia HEYER/Dagmar SCHULTZ beziehen sich auf alternative Konzepte frauenspezifischer Prävention und Gesundheitsversorgung: aus der Begleitforschung zum 1. Berliner Frauenhaus, der Betreuungsarbeit von Frauen im Gesundheitszentrum Gropiusstadt, Berlin (eine Art Gemeinschaftspraxis) und aus der Arbeit des Feministischen Frauen Gesundheitszentrums, Berlin.

In dem vorhergehenden Artikel von Ulrike SCHNEIDER werden auf einer allgemeineren methodologischen Ebene Überlegungen zur Methodik einer frauenspezifischen Präventionsforschung angestellt. Im Mittelpunkt steht dabei die Handlungsforschung als ein Modell der Verbindung von Forschung und Praxis. Mit diesem Beitrag soll eine Richtung angedeutet werden, konkrete Frauenprojekte im Hinblick auf ihre Methodik zu analysieren und zu konzipieren.

Johanna KOOTZ knüpft nochmals an die in Punkt 3 begonnenen Diskussion um frauenspezifisches Gesundheitsverhalten an. Die Anspruchslosigkeit der Frau gegenüber der Gesunderhaltung und Unversehrtheit ihres Körpers ist Grund für jahrelanges Erdulden und Ertragen von Gewaltanwendungen in der Ehe. Frauen lernen zwar, für andere zu sorgen, ihren eigenen Körper und Ansprüche auf Bedürfnisbefriedigung jedoch hintenanzustellen. Die Autorin zeigt auf, wie im Frauenhaus die mißhandelten Frauen langsam lernen, sich gegen bisher erduldetes Leid zu wehren und - unterstützt durch andere Frauen - ein neues, eigenständiges Leben aufzubauen.

Johanna KOOTZ, die in der vom Bundesministerium für Familie, Jugend und Gesundheit finanziell getragenen Begleitforschung zu dem Frauenhaus mitgearbeitet hat, umschreibt auch kurz das methodische Konzept. Forschung wird hier im gemeinsamen Handeln mit den betroffenen Frauen entwickelt, die Forscherinnen selbst nehmen an der praktischen Arbeit im Frauenhaus teil. Ergebnisse sollen den betroffenen Frauen nutzbar gemacht werden.

Cornelia KLING-KIRCHNER berichtet aus der konkreten Sozialarbeit mit Frauen am Gesundheitszentrum Gropiusstadt, frauenspezifischen Volkshochschulkursen und einigen Zielpunkten der zukünftigen Arbeit. Eine Forschungsperspektive wird jedoch nicht sichtbar. Ein Grund dafür liegt sicher darin, daß die dort arbeitenden Frauen durch die praktische Arbeit voll ausgelastet sind und Kapazitäten für eine Forschungsarbeit dementsprechend nicht frei sind.

Barbara MAREWSKI/Sylvia HEYER/Dagmar SCHULTZ berichten in sehr klarer, knapper Form über Geschichte und Konzept des Feministischen Frauen Gesundheitszentrums (FFGZ). Das FFGZ versteht sich insoweit alternativ zu bestehenden medizinischen Versorgungsleistungen, als es versucht, Bereiche, die sich die Medizin zu eigen gemacht hat, die aber nicht unter das Etikett Krankheit und Therapie fallen, sondern eher im präventiven Bereich liegen, in die Kompetenz der betroffenen Frauen zurückzuholen. Dies sind Bereiche wie: Verhütung, Schwangerschaftsabbruch, alternative Ernährung, Infektionen, u.a.m. Das FFGZ führt Selbsthilfe- und Selbstuntersuchungskurse u.a. auch an Volkshochschulen durch. Sie arbeiten mit Mädchen, Frauen in den Wechseljahren, in einer Krebs-Selbsthilfegruppe und einer Lesbengruppe.

Die Arbeit, die die Frauen im FFGZ machen, beruht auf Freiwilligkeit und ist weitgehend unentgeltlich. Offensichtlich werden hier Angebote für Frauen gemacht, nach denen eine große Nachfrage besteht, für die es jedoch kaum offizielle finanzielle Unterstützung gibt. Die Fragestellungen, die das FFGZ am Ende seines Artikels formuliert, sind im eigentlichen Sinne Forschungsfragen, die die Evaluation der bisherigen Arbeit und daraus abzuleitende Weiterentwicklungen des FFGZ betreffen. Die Entwicklung des FFGZ scheint insoweit offen, als die Frauen dort über den Stand der bisherigen Arbeit - v.a. Verhütung und Schwangerschaftsabbruchberatung - hinausgehen und neue Schwerpunktsetzungen finden wollen. Wenn diese Frauen in einem praxisbezogenen Projekt die Chance hätten, an ihren Fragestellungen theoretisch und praktisch weiterzuarbeiten, könnten hier neue und gute Ansätze einer frauenspezifischen Prävention entwickelt werden.

Daß hier ein großer Bedarf besteht, sieht man nicht zuletzt an der Menge der Literatur und konkreter Frauengesundheitsprojekte, die in den letzten Jahren entstanden sind. Auch die etablierte Gynäkologie muß sich mehr und mehr diesem Bedarf anpassen: wo früher in den Kliniken die medizinische Technologie herrschte, konkurriert man nun mit rooming-in, ambulanter und sanfter Geburt, Hausgeburt und Stillberatung. Für die Frau ist das Geburtserlebnis, das bewußte Erleben des ersten Anblicks des Neugeborenen, wichtiger als ein beängstigender technologischer Apparat. Technische Sicherheit ist Sicherheit für den Notfall, nicht für den Normalfall.

Ein solches punktuelles Einschwenken der herrschenden Gynäkologie auf Forderungen von Frauen ist nicht zuletzt auf die Aktivitäten solcher Frauenprojekte, wie sie hier sich darstellen, zurückzuführen, die mit ihrem Verweis auf Praktiken und Gesundheitsbewegungen im Ausland ihre Forderungen belegen und bekräftigen konnten.

In dem Artikel von Ilona KICKBUSCH wird die Geschichte dieser Bewegung und der Repressionen, denen sie in den USA und anderen Ländern zunächst unterlag, aufgezeichnet. Der Artikel macht aber auch die Breite und die

Stärke, die diese Bewegung inzwischen gewonnen hat, deutlich. Die Autorin unterscheidet - in Anknüpfung an Sheryl RUZEK - Strategien gesundheitlicher Versorgung, die sich hinsichtlich der Radikalität unterscheiden, das bestehende medizinische Versorgungssystem infrage zu stellen. Diese Strategien machen deutlich, daß Körperwissen, Selbstbestimmung und Selbsthilfe zentrale Bestandteile einer feministischen Gesundheitsversorgung sind, daß damit jedoch weitreichende Entscheidungen im Hinblick auf die Struktur des gesamten Gesundheitswesens impliziert sind. Deutlich wird aber auch, daß diese Entscheidungen nicht das medizinische System allein, sondern auch die gesellschaftlichen Verhältnisse allgemein betreffen.

Die Forderung der Frauen, die Macht über ihren eigenen Körper nicht länger in fremde Hände zu legen, bestimmt die Kontroverse zwischen Medizin und alternativer Frauengesundheitsbewegung. Wenn Frauen dann aber darüberhinaus ihre eigenen Geschicke in die Hand nehmen wollen, dann bedeutet Prävention Schaffung gesunderhaltender Lebensbedingungen, Kampf um die Veränderung der gesellschaftlichen Lebensbedingungen von Frauen.

Das vorliegende Buch dokumentiert eine Tagung mit dem Thema "Belastung, gesundheitliche Folgen und Möglichkeiten der Prävention bei Frauen", die im März 1980 in Berlin veranstaltet wurde. Diese Tagung war ein Auftrag des Bundesministers für Forschung und Technologie und des Senators für Wissenschaft und Forschung, Berlin, an die Planungsgruppe Gesundheitsforschung im Rahmen des Bundesprogramms "Forschung und Entwicklung im Dienst der Gesundheit".

Unter Beteiligung eines breiten Spektrums von Wissenschaftlerinnen und Wissenschaftlern, Praktikern des Gesundheitswesens und vor allem engagierten Frauen aus verschiedensten Frauengesundheitsprojekten und -einrichtungen sollten auf dieser Tagung Perspektiven, Konzepte und Fragestellungen für eine präventive Frauengesundheitsforschung und -praxis erarbeitet werden. Die Ergebnisse der gemeinsamen Arbeit sind hier niedergelegt. Wir wollen damit zum einen über den Stand der Arbeit informieren. Wir verstehen diese Dokumentation aber auch als eine Aufforderung an die im Bereich "Frau und Gesundheit" wissenschaftlich oder praktisch Arbeitenden, gemeinsam mit uns an den bisher entwickelten Fragestellungen weiterzuarbeiten.

TEIL 1
VERHINDERUNG VON KRANKHEIT ODER WAHRUNG DER GESUNDHEIT?

MARIANNE RODENSTEIN
ZUR KONZEPTION EINER PRÄVENTIONSFORSCHUNG FÜR FRAUEN

1. Warum brauchen wir eine Präventionsforschung für Frauen?

Primäre Prävention - die Verhinderung von Krankheiten - ist als gesellschaftliches Ziel unumstritten. Auch im "Programm der Bundesregierung zur Förderung von Forschung und Entwicklung im Dienste der Gesundheit" wird dies zum Ausdruck gebracht.
  Der Realisierung dieses Anspruchs stehen jedoch zahlreiche Hindernisse entgegen. Er steht z.B. nicht mit den aktuellen sozialpolitischen Problemlagen und dadurch erzeugten Forschungskonjunkturen im Einklang. Erforderlich würde auch ein Umdenken in der Forschungstradition.
  Primäre Prävention setzt - im bisherigen Denken - ätiologische bzw. epidemiologische Forschung voraus, die sich mit den Entstehungsbedingungen von spezifischen Krankheiten befaßt. Erst wenn solche Bedingungen bekannt sind, wird man in einem zweiten Schritt Maßnahmen zur Reduktion der an der Entstehung einer Krankheit beteiligten Faktoren ergreifen.
  Ausgehend von den Ergebnissen ätiologischer und epidemiologischer Forschung sind bei den heute weit verbreiteten chronischen Krankheiten einige wenige im individuellen Verhalten entdeckte Risikofaktoren Ansatzpunkte für Präventionsmaßnahmen. Diese reduzieren sich auf individuelle Verhaltenskorrekturen, die durch Gesundheitsaufklärung bzw. -erziehung erreicht werden sollen.
  Die zweifelhafte Effektivität dieser Art, präventive Maßnahmen zu bestimmen und durchzuführen, ist hier der Anlaß, durch eine neue spezifisch auf dieses Ziel ausgerichtete Forschungsrichtung die Präventionsforschung für Frauen, Prävention als gesellschaftliche Notwendigkeit und Möglichkeit, deutlicher ins Bewußtsein zu heben.
  Dieser Präventionsforschungsansatz grenzt sich gegenüber der bisherigen medizinischen und medizinsoziologischen Forschung in dreierlei Hinsicht ab:
a. Er beruht zunächst auf der Annahme, daß eine Ursachenforschung nicht bei dem einzelnen Kranken und seinem Verhalten (Rauchen, Bewegungsar-

mut etc.) stehen bleiben darf - in dem z. B. gesundheitliches "Fehlverhalten" diagnostiziert wird -, sondern auch die gesellschaftlichen, die Lebensweise prägenden Bedingungen (Arbeits- und Wohnumwelt) untersucht werden müssen. Erst dann wird deutlich, daß ein großer Teil des sog. individuellen Fehlverhaltens Ursachen hat, deren Beseitigung durch gesundheitliche Aufklärung nicht erwartet werden kann. Erfolgreiche Prävention setzt also eine Forschung voraus, die auch die strukturellen, in den Lebensbedingungen liegenden Einflüsse auf individuelles Verhalten in den Entstehungsprozeß von Krankheiten einbezieht, um von da eine breitere und effektivere Palette von Präventionsmaßnahmen entwickeln zu können.

b. Die bisherige Krankheitsforschung bezieht sich auf jeweils spezifische Krankheiten. Dabei kommt sie zu dem Ergebnis, daß für die Entstehung einer Krankheit, jeweils spezifische Faktoren, die nur für diese eine Krankheit, wie auch unspezifische Faktoren, die auch bei anderen Krankheiten eine Rolle spielen, verantwortlich sind.

Die Präventionsforschung beschäftigt sich vor allem mit diesen "unspezifischen Risikofaktoren", mit den Bedingungen ihrer Entstehung und den Möglichkeiten ihrer Beseitigung bzw. Reduktion. Sie hat also nicht so sehr die Bekämpfung spezifischer Krankheiten als vielmehr die Hebung des gesundheitlichen Niveaus und damit auch indirekt die Krankheitsbekämpfung zum Ziel. Präventionsforschung in diesem Sinne ist Gesundheitsforschung.

c. Während bisher die Ursachenforschung die Voraussetzung für die Maßnahmen und ihre Durchsetzung darstellte, wird mit der Präventionsforschung eine andere - nicht kausale - Verknüpfung von Ursachen - und Maßnahmen angestrebt.

Die Präventionsforschung sucht nach einem Ansatzpunkt, von dem aus sowohl die gesundheitlichen Defizite wie die Möglichkeiten und Bedingungen, diese individuell und gesellschaftlich zu reduzieren, bestimmt werden können. Das Wissen darüber, welches die Bedingungen eines gesunden Lebens sind, ist zugleich das Wissen, aus dem heraus sich präventive Maßnahmen entwickeln müssen. Insofern hat die Präventionsforschung einen anderen Erkenntnisschwerpunkt als die ätiologische oder epidemiologische Forschung. Bei letzteren liegt er in den Bedingungen der Entstehung und Verbreitung von Krankheiten, während die Präventionsforschung ihren Schwerpunkt in der Verbindung von Ursachen- und Maßnahmenwissen hat.

Diese Überlegungen zur Präventionsforschung als einer neuen sowohl soziologisch als auch medizinisch orientierten Forschungsrichtung beschreiben nun heute noch eher eine Lücke der derzeitigen medizinischen und medizinsoziologischen Forschung, als daß sie bereits eine reale Entwicklung skizzierten.

Es bleibt nun noch zu begründen, warum ein solcher Forschungsansatz geschlechtsspezifisch differenziert werden muß und warum wir uns dafür entschieden haben, eine spezifisch auf Frauen ausgerichtete Forschung zu fordern, obgleich doch die gesundheitliche Lage der Männer bei oberflächlicher Betrachtung der Daten eher verbesserungsbedürftig zu sein scheint als die der Frauen.

Ich möchte jetzt anhand der wenigen vorliegenden Daten darstellen, daß sich die gesundheitliche Lage von Männern und Frauen nicht so einfach vergleichen läßt bzw. auf die Dimension "besser" oder "schlechter" zu bringen ist, denn sie ist einfach anders. Daraus schließe ich, daß in der Präventionsforschung auch ein auf die spezifisch unterschiedlichen Lebensbedingungen der Geschlechter ausgerichteter Ansatz verfolgt werden muß. Dabei haben wir uns für den frauenbezogenen Ansatz entschieden, weil hierzu traditionsgemäß sehr viel weniger spezifisches Wissen vorhanden ist.

Eigentlich scheint es den Frauen gesundheitlich besser zu gehen als den Männern, denn Frauen leben im Durchschnitt länger als Männer.

Die durchschnittliche Lebenserwartung der Frauen bei der Geburt betrug 1972/74 in der Bundesrepublik 74,4 Jahre, die der Männer 67,9 Jahre (Daten des Gesundheitswesens 1977, S. 30). Die Lebenserwartung der Frauen hat dazu noch eine steigende, die der Männer eine sinkende Tendenz (Helberger 1977, S. 685). Die sog. Übersterblichkeit der Männer, die statistisch die kürzere Lebenserwartung hervorruft, resultiert hauptsächlich aus der sehr viel höheren Sterblichkeit an Erkrankungen der Herzkranzgefäße (vor allem Herzinfarkt), an Lungenkrebs, Leberzirrhose und an sog. unnatürlichen Todesursachen (Unfällen und Selbstmord) - (Helberger 1977, S. 688). Gäbe es also diese Erkrankungen und Unglücksfälle nicht, die für die höhere Sterblichkeit der Männer im mittleren Lebensalter verantwortlich sind, so wäre die Lebenserwartung von Männern und Frauen etwa gleich. Die Zunahme dieser Erkrankungen und Unglücksfälle bewirkt die sinkende Lebenserwartung bei Männern. Diese Erkrankungen und Unglücksfälle werden mit Verhaltensweisen und Risiken in Zusammenhang gebracht, wie beruflicher Streß, Rauchen, Alkoholgenuß, die für die männliche Lebensweise als typisch gelten. Ausländische Untersuchungen legen nun auch für die deutschen Verhältnisse nahe, daß sich die Lebenserwartung der erwerbstätigen Frauen denen der Männer angleicht bzw. noch unter sie sinkt. Dies kann jedoch bisher nicht überprüft werden, da bei der Erhebung der Sterblichkeitsdaten in der BRD nicht nach Hausfrauen und erwerbstätigen Frauen unterschieden wird. (Wohl wären die gesetzlichen Grundlagen für die Erhebung solcher Daten, aus denen die Lebenserwartung erwerbstätiger Frauen berechnet werden könnte, bereits vorhanden. Nach Auskunft aus dem Statistischen Bundesamt Wiesbaden fehlt eigentlich nur noch das deutliche Interesse etwa eines Ministeriums o.ä. an der Erhebung dieser Daten.)

Um auch heute schon annäherungsweise zu Aussagen über die Lebensdauer erwerbstätiger Frauen zu kommen, hat man z.B. das durchschnittliche Wegfallsalter weiblicher und männlicher pflichtversicherter Frührentner, die wegen Krankheit aus dem Erwerbsleben ausgeschieden waren, verglichen. Es zeigte sich, daß die erwerbstätig gewesenen Frauen im Durchschnitt nicht so alt wurden wie die Männer (Dralle/Gast 1977).

Von der Lebenserwartung her betrachtet unterscheidet sich die gesundheitliche Lage der Frau wahrscheinlich also nicht generell positiv von der des Mannes. Vielmehr scheint einiges dafür zu sprechen, - die konkreten Belege fehlen jedoch noch - daß Frauen, die durch Berufstätigkeit und Hausarbeit doppelt belastet sind, früher sterben als Männer. Es kommt wohl auf die speziellen gesundheitlichen Belastungen und ihre Kumulation während des Lebens an, wie lange man lebt.

Die Belastungen von Frauen sind nun in der Regel andere als die der Männer. Das ist das erste Argument für die hier auf Frauen spezifizierte Präventionsforschung. Das zweite Argument ist die Tatsache, daß Frauen Belastungen auch anders bewältigen als Männer, in dem sie häufiger und deutlicher auf Belastungen psychisch und physisch reagieren als Männer.

So geht aus einigen Daten zum Krankheitsverhalten der Geschlechter hervor, daß Frauen trotz ihrer durchschnittlich längeren Lebenserwartung während ihres Lebens häufiger krank sind als Männer.

Eine Repräsentativerhebung zur subjektiven Beurteilung des Gesundheitszustandes 1973 ergab, daß Frauen häufiger über Beschwerden klagen und häufiger weniger zufrieden mit ihrer Gesundheit sind als Männer. Auch bei der Zusatzerhebung zum Mikrozensus 1974 war der Anteil der erkrankten Frauen höher als der der erkrankten Männer (Daten des Gesundheitswesen S. 62, 95). Man kann daher annehmen, daß die Qualität ihres Lebens stärker beeinträchtigt ist als die der Männer.

Frauen neigen auch eher dazu, mit Befindlichkeitsstörungen, die im medizinischen Sinn noch nicht als Krankheiten gelten, auf Probleme und Belastungen zu reagieren. In diese Richtung weist eine Untersuchung von Richter und Beckmann (Beckmann 1976), in der sie zeigen können, daß Frauen viel weniger als Männer zur Somatisierung mit der Folge organischer Krankheiten neigen. Sie leiden vielmehr häufiger an funktionellen Beschwerden, an vegetativen Störungen wie niedrigem Blutdruck, Durchblutungsstörungen, Verstopfung, Schlafstörungen, Gleichgewichtsstörungen, Herzjagen und Herzstolpern. Am deutlichsten unterscheiden sich Männer und Frauen in ihren Reaktionen in bezug auf den niedrigen Blutdruck, der besonders häufig bei Frauen auftritt und als Somatisierung von depressiver Verstimmung aufgefaßt wird.

Außerdem zeigt die Untersuchung, daß Frauen über fast alle Beschwerden, aber auch über Angst, Depression und seelische Konflikte häufiger klagen als Männer. Frauen seien also "klagsamer" aber auch leidensfähiger als Männer und verdrängen ihre psychischen Konflikte weniger in körperlichen Krankheiten.

Auf der Basis dieses - wenn auch unzulänglichen - Datenmaterials läßt sich meines Erachtens die These vertreten, daß sich Gesundheit und Krankheit bei Frauen und Männern unterschiedlich entwickeln, da auch die psychischen und die sozialen und nicht nur die biologischen Bedingungen des weiblichen Lebenszusammenhangs andere sind als die des männlichen. Ein Ergebnis der Framingham-Herz-Studie (Haynes/Feinleib 1980) unterstützt diese These. Diese Studie, in der Hausfrauen, erwerbstätige Frauen (solche, die über die Hälfte ihres Erwachsenenlebens berufstätig waren) und Männer über 8 Jahre befragt und ärztlich untersucht wurden, kommt zu dem Ergebnis, daß das Erkrankungsrisiko an koronaren Herzkrankheiten (Infarkt, koronare Insuffizienz, Angina Pectoris, Tod durch diese Erkrankung) für Hausfrauen und erwerbstätige Frauen gleich häufig, für Männer aber doppelt so hoch ist, obgleich die erwerbstätigen Frauen häufiger als die Hausfrauen und gleich häufig wie die Männer Ehrgeiz und den Verhaltenstyp A zeigen, dessen Vorhandensein bei Männern immer noch als ein wesentlicher Vorhersagefaktor für die Koronarerkrankung gilt.

Die geschlechtsspezifisch angelegte Präventionsforschung beruht demnach auf der These, daß die Art der Belastungen wie die Art ihrer Bewältigung geschlechtsabhängig sind und von daher sich auch Gesundheit und Krankheit in Abhängigkeit von den unterschiedlichen biologischen Bedingungen sowie psychischen und sozialen Erfahrungen der Geschlechter entwickeln.

2. Elemente eines Forschungskonzepts

Die Fragestellung der Präventionsforschung ist nicht auf die Bedingungen der Entstehung spezifischer Krankheiten gerichtet, sondern allgemeiner auf die Bedingungen für Gesundheit. Dies erfordert meines Erachtens zuerst eine Verständigung darüber, was Gesundheit heißen soll. Daraus ergibt sich auch, was Gesundheitsrisiken sein können und welche Präventionsbereiche damit angesprochen werden.
a. Es herrscht weithin Einverständnis darüber, daß Gesundheit mehr als die bloße Abwesenheit von Krankheit ist. Worin dieses Mehr aber besteht, bleibt meistens offen. Häufig wird die Definition eines positiven Gesundheitsbegriffs zwar gefordert, dann aber zur Tagesordnung übergegangen, so etwa im Rahmen der sozialen Indikatiorenforschung: "Da positive Gesundheit bisher nicht ermittelt werden kann, wird an das Vorliegen von Erkrankungen angeknüpft und 'Gesundheit' als Komplementärbegriff verstanden". (Helberger 1977, S. 690) Im gleichen Zusammenhang wird auch der 'positiven' Gesundheitsdefinition der Weltgesundheitsorganisation die praktische Operationalisierbarkeit abgesprochen. Dort wird Gesundheit definiert als "ein Zustand vollständigen physischen, geistigen und sozialen Wohlbefindens und nicht nur die Abwesenheit von Krankheit und Gebrechen" (Satzung der WHO).
Ich möchte nun an diese Definition anknüpfen. Das Wesentliche daran scheint mir zu sein, daß die Entscheidung über die Gesundheit den Betroffenen selbst anheim gegeben wird, denn über das Wohlbefinden kann nur derjenige urteilen, um den es jeweils geht. In letzter Kosequenz hieße das meines Erachtens
- daß Gesundheit sich nicht durch Ärzte und andere Professionelle definieren läßt, sondern als ein Akt der Selbstbestimmung anzusehen ist und
- daß Gesundheit und Krankheit als unterschiedliche Dimensionen der Befindlichkeit anzusehen sind. Der Einzelne befindet auf der Basis seines geschlechtsspezifischen, altersmäßigen und soziokulturellen Standards darüber, ob er sich wohlbefindet oder nicht. Die Professionellen hingegen entscheiden über das Vorliegen von Krankheiten.

Nun ist allerdings die Selbsteinschätzung der Befindlichkeit aus verschiedenen Gründen nicht unproblematisch. Manche Krankheiten entwickeln sich zunächst ohne Symptombildung, so daß in diesem Frühstadium das Wohlbefinden keineswegs eingeschränkt sein muß. Allgemein wird man auch davon ausgehen müssen, daß die Wahrnehmung des eigenen Körpers umso eingeschränkter ist, je schwieriger die sozialen und persönlichen Lebensumstände zu bewältigen sind. Schließlich ist auch zu bedenken, daß die Selbsteinschätzung der Befindlichkeit auch davon bestimmt ist, welche Belastungen "normalerweise" zu ertragen sind, wenn die Funktionsfähigkeit im eigenen Lebenszusammenhang aufrechterhalten bleiben muß. Ein Fazit aus dieser Problemlage ist also, daß Aussagen über Wohlbefinden bzw. Nichtwohlbefinden, die Entscheidung sich als krank zu definieren und den Arzt aufzusuchen, wesentlich durch die Lebenssituation bestimmt sind. Daraus sind nun sowohl für die empirische Feststellung des Gesundheitszustandes als auch die Untersuchung von Gesundheitsrisiken Konsequenzen zu ziehen.

Zunächst zur empirischen Feststellung des Gesundheitszustandes: Wenn der Selbsteinschätzung der eigenen Befindlichkeit nur ein relativer Stellenwert beigemessen werden kann, so läßt sich dies doch durch die Frage nach Befindlichkeitsstörungen kontrollieren. Hier kann man sich die größere 'Klagsamkeit' von Frauen (Richter 1973) zunutze machen, die nicht nur als Ausdruck ihrer größeren Sensibilität gegenüber ihren Lebensverhältnissen gelten muß, sondern als Indikator für reale Konflikte und Belastungen (Rodenstein 1980). Frauen sind eher als Männer in der Lage, über ihre Befindlichkeit zu sprechen und reagieren wohl auch deutlicher auf für sie problematische Situationen mit Befindlichkeitsstörungen.

Bedenkt man zudem, daß Befindlichkeitsstörungen im Konzept der morbiden Episoden auch als kleinste Krankheitseinheiten gedeutet werden, die den Beginn von Chronifizierungsprozessen darstellen können, so erfaßt man mit den Befindlichkeitsstörungen das wahrnehmbare Vorfeld, in dem sich Krankheiten entwickeln können. Befindlichkeitsstörungen sind demnach subjektive, nichtverbale Ausdrucksformen eines Nichtwohlbefindens, das noch nicht als Krankheit im nosologischen Sinn faßbar ist.

b. Wie sollten nun gesundheitliche Risiken untersucht bzw. gesunderhaltende Lebensbedingungen ermittelt werden?

Ein Weg,gesundheitliche Risiken zu bestimmen, könnte darin bestehen, nach den Ursachen für Befindlichkeitsstörungen zu fragen, in dem man die Umstände, unter denen sie auftreten, näher zu bestimmen sucht. Nach diesem Muster arbeitet im wesentlichen die Risikofaktorenforschung. Ich halte dieses Vorgehen allerdings nicht für ergiebig, weil es im Grunde hypothesenlos ist und durch Isolation von 'Faktoren' wie Schicht, Alter, besondere Problemlagen etc. nur deskriptiv umreißt, welche sozialen Bedingungen mit Befindlichkeitsstörungen einhergehen. Aussagen über den Konstitutionsprozeß guter oder schlechter Gesundheit läßt ein solcher Ansatz kaum zu. Ein weiterer Nachteil dieses Vorgehens liegt daran, daß ähnlich wie beim Belastungs-, Beanspruchungs-, Bewältigungsansatz nur diejenigen Bedingungen, die mit negativer Befindlichkeit einhergehen, ins Blickfeld geraten. Prävention in diesem Sinne könnte sich nur als Abbau von Belastungen verstehen und nicht als ein positives Einwirken auf die Gesundheit.

Aus diesen Gründen scheint es mir erstens notwendig, die Frage nach Gesundheitsrisiken umzuformulieren in die Frage danach, wie sich Wohlbefinden herstellt und wie es verloren geht. Gesundheit sollte also als ein prozeßhaftes Geschehen begriffen werden.

Zum zweiten ist es notwendig, den Zusammenhang zwischen Befindlichkeit und sozialer Lebenssituation als dialektische Beziehung zu verstehen in dem Sinn, daß die Lebensbedingungen die psycho-physische Befindlichkeit beeinflussen und die Befindlichkeit sich ihrerseits auf die Lebensumstände auswirkt. Es handelt sich also um einen so engen Zusammenhang, der mit einem Faktorenansatz, wie er in der Risikofaktorentheorie und in der Belastungsforschung üblich ist, nicht angemessen erfaßt werden kann.

Zum dritten ist es notwendig, allgemeine Hypothesen über das Zustandekommen von Gesundheit zu entwickeln, die aber jeweils durch die besonderen Lebenslagen, um die es sich handelt - in diesem Fall, auf den sich die Tagung bezieht, ist es die Situation der Frau im mittleren Lebensalter - spezifiziert werden müßten.

Ich möchte dazu folgenden Ansatz zur Diskussion stellen:

Da verschiedene Untersuchungen die Bedeutung eines positiven Selbstwertgefühls für die Gesundheit hervorheben (Rodenstein 1979), gehe ich davon aus, daß die Möglichkeit zur Selbstwertstabilisierung in der sozialen Umwelt, die Möglichkeit hier Selbstvertrauen zu gewinnen, eigene Bedürfnisse zu formulieren und Interessen durchzusetzen, eine wesentliche Bedingung für das Wohlbefinden und die Bewältigung der Lebenssituation ist. Wenn nur wenig Chancen zur Selbstverwirklichung in der Umwelt vorhanden sind, ist nicht nur das Wohlbefinden beeinträchtigt, sondern es findet auch eine erhebliche Einschränkung in der Wahrnehmung der eigenen Interessen statt, was zu Konflikten und möglicherweise zu langfristigen psychischen und psycho-somatischen Störungen führen kann, wenn diese Konflikte nicht frühzeitig durch Mobilisierung eigener Ressourcen oder durch fremde Hilfe gelöst werden können (Bedeutung des sozialen Netzes).

Es wäre nun zu untersuchen, wie die gesellschaftliche Situation von Frauen im Hinblick auf ihre Chancen, ein positives Selbstwertgefühl zu entwickeln, einzuschätzen ist. Dazu folgende Hypothesen:

Die gesellschaftliche Stellung der Frau ist immer noch wesentlich durch ihre Abhängigkeit vom Mann definiert, die in ihrer Festlegung auf die Reproduktionsarbeit ihren deutlichsten Ausdruck findet. Ihre Selbstwerterfahrung ist dadurch entscheidend eingeschränkt, denn ihre Bindung an Haus und Kinder bedingt ihre gesellschaftliche Isolation, ihr häufig geringes Selbstvertrauen und geringe Kompetenz, an ihrer Situation etwas zu verändern. Die Spielräume, die ihr angeboten werden, diese Isolation zu durchbrechen, an gesellschaftlichen Standards ihre Leistungsfähigkeit zu messen und auf diese Weise ihren Selbstwert durch gesellschaftliche Erfahrungen zu stabilisieren, sind häufig schlecht bezahlte, untergeordnete Arbeitsverhältnisse, die ihrem Bedürfnis nach Selbsterfahrung im gesellschaftlichen Bereich zwar entgegenkommen und insofern akzeptiert werden. Der Preis dafür ist jedoch oft genug eine besonders große physische Beanspruchung sowie psychische Probleme, die sich aus ihrer prinzipiellen Verantwortung für die Familie ergeben. Im mittleren Lebensalter verschärft sich diese Selbstwertproblematik noch durch folgende im Zusammenhang zu sehenden Entwicklungen:

- Die Frau befindet sich in diesem Alter in einer biologischen Umbruchsituation, die als solche gesellschaftlich negativ bewertet ist.
- Ihre familiären Aufgaben verringern sich und dieser Funktionsverlust wird häufig als Defizit erfahren.

- Auch ihre Leistungskraft im Beruf verringert sich und damit die gesellschaftlichen Möglichkeiten der Kompensation der häuslichen Erfahrungen.
Aus diesen Zusammenhängen müßten nun weitere Hypothesen für die Untersuchung des Gesundheitszustandes, der Selbstwertproblematik und der Lebenssituation von Frauen im mittleren Alter entwickelt werden.

Schon jetzt läßt sich jedoch eine Hierarchie von Einflußebenen auf die Befindlichkeit erkennen, auf die Präventionsmaßnahmen und dementsprechende Untersuchungen zu richten wären.

Ich komme damit zu der Frage nach den Präventionsbereichen.

Als oberstes und wesentlichstes langfristiges Präventionsziel sehe ich die Verbesserung der gesellschaftlichen Situation der Frau an, die Auflösung ihrer Abhängigkeit vom Mann, die im wesentlichen durch ihre Alleinverantwortlichkeit für die Reproduktionsarbeit, den Haushalt, die Kinder und die emotionale Stabilisierung des Mannes, festgeschrieben wird.

Die wichtigste Voraussetzung für die Auflösung dieser Abhängigkeit wäre die Gleichverteilung der Aufgaben in Beruf und Familie für Frauen und Männer. Gäbe es diese Möglichkeit, würde beispielsweise die sog. Wiedereingliederungsproblematik für Frauen im mittleren Lebensalter entfallen. Es wäre also zu untersuchen, wo strategische Ansatzpunkte im Bereich der Familienpolitik, der Sozialpolitik, der Arbeitsmarktpolitik, gewerkschaftlicher und betrieblicher Politiken dafür liegen, familiäre und berufliche Verpflichtungen auf Frauen und Männer gleichzuverteilen.

Auf einer zweiten Ebene wären Präventionsziele dort zu sehen, wo aktuell von den Lebensbedingungen der Frauen her in ihrer derzeitigen Problematik zwischen Familie und Beruf besondere soziale und gesundheitliche Belastungen ausgehen wie etwa von den für Frauen im mittleren Lebensalter zur Verfügung stehenden Arbeitsmöglichkeiten, von ihren Wohnbedingungen etc. Hier ginge es um die Erleichterung der Alltagsorganisation, die die Selbstentfaltungsmöglichkeiten konkret einschränken, also um die Veränderung quasi objektiver Lebensbedingungen zur Erweiterung ihres Handlungsspielraums.

Ein drittes Präventionsziel - als Voraussetzung, objektive Handlungsspielräume auch nutzen zu können - liegt dann in der Durchbrechung der Isolation im Privatbereich. Die Kollektivierung privater Erfahrungen ist Vorbedingung dafür, daß Frauen Beurteilungskriterien für ihre eigene gesellschaftliche wie gesundheitliche Situation entwickeln und von daher eher Selbstvertrauen gewinnen, um ihre Bedürfnisse und Interessen durchzusetzen. Diese Präventionsebene ist unter dem Gesichtspunkt, daß Frauen im mittleren Alter sich in einer spezifischen Krisensituation hinsichtlich ihres Selbstwertgefühls befinden, besonders relevant.

Alle Möglichkeiten, die eigenen Erfahrungen in Gruppen mit anderen Frauen auszutauschen und sich der Verallgemeinerbarkeit der Probleme bewußt zu werden, wären hier Ansatzpunkte. Auf dieser Ebene müßte sich die Präventionsforschung mit der Präventionspraxis verbinden, sei es, daß sie sich an bestehende Beratungs- und Selbsthilfegruppen anschließt, sei es, daß hier konkrete Modelle entwickelt und realisiert werden, deren Ergebnisse dann in begleitenden Untersuchungen ausgewertet werden.

Hier gälte es vor allem, an die konkreten Erfahrungen anzuknüpfen, die innerhalb der Frauenbewegung mit Beratungs- und Selbsthilfegruppen bereits gemacht worden sind.

3. Widerstände gegen eine Präventionspolitik für Frauen

Es ist wichtig, daß man sich über die Realisierungschancen von Präventionsmaßnahmen keine Illusionen macht. Ich möchte deshalb noch auf einige Widerstände gegen eine konsequente Präventionspolitik hinweisen.

Daß Vorbeugen besser als heilen sei, ist ein allgemein anerkannter Grundsatz. Welches gesellschaftspolitische Gewicht ihm jedoch zukommt, ist nicht nur davon abhängig, welche Probleme Art und Ausmaß von Krankheiten für die Gesellschaft schaffen, sondern auch davon, wie stark die Interessengruppen sind, die durch eine konsequente Präventionspolitik beeinträchtigt bzw. begünstigt werden. Primäre Prävention ist im Zusammenhang der Kostendiskussion im Gesundheitswesen und der damit verbundenen Erkenntnis, daß die heute weit verbreiteten chronischen Krankheiten mit den Mitteln der kurativen Medizin kaum mehr zu heilen sind, zum politischen Thema geworden.

Es wird jedoch inzwischen von Primärprävention als einer nur symbolischen Politik (Göckenjan 1980) gesprochen, weil sich keine ernsthaften Ansätze zu ihrer Realisierung erkennen lassen. Die Gründe dafür liegen auf der Hand. Die Sicherung der Gesundheit als einer Maßnahme zur Erhaltung der Arbeitskraft insbesondere von Frauen ist bei der heutigen Arbeitsmarktlage und den noch zu erwartenden Rationalisierungsprozessen keine gesellschaftliche Notwendigkeit. Eine konsequente Präventionspolitik würde zudem auf die etablierten Interessen der Ärzte und Pharmazeuten treffen, während sich eine Lobby für diese Politik nur schwer wird finden lassen, da es eine Nachfrage nach Präventionsleistungen im Vergleich zur Therapie oder Rehabilitation kaum gibt, weil hier noch kein Leidensdruck vorhanden ist.

Dazu kommt aber noch, daß Präventionsmaßnahmen - insbesondere, wenn sie Stückwerk bleiben und nicht auf den verschiedenen oben bezeichneten Ebenen zugleich ansetzen - in ihrer Wirkung gemessen an der Senkung der Inzidenzraten von Krankheiten vermutlich minimal sind, ihr politischer Werbeeffekt damit ebenfalls.

Um wenigstens diesem letzten Argument entgegenzutreten, wäre es erstens notwendig, die Präventionsmaßnahmen auf den verschiedenen Ebenen - der der Gruppenerfahrung, der der Eröffnung von Handlungsspielräumen im Alltag und der gesellschaftspolitischen Ebene der Veränderung der geschlechtsspezifischen Arbeitsteilung - so systematisch aufeinander zu beziehen, daß sich ein konsistentes Präventionsprogramm zumindest für eine Gruppe von Frauen im mittleren Lebensalter ergibt. Zweitens ist es dann auch erforderlich, daß Überlegungen zur Kontrolle der Wirksamkeit eines solchen Programms angestellt werden, also Bewertungskriterien entwickelt werden, die den Erfolg von Präventionsmaßnahmen sensibler messen, als dies etwa durch den Indikator Senkung der Inzidenzrate geschieht.

In der Ausarbeitung eines solchen Präventionsprogramms und der Entwicklung von Kriterien zu seiner Bewertung, sehe ich jedenfalls eine Chance, gewisse politische Vorbehalte gegenüber unspezifischen Präventionsmaßnahmen abzubauen.

REGINA BECKER-SCHMIDT
ÜBERFORDERUNG DURCH DOPPELBELASTUNG - UNTERFORDERUNG
DURCH SEGREGATION?

Die Überlegungen, die an dieser Stelle in die Diskussion um eine Frauengesundheits- und -belastungsforschung eingebracht werden, ergeben sich aus der Beschäftigung mit einem Forschungsprojekt, daß sich mit Problemen lohnabhängig arbeitender Mütter beschäftigt (vgl. Becker-Schmidt u.a. 1979).
Zwei Punkte scheinen für ein Konzept dieser Forschung bedeutsam:
1. Soziologische Analysen zur Lebenssituation der Frau im Erwerbsleben und im Reproduktionsbereich. Damit ist ein zentraler Punkt der gesamten Lebenssituation von Frauen benannt: die zweiwertige (bezahlte/unbezahlte) Beanspruchung weiblichen Arbeitsvermögens in der Familie und in der außerhäuslichen Arbeitswelt. Vielleicht ist es für die weitere Diskussion hilfreich, wenn man die doppelte Problematik - die objektive wie subjektive - freilegt, die in der offensichtlichen Interdependenz der beiden Lebensbereiche Familie/Beruf liegt.
Die objektive Seite des Problems ist durch Fragen schnell aufzuschlüsseln:
Inwieweit ist die gesamtgesellschaftliche Reproduktion auf die Inanspruchnahme des weiblichen Arbeitsvermögens in beiden sozialen Bereichen angewiesen? Wie drückt sich dieses Angewiesensein strukturell, d.h. in der sozialen Organisation der jeweiligen Lebensbereiche aus? Welche Verhaltenszumutungen werden an die Frauen gestellt? Es gibt aber auch subjektive Reaktionen auf diese gesellschaftliche Abhängigkeit von der doppelwertigen Arbeit der Frauen.
Trotz konjunktureller Schwankungen werden Frauen seit Jahren zur Erwerbstätigkeit ermuntert. Die beständige Konfrontation mit der gesellschaftlichen Bedeutung außerhäuslicher Arbeit und die realen Erfahrungen im Arbeitsprozeß können an den Frauen nicht spurlos vorübergegangen sein. Was Negt als Revolutionierung der Gewohnheiten, der kulturellen Muster, der Sinne und Eigenschaften durch die Integration immer größerer Bevölkerungsteile in die industrielle Produktion beschreibt, gilt in historisch neuer Weise für Frauen: Vergesellschaftung - Vergesellschaftung des individuellen Arbeitsvermögens jenseits der Privatsphäre Familie - wird "zu einem Grundbedürfnis der Menschen, fast zu einer anthropologischen Kategorie, weil die Menschen krank werden, wenn sie isoliert leben müssen."
(Negt/Kluge 1972, S. 271)
Andererseits "ist die Vergesellschaftung unter entfremdeten, naturwüchsigen Bedingungen stets verbunden gewesen mit dem gleichzeitigen Bedürfnis, sich davon zu lösen und auf private Existenzformen zurückzufallen. Diese privaten Existenzformen bringen Entlastung von einem entfremdeten Vergesellschaftungsdruck" (ebd.).
Für Frauen ist der objektive und subjektive Druck, sich auf private Existenzformen zurückzuziehen, besonders groß, weil die Aufgabe der

Sozialisation von Kindern auf ihnen lastet. Gerade in diesem Kernpunkt geschlechtsspezifischer Arbeitsteilung dürfte für Frauen die Hauptschwierigkeit liegen, Arbeit in der Familie mit außerhäuslicher Arbeit zu vereinbaren (vgl. L. Müller 1976).

Diese dilemmatische Situation erfordert - neben der soziologischen - auch eine sozialpsychologische Analyse gleichsam der Innenseite des Problems. Welche psychischen Schwierigkeiten ergeben sich für Frauen, wenn sie in ihrer Aktivitätsentfaltung entweder auf einen der beiden gesellschaftlichen Teilbereiche, Familie oder Beruf, eingeschränkt werden? Welche, wenn sie versuchen, aus ökonomischem Zwang oder aus eigener Motivation in beiden Bereichen zu leben und zu arbeiten?

Diese Frage führt zu dem zweiten Punkt:

2. Aufdeckung belastender Lebensbedingungen für die Frau und deren Auswirkung auf die gesundheitliche Verfassung der Frau.

a. Gegenüber dem landläufigen Begriff der Doppelbelastung, der im Sinne nur kumulativer Arbeitsanforderungen - Hausarbeit plus Erziehungsarbeit plus Berufsarbeit - eigentlich nur die quantitative Dimension des Problems erfaßt, läßt sich der Hinweis auf die Konfrontation der Frauen mit <u>widersprüchlichen</u> Verhaltensanforderungen als Verweis auf qualitative, spezifisch psychische Konstellationen der zweiwertigen Beanspruchung verstehen. Wir werden sehen, daß eine gründliche Analyse dieser Widersprüchlichkeiten ein komplexes, in sich kontroverses System von Belastungen und Entlastungen, von Diskriminierung und von Anerkennung zu Tage fördert. Dabei stellt sich die Frage: Ergibt sich die Widersprüchlichkeit der Anforderungsstruktur im Wechsel zwischen familialer und beruflicher Sphäre aus der Inkompatibilität geschlechtsspezifischer Rollenzuweisungen? Anders gefragt: ist der Wechsel zwischen den Sphären in erster Linie ein Wechsel von Rollenmustern - hier herrschen weibliche, dort männliche Verhaltensweisen vor? Dagegen spricht schon die geschlechtsspezifische Typisierung von Frauenarbeitsplätzen; die den Frauen offenstehenden Stellen sind ja unterschwellig gerade auf die Ausbeute spezifischer Qualifikationen von sogenannter "Weiblichkeit" angelegt.

Läßt sich das Problem widersprüchlicher Verhaltenszumutungen überhaupt ausreichend als Identitätsproblem konfligierender Rollenanforderungen verstehen? Zu zeigen wird sein, daß der Schlüssel zum Verständnis von Umstellungsproblemen, aber auch zum Verständnis des Wunsches vieler, ja von immer mehr Frauen, sich in beiden Sphären zu erfahren, in den differenten sozialen Funktionsbestimmungen und Organisationsweisen der jeweiligen Arbeitsformen zu suchen ist.

b. Die spezifischen Schwierigkeiten, denen sich Frauen zwischen 40 und 50 ausgesetzt fühlen (Funktionsverlust in der Familie, Menopause, fehlende Chancen der Rückkehr in den gelernten Beruf, Angst vor dem Alter), verweisen darauf, daß beide Seiten des Problems - die objektive und die subjektive - zusammengesehen werden müssen. Dabei gälte es allerdings bei der Analyse von Gefährdungen der Identitätsbalance über ein rein rollentheoretisches Verständnis des Problems hinauszudenken.

Die spezifische Konfliktkonstellation von Frauen im mittleren Alter macht auf folgenden Aspekt von Belastung aufmerksam.

Untersuchungen von Kornhauser, einem amerikanischen Arbeitspsychologen, haben empirisch belegt, daß es bei Industriearbeitern eine besondere Art krankmachender Faktoren am Arbeitsplatz gibt: die Unterforderung (Kornhauser 1969). Kornhauser nennt diese Belastungsform, die mit vehementen Beeinträchtigungen des Selbstwertgefühls einhergeht: "non-use-of-abilities".

Einschränkungen von individuellen Entfaltungsmöglichkeiten sind Frauen auf vielfältige Weise ausgesetzt. Benachteiligung im Beruf impliziert für Frauen fast immer "non-use-of-abilities", d.h. mangelnde Dispositionschanchen, mangelnde Entscheidungsbefugnisse, Vereinseitigung des Arbeitsvermögens. Und auch in patriarchalisch strukturierten Familien gibt es dieses Phänomen: bestimmte Tätigkeiten, z.B. Reparaturen, handwerkliche oder technische Belange behält sich der Mann vor; und auch bestimmte Kompetenzen (Verhandeln; Organisieren; die Außenvertretung der Familie).

Man kann einen Schritt weiter gehen und die Folgen geschlechtsspezifischer Arbeitsteilung schärfer fassen als es Kornhauser mit dem Begriff "non-use-of-abilities" tut. Ich spreche lieber von "non-challenge-of-potentials", weil das über die Nichtabberufung vorhandener Fähigkeiten hinaus die Nichtaktivierung ganzer Persönlichkeitsbereiche markiert. In welcher Weise dieses Phänomen krank machen kann, haben schon die Fallgeschichten der Hysterikerinnen zu Freuds und Breuers Zeit zutage gefördert. Interpretiert man die Krankengeschichten nicht nur unter dem Aspekt libidinöser Konflikte, sondern auch als Reaktion auf die soziale Stellung der Frau in der Gesellschaft des 19. Jahrhunderts, sowie auf frauenspezifische Sozialisation, so erscheint dies einsichtig. Nehmen wir den berühmt gewordenen Fall der Anna O., hinter deren Decknamen sich eine der bedeutendsten Sozialreformerinnen und Frauenrechtlerinnen der zwanziger Jahre verbirgt: Bertha Pappenheim. Ihre Lebensgeschichte macht deutlich, daß die schweren hysterischen Symptome, von denen sie sich befreien mußte (Lähmungen, Sehstörungen, Sprachstörungen, halluzinatorische Angstzustände), nicht nur eine sexuelle Ätiologie haben - obwohl die Unterdrückung von Sexualität, vor allem weiblicher Triebbedürfnisse, sicherlich eine wesentliche Rolle spielte; sie ist aber nicht zu trennen von einer anderen, nämlich sozialen Quelle von Leiden: der Unterdrückung aller Bedürfnisse, die sich auf Aktivitäten richteten, den Männern vorbehalten waren. Ich zitiere Lucy Freeman, die die Kranken- und Lebensgeschichte der Bertha Pappenheim rekonstruiert hat:

"Bertha Pappenheim war höchst unzufrieden mit der herkömmlichen Vorstellung, nach der das Lebensziel eines jungen Mädchens die Ehe war und ein Mädchen als bildungsunfähiges, törichtes Geschöpf galt, das zu Hausarbeit und zum Kindergebähren verurteilt war. Sie selbst klagte immer wieder über ihre unzulängliche Bildung, denn sie hatte sich verzweifelt nach einer Ausbildung gesehnt, die der eines Mannes ebenbürtig wäre. Bei der Ausbildung ihres Bruders, der nicht übermäßig begabt war, hatte man keine Kosten gescheut, während sie, ein hochintelligentes, phantasievolles Mädchen, zu Hause bleiben, sich im Haushalt betätigen, sticken und Klavier spielen mußte." (Freeman 1972, S. 69)

1922 schrieb Bertha Pappenheim einmal: "Wenn es eine Gerechtigkeit im Jenseits gibt, werden drüben die Frauen die Gesetze machen und die Männer Kinder kriegen." (Ebd.)

Bertha Pappenheim überwand die schwere psychische Krise und verwandelte sich in eine anziehende, energische Frau, deren Leistungen auf dem Gebiet der freien Fürsorge ganz Europa Respekt abverlangten. Aber sie bezahlte das mit einer großen inneren Einsamkeit, die im Verzicht auf persönliche Beziehungen, z.B. innerhalb einer eigenen Familie, mitgesetzt sind.

Freuds klassischer Ausdruck, die Hysterikerin leide an Reminiszenzen, läßt sich ebenso auf die Verdrängung verpönter Triebregungen beziehen wie auf die Unterdrückung anderer Lebensbedürfnisse, die aber für ein Mädchen als nicht schicklich, als nicht notwendig gelten. Freud erklärt, daß die Reminiszenzen, d.h. die dem Bewußtsein abhanden gekommenen Erinnerungen sich meistens auf Situationen und Konflikte beziehen, in denen ein Impuls zum Handeln unterdrückt wurde. "Non-challenge-of-potentials", Passivierung von Fähigkeiten, Vereinseitigung von Potentialitäten von Kindheit an, ist sicher auch heute noch ein zentrales Problem von Frauen - auch wenn es sich nicht mehr so krass darstellt wie für die Bürgertöchter des 19. Jahrhunderts.

Diese Problematik braucht sich nicht in so schweren psychosomatischen Reaktionen wie den hysterischen Symptomen auszudrücken. Wir kennen aber eine ganze Reihe diffuser Unwohlbefindlichkeiten und psychosomatischer Erscheinungen - vom Gefühl der Aktivitätslähmung angefangen über Unsicherheit, Unausgeglichenheit, depressiven Verstimmungen bis zu Schlafstörungen und Kopfschmerzen, die z.B. Hausfrauen mit der Situationsinterpretation in Zusammenhang bringen, "sich sozial nicht genügend gefordert zu fühlen". Jedenfalls stießen wir in unserem Projekt nicht nur bei den Frauen auf psychosomatische Symptome oder diffuse, funktionelle Befindlichkeitsstörungen, die seit Jahren im Betrieb Akkordarbeit leisten, sondern ebenso häufig bei Hausfrauen, die gerne wieder außerhäuslich arbeiten möchten, diesen Wunsch aber aus inneren oder äußeren Gründen im Augenblick nicht realisieren können.

Es liegt nahe, daran zu denken, daß gerade bei Frauen zwischen 40 und 50 in Konfrontation mit dieser schwierigen Lebens- und Familienphase Konfliktpotentiale - bewußt oder unbewußt - reaktualisiert, d.h. wiederbelebt werden, die biographisch vorgelagert sind: frühe Versagungen in der Selbstentfaltung, enttäuschte berufliche Ambitionen, desillusionierte Kinder- und Mädchenträume von Befriedigungsmöglichkeiten innerhalb einer eigenen Familie.

Soziomedizinische Forschung hätte hier ein weites, bisher unausgelotetes Forschungsfeld.

Ich komme zum Ausgangspunkt meiner Überlegungen - zur subjektiven und objektiven Interdepedenz der Lebensbereiche Familie/Beruf - zurück.

Zunächst erscheint die objektive Abhängigkeit der Gesellschaft von der zweiwertigen Arbeit der Frauen und die Abhängigkeit der Frauen von marktvermittelter Arbeit als ein Verhältnis der Wechselseitigkeit: die Erwerbssphäre ist auf die familialen Arbeitsleistungen: Sozialisation und Regeneration angewiesen, weil diese die gesellschaftlich notwendigen Arbeitskräfte hervorbringen und erhalten, die in die Erwerbssphäre eingegliedert werden.

Eine auf Wachstum angelegte Wirtschaft ist außerdem auf ein Arbeitskräftereservoir angewiesen, das die Frauen tendenziell einbezieht, und sei es in Form einer stillen Reservearmee.

Und umgekehrt ist die Institution Familie und damit auch die Frau von der Erwerbssphäre abhängig: erst die Partizipation an der Arbeitswelt garantiert eine Einkommensquelle für die Beschaffung von Lebensmitteln, die wiederum in der Sphäre industrieller Produktion hergestellt werden.

Trotz dieser wechselseitigen Abhängigkeiten gibt es zwischen den beiden gesellschaftlichen Teilbereichen ein eindeutiges Machtgefälle: gesamtgesellschaftlich gesehen ist die Sphäre der Produktion dominant; ihr Funktionieren hat - unter privat kapitalistischen Prämissen in spezifischer Weise - vor allen anderen sozialen Problemen politische Priorität. Dieses objektive Machtgefälle drückt sich generell in einer Hierarchisierung der Lebensbereiche aus - erst hat die Arbeit zu kommen, dann die Familie und dann die Freizeit.

Für außerhäuslich arbeitende Frauen zeitigt dieses Machtgefälle besonders gravierende Konsequenzen: die Organisation der außerhäuslichen Arbeitswelt nimmt keine Rücksicht darauf, daß nach dem Acht-Stunden-Tag in der Erwerbssphäre noch die private Alltagsarbeit bewältigt werden muß. "Berufsarbeit erfordert den 'ganzen Einsatz'... Sie abstrahiert damit von familialen und privaten Belangen, von den Anforderungen des Alltags, kurz von allem, was zum Leben außerhalb und jenseits der Berufsarbeit gehört. Idealtypisch liegt jeder Berufsarbeit eine stillschweigende 'Normal-Definition' zugrunde: die Berufsarbeit ist die Hauptsache und alles andere nur Störfaktor ... Wenn man diesen Zusammenhang auf eine kurze Formel bringen will, kann man sagen, die vorherrschende Form der Berufsarbeit ist die des 'Anderthalb-Personen-Berufes'. Weil die Berufsarbeit nach Qualität wie Quantität ihrer Anforderungen auf die private Alltagsarbeit kaum Rücksicht nimmt, setzt sie stillschweigend voraus, daß der Berufstätige die Zuarbeiten und Hilfsdienste anderer Personen in Anspruch nehmen kann." (Beck-Gernsheim 1979, S. 1)

Die Organisation der Berufswelt geht stillschweigend von der männlichen Situation in der Arbeitswelt aus: bei Männern wird nämlich erwartet, daß alle Kräfte sich in berufliche Leistungen umsetzen, daß die häuslichen Verpflichtungen und Versorgungsaufgaben dagegen von den Ehefrauen erfüllt werden.

Und umgekehrt: wo sich eine gleichmäßige Verteilung der Hausarbeit, der Versorgung und Erziehung der Kinder auf Grund tradierter, geschlechtsspezifischer Arbeitsteilung, die sich historisch mit der Herausbildung der isolierten Privatfamilie verschärfte, nicht durchsetzen läßt, steht diese Struktur dem beruflichen Engagement von Frauen im Wege.

Die antagonistisch strukturierte Interdependenz Arbeitswelt/Familie beruht auf einer gesamtgesellschaftlichen Funktions- und Arbeitsteilung, die prinzipiell krank machen kann: weder die Erwerbssphäre noch die Familie

ist so organisiert, daß individuelle Bedürfnisse (sinnvolles Tätigsein, Genuß, Spiel, Kooperation, Kommunikation, emotionaler Rückhalt) und gesellschaftliche Notwendigkeiten (gesamtgesellschaftliche Reproduktion auf einem für alle annehmbaren und gesicherten Niveau) aufeinander abgestimmt sind.
Das soll im folgenden kurz erläutert werden (vgl. Becker-Schmidt 1980).

Die gesellschaftliche Arbeitsteilung weist die Erzeugung von Sachen (Gütern und öffentlichen Dienstleistungen) als eine soziale Funktion der Erwerbssphäre zu. Der industrielle Produktionsbereich soll darüber hinaus, obwohl von gesellschaftlicher Relevanz und durch den gesellschaftlichen Gesamtarbeiter realisiert, private Wertschöpfung garantieren.

Die Produktion, Sozialisation und Regeneration von Menschen fällt als soziale Funktion der Familie zu und erscheint damit als private.

Die Erfüllung der bereichsspezifischen Funktionen erfordert z.T. gegeneinander querliegende Arbeitsformen, Verkehrsformen und Organisationsformen. Für die Menschen, die in dem einen und dem anderen Bereich tätig sind, drückt sich diese gesellschaftliche Funktionsteilung in der Konfrontation mit widersprüchlichen Verhaltensanforderungen im Wechsel zwischen den Sphären Familie/Beruf aus. Es würde zu weit führen, den strukturellen Charakter dieser Widersprüche hier genauer zu bestimmen.

An einem drastischen, aber dennoch für Frauen typischen Beispiel soll veranschaulicht werden, was man sich unter widersprüchlichen Verhaltensanforderungen vorzustellen hat.

Eine Fabrikarbeiterin arbeitet im Akkord. Acht Stunden am Tag ist sie in den kurzzyklischen Takt des Maschinenrhythmus eingepaßt. Dann kommt sie nach Hause und muß sich auf qualitativ gänzlich andere Zeitbedürfnisse ihres kleinen Kindes einstellen.

Was hat das mit divergierenden, gesellschaftlichen Funktionen und ihrer Aufteilung in disparate, soziale Teilbereiche zu tun?

Die Funktion der industriellen Produktion ist - wie gesagt - doppeldeutig: Mehrwertproduktion bei gleichzeitiger Versorgung der Gesellschaft mit Konsumgütern und Lebensmitteln. Damit diese Funktionen unter der Prämisse von Gewinnmaximierung durchgesetzt werden können, ist der Produktionsprozeß strukturiert nach dem Prinzip der intensiven, kontinuierlichen, porenlosen Ausnutzung der Ware Arbeitskraft. Im Akkordsystem erzwingt das von der Arbeiterin z.B. im Umgang mit Zeit die Parole: "Zack, zack und weg" (so formulierte es eine der von uns befragten Frauen). Der Umgang mit Kindern erfordert dagegen - im Spiel, bei Lernprozessen, generell: im Gewähren von Entwicklungsmöglichkeiten - geradezu die gegenteilige Devise; nämlich die Fähigkeit und Bereitschaft, Zeit verlieren zu können.

Widersprüchliche Verhaltenszumutungen sind auf Grund divergenter Funktionszuweisungen aber nicht nur <u>zwischen</u> den Bereichen Familie/Erwerbssphäre angesiedelt. Beide Bereiche sind <u>immanent widersprüchlich strukturiert</u> - das ihnen jeweils zugewiesene Ensemble von Funktionen ist nämlich nicht einheitlich, sondern in sich kontrovers.

Die Familie ist Frauen z.B. gleichzeitig eine Institution sozialer Sicherung, aber gerade auf Grund der ökonomischen Abhängigkeit vom Mann auch eine Stätte gesellschaftlich nicht bewerteter Arbeit. Daraus resultiert

die widersprüchliche Verhaltenszumutung: permanentes Verantwortlichsein bei gleichzeitiger Subordination unter das Familienoberhaupt.
Die industrielle Produktion ist bestimmt durch die widersprüchlichen Funktionen: Gebrauchswaren und Wert zu produzieren. Das provoziert im industriellen Produktionsprozeß z. B. die gleichzeitige, aber inkompatible Verhaltensanforderung: mit Rücksicht auf die Qualität der Gebrauchsgüter gut, ohne Ansehen der Qualität des Produktes unter dem Druck des Akkords schnell und viel produzieren zu müssen.

Jeder der beiden Bereiche enthält auf Grund dieser Widersprüchlichkeiten attrahierende und repulsive Momente: die Familie z. B. Geborgenheit und Enge, Anhänglichkeit und Abhängigkeit, befriedigende Aufgaben und monotone, unliebsame Routinearbeiten.

Die Arbeit im Betrieb bedeutet Verschleiß, frühes Altern, Diskriminierung als Arbeitende und als Arbeiterin. Dennoch arbeiten Frauen, das kann unser Projekt nachdrücklich belegen, nicht ausschließlich des Geldes wegen außerhäuslich; selbst miserable Fabrikarbeit bedeutet für sie: Teilhabe an Öffentlichkeit, an einer Sphäre, in der ihre Arbeit gesellschaftlich bewertet wird. Obwohl sie z. B. Bandarbeit und Akkord hassen, wollen sie nicht auf die Arbeit in der Familie reduziert werden. Reduktion ihres Arbeitsvermögens nur auf diesen Lebensbereich schließt Segregation ein, bedeutet Ausschließung aus einem wichtigen Feld sozialer Erfahrungen.

"Man kann nicht auf einer Schulter Wasser tragen .." - so wie der Träger die Balance verliert, wenn nur ein Eimer am Joch gefüllt ist, so befürchten die von uns befragten Frauen eine Unausgeglichenheit ihrer Identität durch Vereinseitigung ihres Arbeitsvermögens. Der Wunsch, auch andere Fähigkeiten als Kinder-aufziehen und Haushalt-versorgen gesellschaftlich einzubringen und zu aktivieren, entspricht - selbst unter depravierenden und diskriminierenden Arbeitsbedingungen - vehementen, psychischen Bedürfnissen: dem Bedürfnis nach Selbstbewertung und Bestätigung durch Vergleich, durch sichtbare Leistung und soziale Anerkennung in einer Sphäre der Kooperation.

Die subjektive Verwiesenheit auf beide Erfahrungsbereiche bezeichnet für erwerbstätige Frauen ein Dilemma: beides zusammen - außerhäuslich tätig zu sein und in der Familie die materielle und psychische Versorgung zu leisten - ist angesichts der konkreten Beschaffenheit beider Arbeitsbereiche zu viel; eines allein - ein Leben nur für die Familie und nur in der Familie, aber auch ein Leben ohne Familie - ist zu wenig. Weil beide Bereiche partikular, bestimmte Aspekte des Selbstbezugs, der Möglichkeit der Selbstentfaltung ausschließend sind, stehen sie zwar in einem Verhältnis wechselseitiger Unzumutbarkeiten, aber auch in einem Verhältnis der Konkurrenz und Ergänzung.

Die subjektive Orientierung an beiden Erfahrungsbereichen kommt also zustande durch den jeweiligen Mangel, sowie durch die jeweiligen bereichsimmanent eingeschränkten Befriedigungsmöglichkeiten: jede Sphäre für sich allein genommen ist unter herrschenden, gesellschaftlichen Bedingungen unzumutbar, kritikwürdig, ja krankmachend: Isolation und mangelnde Anerkennung in der Familie, unmenschliche Arbeitsbedingungen in der Erwerbssphäre.

Dennoch bedürfen Frauen - wie Männer - beider Lebenswelten. Beide müssen immanent umgestaltet und miteinander in Einklang gebracht werden. Das wäre eine grundsätzliche Prävention gegen physische und psychische Krankheiten.

TEIL 2
DIE GESUNDHEITLICHE LAGE DER FRAU

INGEBORG FALCK
FRAUEN UND GESUNDHEIT

Der Begriff "Gesundheit" war vielen Wandlungen unterworfen und unterliegt ständig weiteren Wandlungen. Wenn man den Gesundheitsbegriff der WHO als Grundlage aller Betrachtungen über Gesundheit zugrundelegt, so wissen wir damit, daß dann kaum jemand gesund ist. Auf jeden Fall ist aber die Einbeziehung der psychosozialen Faktoren eine wesentliche positive Weiterentwicklung des Gesundheitsbegriffes. Allerdings liegen nun noch kaum Untersuchungen vor, die diesen ganzheitlichen Gesundheitsbegriff konsequent angewendet haben, meist handelt es sich um unvergleichbare Gruppen. Wenn man von der Gesundheit der Frau spricht, dann treten weitere Schwierigkeiten auf.

Das biographische Schicksal des Menschen, seine psychosoziale Entwicklung ist weitgehend determiniert und dies schon von der pränatalen Phase an, etwa unter der Frage: War es ein gewolltes Kind? Pränatale Einflüsse bestimmen auch die psychosoziale Entwicklung. Vor 40 Jahren wurde alles als genetisch determiniert angesehen, vor 20 Jahren alles als psychosozial und jetzt wird festgestellt, daß bereits pränatale Einflüsse kindliche Entwicklungen bestimmen, etwa in dem Sinne, daß Rauchen der Mutter die Größe des Neugeborenen beeinflußt und das werdende Kind schon auf akustische Reize reagiert.

Wenn man nun Gesundheit auf Frauen bezieht, ergibt sich, daß die Situation der Frau wesentlich individueller ist als die des Mannes. Die Gesundheit des Mannes wird - abgesehen von seiner psychosozialen Situation - weitgehend von seiner Erwerbstätigkeit beeinflußt, während die Gesundheit der Frau neben der Erwerbstätigkeit auch wesentlich durch die Familiensituation geprägt ist und dabei nicht nur von der Mutterrolle, sondern auch der Nichtmutterrolle - als bewußter oder unbewußter Verzicht auf eine Mutterrolle mit allen Auswirkungen auf die Geschlechtsorgane. Partnerschaftsprobleme, etwa sexuelle Kommunikation, können hier außer acht gelassen werden, denn diese können auch die Gesundheit des Mannes beeinflussen. Interessante Zahlen hierzu bringt eine neue Studie aus dem nationalen amerikanischen Herzinstitut: Junggesellinnen leben am gesündesten, sie haben bei 700 untersuchten Frauen im Alter zwischen 45 und 64 Jahren in höher qualifizierten Berufen nur in 4,2 % durch Streß hervorgerufene Herzerkrankungen gegenüber Männern mit 12,3 %, während die Doppelrolle von Frauen mit Kindern und schlechten sozialen Berufsbedingungen auch mehr entsprechende Herzleiden hervorruft, diese leben somit auf Kosten ihrer Gesundheit. Streßforschung bei Frauen wird in der Bundesrepublik von Stocksmeier (Tutzing) betrieben. Familie und Erwerbstätigkeit bestimmen das Leben der Frau und machen dadurch ihre psychosoziale Situation sehr viel vielgestaltiger als die des Mannes, dadurch ergeben sich wiederum sehr viel mehr Störungsmomente im Hinblick auf die Gesundheit der Frau. Erwerbstätigkeit und Familie sind außerdem in den verschiedenen Lebensphasen von unterschiedlicher Gewichtung. Die Erfaßbarkeit der Gesundheit unter dem Motto "physio-psychosoziales Wohlbefinden" wird so komplizierter als beim Mann.

Wenn man eine ganzheitliche Betrachtung des Menschen versucht, dann gibt es Methoden, den organischen und sozialen Status festzulegen, und es gibt psychische Testmethoden, aber hier ist die Normierung etwa auch im Hinblick auf eine psychische Vorgeschichte recht schwierig, die unterschiedlichen Biographien der Frauen machen eine Vergleichbarkeit und damit Normerstellung sehr schwer, abgesehen etwa noch von transkulturellen Einflüssen. Das Messen der Gesundheit im ganzheitlichen Sinne wird so problematisch und trotzdem wird es für exakte Aussagen notwendig. Wenn etwa der Arzt 6-jährige Kinder untersucht, dann ist die Feststellung der Norm relativ einfach, da bei dem Kind das kalendarische Alter und das biologische Alter noch weitgehend identisch sind, d.h. es ist einfach zu erfassen, was von der Norm des 6-jährigen Kindes abweicht und etwa in einer Sonderschule gefördert werden muß. Dieselbe Normerstellung bei 60-jährigen Menschen ist nun sehr viel schwerer, da der alte Mensch durch sein psychosoziales Leben und Krankheiten, die er durchgemacht hat, so geprägt ist, daß die Norm des 60-jährigen sich kaum herstellen läßt. Zwischen einem 60-jährigen Inder und einem 60-jährigen Skandinavier bestehen dazu noch erhebliche Unterschiede ebenso wie zwischen einem 60-jährigen Hochofenarbeiter und einem Behördenangestellten. Dabei ist sicher, daß für die Lebenserwartung der Streß einer Behörde mit einem schwierigen Chef sehr viel lebensverkürzender sein kann, als etwa körperliche Arbeit bei einem Straßenbauarbeiter. Es ist bekannt, daß Frauen mehr krank sind als Männer bzw. mehr Abszendismus am Arbeitsplatz aufweisen, was aber auch auf Krankheiten der Kinder beruhen kann, aber Frauen haben eine deutlich höhere Lebenserwartung als Männer, wobei wiederum erwerbstätige Frauen eine geringere Lebenserwartung haben als Nur-Hausfrauen, wobei der Begriff "Hausfrau" in einer Krankengeschichte völlig nichtssagend ist. Um die Belastung einer sogenannten Hausfrau zu erfassen, muß versucht werden, diesen Begriff - etwa durch die Zahl der Personen, die in dem Haushalt versorgt werden müssen, die Kinderzahl alleine ist da nicht ausschlaggebend -, denn z.B. bei der Frau im mittleren Alter können die Kinder schon das Haus verlassen haben und dafür kann eine kranke Mutter oder Schwiegermutter schwerste Pflegeanforderungen stellen, d.h. der Begriff "Hausfrau" muß

definiert werden mit der Zahl der zu versorgenden Personen, durch die
Zahl der Zimmer, die der Haushalt umfaßt, dazu die Frage, ob noch ein
Garten zu versorgen ist. Es ist auch unterschiedlich, ob es sich um eine
vollständige oder eine unvollständige Familie handelt. Der Begriff Zugewinnlandwirtschaft - der zwar nicht in Berlin, aber sonst eine große Rolle
spielt - kann hier außer acht gelassen werden, denn da ist eine echte Erwerbstätigkeit für die Frau, wo dann nicht mehr der Begriff "Hausfrau"
zutreffend wäre, sondern dann handelt es sich um eine landwirtschaftliche
Erwerbstätigkeit.

Die Fraktionen der FDP und der SPD haben im Abgeordneten-Haus von
Berlin einen Antrag eingebracht, daß bis zum 31.12.1980 ein ressortübergreifender Bericht über die Situation der Frauen in Berlin vorgelegt werden
soll. Bei diesem Bericht, der 24 Punkte umfaßt, wird unter dem Problem
behandlungsbedürftige Frauen nach psychiatrischen klinischen Fällen und
nach drogen- und alkoholabhängigen Frauen sowie nach Inanspruchnahme
von Kur- und Erholungsaufenthalten für Frauen gefragt. Dies ist aber nur
ein kleiner Ausschnitt der Gesundheit, und es tritt dabei schon die Frage auf,
was sind "Klinische" Fälle. Um die Prophylaxe auszubauen, ist die Erfassung der Grenzsituationen oft auch wichtiger als die der Klinikfälle.

Eine Morbiditätsanalyse haben wir in der Bundesrepublik nicht, was sich
aus verschiedensten sachlichen Gründen erklären läßt, z.B. schon aus der
Definition des Gesundheitsbegriffes. Ob man aus einer Todesursachenanalyse auf die Morbidität schließen kann, erscheint in vielen Punkten problematisch.

Wir haben uns mit der Gesundheit bzw. nur mit einem Merkmal der Gesundheit, dem Todesalter der Ärztinnen befaßt. Dieses weicht erheblich
von dem Todesalter der Ärzte ab, indem die Ärztinnen ein niedrigeres Todesalter haben als die Ärzte, obgleich sonst immer die Frauen älter werden
als die Männer. Da die Berufskrankheiten das Todesalter von Ärzten und
Ärztinnen gleich beeinflussen, kann darin nicht der Unterschied liegen,
Suicide und Hepatitiserkrankungen sowie Tuberkuloseerkrankungen treffen
Ärzte und Ärztinnen gleich. Biologisch unterscheiden sich Ärztinnen auch
nicht von der übrigen weiblichen Bevölkerung, aber ihre psychosoziale
Situation ist in der Regel eine andere und scheint somit ihr Todesalter zu
beeinflussen. Wir untersuchen jetzt das Todesalter der Zahnärzte und Zahnärztinnen, und hier scheint der Unterschied nicht so ausgeprägt zu sein, was
unserer Theorie entsprechen würde, denn der psychosoziale Streß ist bei
Zahnärzten nicht so groß, wie sonst bei Ärzten.

Das häufige Kranksein der Frauen bei höherer Lebenserwartung könnte
durch mehr psychisches Kranksein bedingt sein. Wenn psychische Leiden
keinen Einfluß auf die Lebenserwartung hätten, wäre dies vielleicht nur eine
Form des Absentismus. Wenn man aber die Situation beim Herzinfarkt betrachtet, dann führt der psychische Streß aber doch zum organischen, tödlich verlaufenden Herzinfarkt. Auch das psychisch ausgelöste Magenleiden
hat eine deutliche Komplikationsrate mit erheblichen organischen Auswirkungen, die durchaus die Lebenserwartung beeinflussen. Wobei wissenschaftlich durchaus noch nicht alle hier vorliegenden Probleme gelöst sind,

wie etwa das Problem: Warum bekommen manche Menschen bei Streß Magengeschwüre und andere eine Angina pectoris. Mit zunehmendem Alter tritt eine gewisse Stabilisierung gegenüber psychosozialem Streß ein, so nehmen auch die psychosomatischen Krankheiten mit zunehmendem Alter ab.

Aber auch bei rein soziologischen Fragen der Gesundheit kann man biologische Faktoren nicht außer acht lassen, denn die biologischen Tatsachen, daß alte Mütter mit einer ganz erheblichen höheren Quote von mißgebildeten Kindern zu rechnen haben, kann man nicht negieren und meinen, daß Ärzte hier nicht richtig beraten würden. Frauen über 35 Jahre haben eine Mißbildungsrate von 2,17 % gegenüber allen Altern von 1,06 % und Mütter über 40 Jahre von 2,81 %, dabei waren dies dann meist Down syndrome, d.h. mongoloide Kinder.

Übrigens gehen diese Ausführungen mit einer Überschätzung der biologischen Mutterschaft einher. Ferner betrifft das dargestellte Problem überwiegend Akademikerinnen, die ich auch bereits am Beispiel der Ärztinnen zitiert habe, die aber doch nur einen ganz kleinen Teil der Bevölkerung ausmachen. Den dargestellten positiven Effekt der kindlichen Entwicklung der Kinder alter Mütter wird man wohl auch erst nach abgeschlossener sozialer Entwicklung, d.h. in 20 Jahren, beurteilen können.

Das Klimakterium der Frau wird in großem Umfang für gesundheitliche Störungen im mittleren Alter verantwortlich gemacht. In der weiblichen Pubertät gibt es auf die Gesamtbevölkerung gesehen nur wenig krankhafte Störungen, dies müßte ebenso für das Klimakterium gelten. Im vorigen Jahrhundert wurde die Pubertät manchmal als Krankheit, als Bleichsucht bezeichnet, dies war aber auch keine Hormonstörung, sondern Symptome der damals weit verbreiteten Tuberkulose oder Unterernährung, und das Auftreten der Bleichsucht war schichtenspezifisch. Mit zunehmendem Alter kommt es aber häufiger zum Auftreten von Krankheiten, und die Reservekraft der Organe nimmt ab. Krankheiten und Klimakterium zusammen lassen eine Häufung von Beschwerden auftreten. Es kann nun kein Zweifel sein, daß die Beschwerden im Klimakterium weitgehend psychosozial bedingt sind. Hier wird die Diskrepanz zwischen Befindlichkeit und Krankheit gerade deutlich. Bei sogenannten primitiven Völkern kennen wir keine klimakterischen Beschwerden, allerdings erreichten dort viele Frauen meist gar nicht dieses höhere Alter. Eine Krankheit ist das Klimakterium auf keinen Fall. In diesem Lebensabschnitt kommen aber oft vermehrt Belastungen auf die Frau zu, wie Trennung von den Kindern, erneute Berufsaufnahme, Partnerprobleme durch Berentung oder Lebenskrise des Partners. Die gemeinsame Aufgabe der Partner wie Kindererziehung, Aufbau einer Lebensstellung usw. sind oft beendet, und der Wegfall von gemeinsamen Aufgaben macht eben oft die mangelnde Fundierung der Ehe deutlich. In dieser Situation wird dann die körperliche Umstellung der Frau im Klimakterium als Befindensstörung empfunden. So entwickelt sich dann etwa die Neigung zu übersteigertem Medikamentengebrauch. Die Vorstellung, daß eine psychosozial bedingte Situation durch Hormone beeinflußt werden könnte, ist natürlich abwegig. Im Klimakterium liegt auch nicht einfach ein Mangel an weiblichen Hormonen vor, sondern wenn körperliche Störungen auftreten, dann ist dies durch Regulationsstörungen, d.h. nicht nur etwa nur durch zu wenig Hormone, sondern auch durch zu viel Hormone und entsprechender Gegenregulation hervorgerufen. Es handelt sich hier um ein fein abgestimmtes Reglersystem, das bei der Umstellung aus dem Gleichgewicht gerät. Die Wehen - um hier einen Vergleich anzuführen - die die Geburt einleiten, werden auch nicht von den Muskeln der Gebärmutter oder sonst im Unterleib ausgelöst, sondern die Wehenauslösung erfolgt zentral im Mittelhirn, ebenso wie der Eisprung zentral reguliert wird und auch emotionalen Einflüssen unterliegen kann. Mit dem Alter wird das limbische System bzw. das vegetative Nervensystem, in dem diese zentrale Regulation lokalisiert ist, stabiler bzw. starrer. Das junge Gretchen wird noch bei Erkenntnis ihrer schweren psychosozialen Streßsituation - der unehelichen Schwangerschaft - ohnmächtig, der alten Grete widerfährt das nicht mehr, auch bei schweren Belastungen nicht. Das Alter von Frauen zwischen 40 und 60 Jahren ist die Zeit des Klimakteriums, das auch eine besondere Situation für die Frau bringt.

In Berlin wird zur Zeit im Rahmen von Aktivitäten der WHO eine Studie über den Gesundheitszustand älterer Menschen durchgeführt. Als Pilotstudie werden hier von Ärzten und Mitarbeitern eine gesundheitliche Untersuchung mit Interviews über psychosoziale Situationen durchgeführt. Die Studie erfolgt in zwei unterschiedlichen Berliner Bezirken, d.h. in Britz und Kreuzberg, dabei werden nicht nur biologische Daten erhoben, sondern auch Funktionstests, z.B. im Hinblick auf Sehen und Hören durchgeführt. Eine derartige Untersuchung bei Frauen zwischen 40 und 60 Jahren parallel durchzuführen, wäre sicher sinnvoll, wenngleich es eine sehr aufwendige Untersuchung ist. Die Situation des Alters erklärt sich zum Teil aus dem Gesundheitsverhalten und den Belastungen der vorhergehenden Jahre, so daß die Untersuchung der Jahre davor sinnvoll ist, wobei Männer und Frauen untersucht werden sollten, denn im Vergleich wird die Belastung der Frau erst deutlich.

CHRISTA LEIBING
WAS KANN EINE MORBIDITÄTSSTATISTIK ZUR PRÄVENTION BEI
FRAUEN BEITRAGEN? (1)

Die Beantwortung der Frage, wie sich die Gesundheit - negativ ausgedrückt Krankheit - der Frauen in Zahlen ausdrückt, ist schwierig wegen eines deutlichen Mangels an empirischen Erhebungen. Auf welche Daten kann man sich berufen, will man den Gesundheitszustand von Frauen mit dem der Männer vergleichen oder will man einen Vergleich anstellen zwischen dem Gesundheitszustand von Frauen, die besonderen Belastungen ausgesetzt sind mit dem von Frauen allgemein?

Leider läßt sich diese Frage sehr schnell und einfach beantworten, und zwar ohne geschlechtsspezifische Einschränkung, denn es existiert weder für Frauen noch für Männer eine allgemeine und bevölkerungsweite Morbiditätsstatistik. Es gibt viele Untersuchungen über den Krankenstand bestimmter Bevölkerungsgruppen oder einzelner Regionen, die auch viele Aspekte in diesem Bereich abdecken, aber die Untersuchungen lassen keinen Vergleich mit anderen Populationen oder Regionen zu, da nur über die untersuchte Gruppe die notwendige Information über die gesundheitliche Lage vorhanden ist. Es bleibt bei dem leicht feststellbaren Mangel, daß allgemeine und vergleichbare Morbiditätsstatistiken für das Bundesgebiet fehlen.

An diese Situationsbeschreibung knüpfen sich zwei Fragen: erstens, was könnte eine solche Statistik zur Prävention bei Frauen beitragen, und zweitens, welches Datenmaterial steht hier zur Verfügung, um wenigstens vermittelt den Gesundheitszustand abzubilden, und wie müßte es aufbereitet werden?

Zunächst zur ersten Frage. Prävention im primären Sinn schließt krankheitsspezifische Ursachenforschung ebenso ein, wie das Ausfindigmachen von besonders stark von Krankheit betroffenen Frauengruppen, bei denen im weiteren daraufhin gearbeitet werden muß, die der Krankheit vorausgehende Belastung zu reduzieren.

Als eine weitere gesundheitspolitisch wichtige Aufgabe kann auch die Linderung vorhandenen Leidens verstanden werden, also eine bessere Versorgung chronischer Krankheit oder dauernder Behinderung. Eine Morbiditätsstatistik würde mit bestimmten Krankheitskennziffern Hinweise auf besonders zu berücksichtigende Bevölkerungsgruppen geben. Eine Morbiditätsstatistik kann nicht nur in der Ursachenforschung, sondern auch bei anderen gesundheitlichen Maßnahmen, wie Früherkennungsprogrammen oder Rehabilitationsmaßnahmen, Schwerpunkte setzen, die sich an der gesundheitspolitischen Relevanz, d.h. dem Betroffenheitsgrad, der Dauer und Schwere von Krankheit, orientieren müssen.

Eine Morbiditätsstatistik kann bestehende Differenzen zwischen dem Gesundheitszustand verschiedener Frauengruppen abbilden, wobei der nächste Schritt wäre, die Strukturen und Gründe dieser Differenzen zu untersuchen, um angemessene Präventionsstrategien zu entwickeln.

Wird schon aus diesen kurzen Ausführungen klar, daß mit einer Beschreibung der Krankheitslandschaft und Krankheitshäufigkeit für viele Gesundheitsbereiche eine vernünftige Grundlage für Prioritätensetzung gegeben werden kann, so stellt sich nun die zweite Frage, wie eine solche Beschreibung mit vorhandenem Datenmaterial - trotz seiner Lückenhaftigkeit - anzugehen ist.

Aus dem vorhandenen Datenmaterial, in welchem das Phänomen Krankheit enthalten ist (z.B. Mikrozensus-Befragung, Inanspruchnahmedaten der Krankenkassen, Rentenzugangsdaten wegen Berufs- und Erwerbsunfähigkeit der Versicherungsträger, etc.), wird hier die Todesursachenstatistik vorgestellt und exemplarisch für Westberlin gezeigt, wie diese zur Beschreibung der Gesundheitslage von Frauen verwandt werden kann.

Wie bei anderen Sekundäranalysen auch, muß man hier auf Material zurückgreifen, das nicht zum Zweck dieser Forschung erhoben wurde, sondern Abfallprodukt der Bevölkerungsstatistik ist. Diese hat jedoch gegenüber anderen Statistiken, die das Phänomen Krankheit enthalten, den Vorteil, daß sie die einzig bevölkerungsweit verfügbare Statistik ist. Darüber hinaus hat sie bei den sich hier stellenden gesundheitspolitischen Problemen besondere Relevanz, weil mit der Mortalitätsstatistik hauptsächlich chronische Krankheiten abgebildet werden, die für die Prävention einen sehr hohen Stellenwert haben.

Chronische Krankheiten, wie Herz-/Kreislauf-Krankheiten, bösartige Neubildungen und chronische Atemwegserkrankungen haben bei den Todesursachen ein beträchtliches Ausmaß: über 70 Prozent; sie verursachen hohe gesellschaftliche Kosten und schränken die Betroffenen in ihren Lebenskativitäten stark ein.

Sowohl Entstehungsgeschichte als auch Krankheitsverlauf gehen bei diesen Krankheiten über einen jahre- oft jahrzehntelangen Zeitraum, wobei sich die Schwere des Krankheitsverlaufs in einem frühen Tod niederschlägt. Unterschiedlich hohe Raten dieser Frühmortalität drücken demnach für die betroffenen Bevölkerungsgruppen stellvertretend die unterschiedliche Gesundheitslage aus. Eine erhöhte Sterberate im Alter unter 65 Jahren ist damit Ausdruck einer erhöhten Gesundheitsbelastung.

Die Mortalitätsstatistik ist leider nur nach den Merkmalen Alter, Geschlecht, Staatsangehörigkeit, Wohnort und Diagnose gegliedert. Dies erfordert bei Auswertungen, die den sozialen Bezug mitberücksichtigen, eine Hilfslösung. So kann die von der Datenlage her machbare regionale Zuordnung als Hinweis zur sozialen Zugehörigkeit der beobachteten Fälle gelten, da sich in kleineren räumlich abgegrenzten Gebieten bestimmte Sozialstrukturen und Umweltbedingungen konzentrieren.

Die bisher gemachten Aussagen sollen nun am Beispiel von Westberlin veranschaulicht werden. In Abbildung 1 sind die Werte der standardisierten Mortalitätsindices (SMI) der Westberliner Bezirke eingetragen (2). Die Anordnung ergibt sich aus der absteigenden Rangfolge der Bezirke für die Frauen.

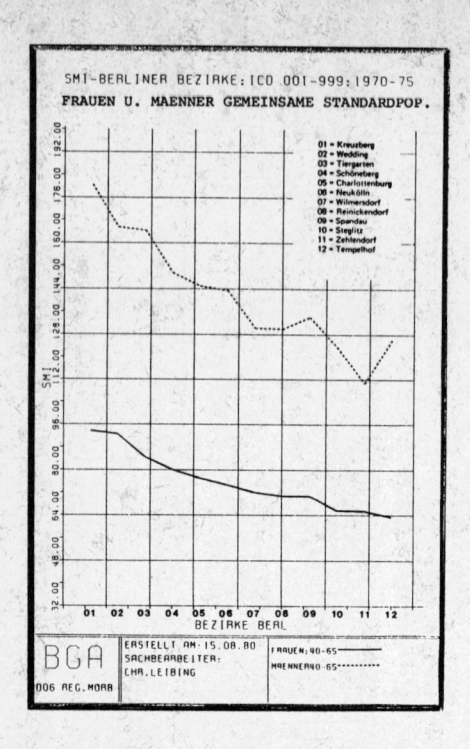

Abb. 1:

Die gemeinsame Standardisierung ermöglicht einen Vergleich zwischen den Geschlechtern. Die männliche Bevölkerung ist deutlich stärker von Frühmortalität betroffen.

In diesem Bild wird der absolute Unterschied zwischen den Geschlechtern deutlich, da sie jeweils auf eine gemeinsame - Frauen und Männer umfassende - Standardpopulation bezogen wurden. Wenn auch die männliche Bevölkerung Westberlins im Alter von 40 bis 65 Jahren um mehr als die Hälfte stärker von Frühmortalität an allen Krankheiten betroffen ist als die weibliche Bevölkerung, so ist dennoch der annähernd parallele Verlauf der Kurven bemerkenswert. Die Betroffenheit der bezirklichen Bevölkerungen differiert erheblich. So liegen bei Frauen wie bei Männern die Werte der beiden extremen Bezirke um ca. 50 Prozent auseinander; d.h. das Risiko, vor dem 65. Lebensjahr zu sterben, ist in Kreuzberg um die Hälfte höher als in Zehlendorf oder Tempelhof. Vorausgesetzt die Altersverteilung der 40- bis 65jährigen Frauen (Männer) in den einzelnen Bezirken entspräche der in ganz Westberlin, dann würden jährlich von 10 000 Frauen (Männern) in Kreuzberg ca. 110 (195), dagegen in Zehlendorf 76 (119) und in Tempelhof 74 (135) Frauen (Männer) durchschnittlich sterben.

Neben dem Einfluß durch die Geschlechtszugehörigkeit bestimmt auch die Zugehörigkeit zu einer bestimmten Region, die indirekt die Zugehörigkeit zu einer sozialen Schicht ausdrückt, die Gesundheitsbelastung mit, wobei das Gewicht der letzteren für beide Geschlechter die gleiche Richtung und die gleiche relative Größe hat.

Nimmt man für die Standardisierung nicht eine gemeinsame Population, sondern bezieht man die Sterberisiken der weiblichen Bevölkerung in den Bezirken auf das Sterberisiko aller Frauen und für die männliche Bevölkerung auf alle Männer Westberlins, so zeigt sich in Abbildung 2 noch deutlicher, daß Frauen wie Männer große regionale Unterschiede in den Frühmortalitätsindices - in fast gleicher Rangfolge der Bezirke - aufweisen.

Die überdurchschnittliche Betroffenheit der Frauen und Männer in Kreuzberg, Wedding und Tiergarten bleibt ebenso wie die weit unter Durchschnitt liegende Betroffenheit der Bezirke Steglitz, Zehlendorf und Tempelhof erhalten, wenn, wie in Abbildung 3 dargestellt, nur eine Krankheitsgruppe, die Herz-/Kreislauf-Krankheiten, herausgegriffen wird.

Sind bei allen Todesursachen (ICD-Pos. 001-999) die Männer durchschnittlich 71,5 Prozent stärker betroffen als die Frauen, so sind nochmals große Differenzen in der Höhe dieses geschlechtsspezifischen Unterschieds zu finden, je nach betrachteter Krankheitsgruppe. Bei bösartigen Neubildungen (ICD-Pos.140-199) liegt er bei 'nur' 11,0 Prozent, bei den Herz-/Kreislauf-Krankheiten (ICD-Pos. 400-448) ist er dagegen mit 151,2 Prozent und bei chronischen Atemwegserkrankungen (ICD-Pos. 160-163 und 490-493) mit 287,7 Prozent wesentlich höher. Trotz dieser großen Unterschiede zwischen den Geschlechtern in der absoluten Betroffenheit bleibt die über- und unterdurchschnittliche Betroffenheit der bezirklichen Bevölkerung, für Frauen wie für Männer fast identisch.

Welche Konsequenzen lassen sich nun aus einer solchen regional gegliederten Mortalitätsstatistik ziehen? Zum einen müssen solche regionalen Unterschiede, wie sie am Beispiel Westberlins erarbeitet wurden, verglichen werden mit einer Beschreibung der Unterschiede in der Sozialstruktur der Regionen und den jeweils besonderen Umwelt-, Erholungs- und Wohnbedingungen. Diese Gegenüberstellung kann schon im Vorfeld der Medizin wichtige Präventionsstrategien aufzeigen.

Weiterhin ist die Untersuchung von kleineren Krankheitsgruppen und sogar von Einzeldiagnosen angebracht; z.B. ist bekannt, daß der Brustkrebs bei Frauen eine dem sozialen Gradienten umgekehrte Verteilungsstruktur besitzt. Mit einer regionalen Morbiditätsstatistik könnten noch andere Krankheiten, die von dem 'normalen' Trend abweichen, gefunden werden und damit ätiologische Fragestellungen besser eingrenzen.

Eine bundesweite, regionalisierte Morbiditätsstatistik könnte stark gesundheitlich belastete Regionen ausfindig machen und so Versorgungsschwerpunkte anzeigen. Eine solche Statistik wäre eine große Hilfestellung bei der Prioritätensetzung in den Bereichen Forschung und Planung im Dienste der Gesundheit.

Die hier dargestellten Ergebnisse führen auch zu der Frage, inwieweit Frauen, die nachweislich dem Phänomen Frühmortalität in wesentlich geringerem Grad unterworfen sind als Männer, in anderen Krankheitsbereichen, in denen die nicht letalen Krankheiten überwiegen, stärker vertreten sind als die männliche Bevölkerung; oder zeigen sie auch in solchen Bereichen einen wesentlich besseren Gesundheitszustand? Eine andere weiterführende Fragestellung ist, ob bei gleichartigem Erwerbsverhalten und Arbeitsbedingungen der gegenüber Männern positive Trend der Frauen sich umkehrt und eine Annäherung der unterschiedlichen Gesundheitsbelastungen stattfindet.

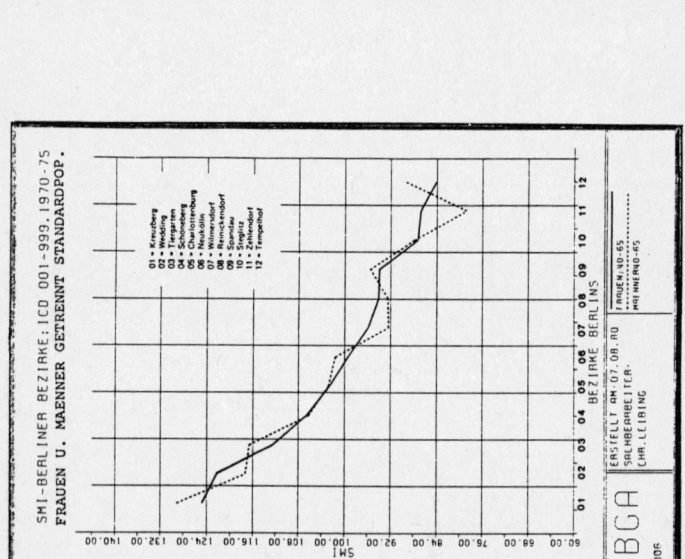

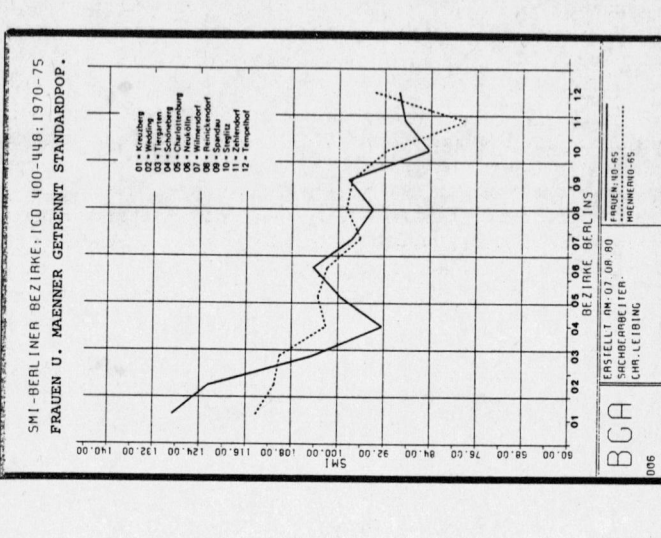

Abb. 2:
Die getrennte Standardisierung zeigt die unterschiedliche Betroffenheit der Bezirke. Diese ist für beide Geschlechter bei allen Todesursachen und bei Herz-/Kreislauf-Krankheiten annähernd gleich.

Abb. 3:

Eine Zusammenführung von Ergebnissen aus anderen Untersuchungen, z. B. Inanspruchnahmeniveau medizinischer Dienstleistungen von berufstätigen Frauen, etc., wäre eine sinnvolle Ergänzung zu einer Mortalitätsauswertung. Die gesundheitliche Lage der weiblichen und männlichen Bevölkerung könnte so mosaikartig abgebildet werden und damit Grundlage gezielter Frauenprävention sein.

Anmerkungen
(1) Dieser Beitrag ist aus dem Forschungsprojekt "Regionale Morbidität" am Institut für Sozialmedizin und Epidemiologie des Bundesgesundheitsamtes im Rahmen des Sonderforschungsbereiches (SFB) 159 - Krankenhausbau an der Technischen Universität Berlin hervorgegangen.
(2) Die hier benutzten indirekt standardisierten Mortalitätsindices (SMI), sind ein methodisches Instrument, um die tatsächliche Betroffenheit der bezirklichen Bevölkerungen und nicht deren Altersaufbau zum Ausdruck zu bringen. Standardisiert wurde nach 5-Jahres-Altersgruppen und Bezugsgröße war die Bevölkerung (beide Geschlechter zusammen und getrennt) Westberlins. Die Ergebnisse beziehen sich auf die Summe des 6-Jahreszeitraums 1970 bis 1975; dies erhöht die Stabilität der Ergebnisse, da Zufallsschwankungen einzelner Jahre ausgeglichen werden.

Die zu den Abbildungen gehörenden Werte sind in nachstehender Tabelle aufgeführt.

Tabelle 1: Standardisierte Mortalitätsindices der Berliner Bezirke; Frauen und Männer; 1970 - 75; 40 - 65 Jahre

ICD-Pos Standpop Bezirke	001-999 alle Todesurs. gemeinsame SP F	M	001-999 alle Todesurs. getrennte SP F	M	400-448 Herz-/Kreislf. getrennte SP F	M
01 Kreuzbg	93,7	181,1	124,8	129,1	128,6	114,2
02 Wedding	92,6	165,5	122,3	117,3	122,5	110,0
03 Tiergt	84,5	164,4	112,5	116,6	104,4	110,1
04 Schönebg	80,1	149,6	106,6	106,2	92,4	102,1
05 Charlbg	77,1	145,0	102,6	102,8	99,6	103,5
06 Neukölln	74,7	143,4	99,4	101,6	104,3	101,9
07 Wilmersd	72,1	130,3	95,9	92,4	97,5	96,1
08 Reinickd	70,8	130,0	94,1	92,5	94,0	98,6
09 Spandau	70,8	134,2	94,0	95,6	98,2	97,6
10 Steglitz	65,7	123,6	87,3	87,9	84,3	91,6
11 Zehlendf	65,5	110,7	86,8	78,8	88,5	78,1
12 Tempelhf	63,3	126,1	84,1	89,6	89,6	94,0
Westberlin	100 ≙ 11,3 auf Tausend der Bev		100≙8,8 "	100≙15,1 "	100≙2,2 "	100≙5,4 "

Quelle: Statistisches Landesamt Berlin und eigene Berechnungen

Erläuterung der letzten Zeile: Spalte 3, letzte Zeile bedeutet z. B. von Tausend Frauen im Alter 40 bis 65 Jahren starben im Jahresdurchschnitt in Westberlin 8,8 Frauen

WILHELM THIELE
INANSPRUCHNAHME MEDIZINISCHER LEISTUNGEN DURCH FRAUEN

Ich möchte hier auf der Grundlage von Ergebnissen einer Pilot-Studie zur gesundheitlichen Lage von Frauen verdeutlichen, daß Frauen in hohem Maß in das Medizinsystem eingebunden sind, weit stärker als Männer, und daß Frauen bezüglich ihrer gesundheitlichen Lage nicht als einheitliche Untersuchungspopulation zu begreifen sind, vielmehr sich in vielfacher und komplexer Weise nach unterschiedlichen Lebensbedingungen in ihrer gesundheitlichen Lage unterscheiden. Aussagen über das Bedingungsgefüge der gesundheitlichen Lage auf dem Hintergrund unterschiedlicher Lebensbedingungen lassen sich beim jetzigen Stand des Wissens nur in ersten noch weitgehend allgemeinen Hypothesen treffen. Eine weitere Einschränkung bezüglich der Aussagefähigkeit der hier vorgestellten Daten- und Indikatoren muß sogleich vorangestellt werden. Das empirische Material, auf das ich mich stütze, mißt nur die medizinische Behandlung von Frauen im System der GKV. Daraus ergeben sich zwei wichtige Einschränkungen:

1. Die gesundheitliche Lage ist nicht allein durch medizinische Behandlungen zu beschreiben. Ein umfassendes Bild der gesundheitlichen Lage muß die auf die Frauen einwirkenden Belastungen und Beanspruchungen wie den tatsächlichen Gesundheitszustand mit beinhalten. Wir alle wissen aber, daß nicht jede Erkrankung medizinisch behandelt wird ebenso wie daß mancher vermeintlich medizinische Behandlungsanlaß eher psychisch oder sozial bedingt ist. Daten und Indikatoren, die Aussagen treffen über die medizinische Behandlung, beschreiben also nur einen, wenn auch wichtigen, Teil der gesundheitlichen Lage von Frauen.

2. Es liegt nur empirisches Material vor, das im Rahmen des Leistungsgeschehens in der gesetzlichen Krankenkasse dokumentiert ist. Damit sind sowohl bestimmte Aspekte medizinischer Behandlung als auch bestimmte Personengruppen aus der Betrachtung ausgeklammert. Beispielsweise können Selbstbehandlungen, Behandlungen durch das Laien- oder paramedizinische System nicht einbezogen werden. Gleiches gilt für Personen, die nicht oder nur privat versichert sind. Zusammenfassend bleibt festzuhalten, die Analyse der Inanspruchnahme medizinischer Leistungen im System der GKV erlaubt nur die Einschätzung eines, wenn auch wichtigen Teils, der gesundheitlichen Lage von Frauen.

Das empirische Material stammt aus einer Sondererhebung einer Allgemeinen Ortskrankenkasse. In dieser Sondererhebung wurden sämtliche erbrachten Leistungen und ihre Kosten für die Versicherten für ein Jahr erfaßt, also sämtliche Leistungen der ambulanten und stationären Behandlung, der Arbeitsunfähigkeit, der Verschreibung von Medikamenten und Heil- und Hilfsmitteln. Diese Informationen liegen vor für rund 38 000 Versicherte, davon etwas mehr als die Hälfte Frauen. Die Ausgaben sind individuenbezogen von der Krankenkasse zusammengefaßt und chiffriert und anonymisiert ausgewertet.

Die hier vorgestellten Ergebnisse beziehen sich auf Frauen, die pflichtversichert und damit auch erwerbstätig sind. Nicht erwerbstätige Frauen wurden aus der Untersuchung ausgegrenzt. Vergleiche zwischen beiden Frauengruppen sind somit nicht möglich. Aus der Eingrenzung auf pflichtversicherte Frauen ergeben sich weitere Einschränkungen. Ältere Frauen, also Frauen im Rentenalter, sind nicht betrachtet, ebenso Frauen mit dem Versicherungsstatus "freiwillig" oder "privatversichert". Damit sind in der Untersuchungspopulation Frauen mit höherem Sozialstatus unterrepräsentiert.

Die Darstellung einer ersten empirischen Analyse der Inanspruchnahme medizinischer Leistungen kommt notgedrungen nicht ohne die Darstellung relativ vieler Zahlen aus. Um den Umfang einzuschränken verzichte ich hier im Referat auf die Analyse der Ausgabenstruktur der Krankenkasse bei verschiedenen Merkmals- und Personengruppen, wenn auch dieser gerade unter dem Aspekt der Umsetzung Bedeutung zukommt sowie auf die Analyse von Medikamenten- und Heil- und Hilfsmittel-Inanspruchnahme. Außerdem werden aus dem wesentlich breiteren Indikatorenset nur wenige dargestellt.

Zunächst darf ich Ihnen die in den folgenden Tabellen verwendeten Indikatoren kurz erläutern. Die Inanspruchnahmequote bezeichnet in % denjenigen Anteil an der jeweiligen Grundgesamtheit, der mindestens einmal im Untersuchungszeitraum in der ambulanten bzw. stationären Versorgung war; bzw. mindestens einmal arbeitsunfähig gemeldet war.

Der Indikator "Arztkontakte" gibt die durchschnittliche Anzahl der Konsultationen bei Kassenärzten an, die pro Merkmals- bzw. Personengruppe vorgenommen sind, für die Personen, die mindestens 1 Mal im Jahr beim Kassenarzt waren. Die Indikatoren "Krankenhaustage" und "AU-Tage" bezeichnen die Anzahl der Tage im Jahr, die Personen im Krankenhaus bzw. AU waren, unabhängig von der Zahl der Krankenhausaufenthalte bzw. AU. Die erste Tabelle zeigt Ihnen einen globalen Frauen-Männer-Vergleich.

Sie sehen zunächst, wie enorm hoch der Anteil derjenigen Frauen ist, die im Jahr mindestens einmal bei einem niedergelassenen Kassenarzt in Behandlung war, nämlich 88 %, oder anders ausgedrückt: 9 von 10 Frauen waren in einem Jahr in ambulanter Behandlung. Im Vergleich mit der Zahl der Arztkontakte, also der Anzahl der Arztkonsultation, die Frauen, die überhaupt beim Arzt waren, durchschnittlich durchgeführt haben, zeigt sich, daß 9 von 10 Frauen mehr als einmal monatlich im Durchschnitt in ambulanter Behandlung waren. Ich glaube, diese Zahl belegt eindrucksvoll, in welchem Umfang insbesondere Frauen in das Medizin-System niveliert sind, wie häufig und intensiv in der ambulanten Versorgung Hilfestellungen für die Lösung gesundheitlicher Probleme gesucht werden.

Auch die Inanspruchnahme-Quoten für Männer sind hoch, bleiben aber doch bei beiden Indikatoren deutlich unter denen von Frauen. Ebenso wie die ambulante IA-Quote liegt auch die stationäre IA-Quote bei Frauen deutlich über der von Männern. Dieses Phänomen ist, wie ich in der nächsten Tabelle zeigen werde, nicht primär auf Fälle der Geburtshilfe zurückzuführen. Die Zahl der Krankenhaustage, die Frauen im Jahr in stationärer Behandlung

Tabelle 1:
Inanspruchnahme (IA) bei Frauen und Männern

	n	AMBULANTE IA-QUOTE %	STATIONÄRE IA-QUOTE %	AU-QUOTE %
Frauen	7254	88,0	10,2	43,6
Männer	15524	74,4	8,6	52,4
Insgesamt	22778	78,9	9,1	48,1

	n	ARZTKONTAKTE ANZAHL	KRANKENHAUSTAGE/JAHR	AU-TAGE
Frauen	7254	14,9	24,3	29,4
Männer	15524	10,9	25,1	33,7
Insgesamt	22778	12,2	24,8	32,3

verbringen, ist ähnlich hoch, wie die der Männer. Bedenken Sie aber, daß
in den Krankenhaustagen der Frauen auch ein erheblicher Teil der Fälle von
Geburtshilfe mit ja sehr kurzen Verweildauern enthalten sind, so ist anzunehmen, daß nach einer Eleminierung dieser Fälle die Dauer der Krankenhausfälle von Frauen ohne geburtshilfliche Fälle ebenfalls höher ist.

Die Arbeitsunfähigkeits-Quote wie die Zahl der arbeitsunfähigen Tage im
Jahr ist bei Frauen niedriger als bei Männern. Zu beachten ist hier, daß
Schwangerschafts- bzw. Mutterschaftsurlaub nicht in diesen Zahlen enthalten ist. Damit kann ein allgemein verbreitetes Wissen, nämlich daß Frauen
häufiger und länger arbeitsunfähig seien als Männer, nicht bestätigt werden.
Ohne auf dieser Ebene der Darstellung etwas über Verursachungen aussagen
zu können, zeigen die hier referierten Zahlen, so meine ich, dennoch plastisch,
in welchem Umfang gerade Frauen Beratung und Behandlung im Medizin-System suchen und umgekehrt in welchem Ausmaß sie von den Ergebnissen
dieser Behandlungen betroffen sind.

Ich möchte Ihnen im folgenden zeigen, wie sich die eben vorgestellten Indikatoren über Altersgruppen von Frauen verteilen bzw. entwickeln. In Tabelle 2 sehen Sie zunächst, daß die ambulante IA-Quote mit dem Alter zunächst leicht ansteigt, aber bereits bei den 35- bis 44jährigen Frauen ihren
Gipfel erreicht und dann konstant bleibt. Offensichtlich ist hier ein Maximum
erreicht, das nicht mehr steigerungsfähig ist. Die Zahl der Arztkonsultationen dagegen steigt, wie Sie sehen, kontinuierlich an. Mehr als durchschnittlich 17 Arztkonsultationen im Jahr bei über 45jährigen Frauen bedeutet, durchschnittlich fast 14tägige Arztkonsultationen. Die stationäre IA-Quote liegt überraschender Weise nicht bei den Frauen, die in der Regel Kinder
gebären am höchsten, sondern in der Altersgruppe der 35- bis 54jährigen
Frauen. Sie liegt, gerade bei den jüngeren Frauen, berücksichtigt man die
geburtshilflichen Behandlungsanlässe nicht, sogar eher unter der von Männern in den entsprechenden Altersgruppen, wie wir aus anderen Untersuchungen wissen.

Wie schon die Zahl der Arztkontakte, so steigt auch die Zahl der im Jahr
im Krankenhaus verbrachten Tage mit dem Alter stark an. Allerdings ist
dieser Anstieg nicht so kontinuierlich, er erfolgt vielmehr eher abrupt von
dem 45. Lebensjahr an. Die Gründe für diesen Anstieg können wesentlich in
2 Momenten gesehen werden. Einmal verkürzt die Anzahl der geb. hilfl. Fälle die KKH-Tage bei den jüngeren Altersgruppen; zum anderen ist bei den
älteren Altersgruppen mit dem massiven manifest werden chronischer Verschleißerkrankungen zu rechnen, die zu längeren Krankenhausaufenthalten
führen.

Die AU-Quote erreicht bei der Altersgruppe der 25- bis 34jährigen Frauen
ihr Maximum, um dann kontinuierlich abzusinken. Der Gipfel in dieser Altersgruppe verweist m.E. deutlich auf spezifische Belastungs- und Beanspruchungszusammenhänge, die sich bei Frauen dieser Altersgruppe in Arbeitsunfähigkeit manifestierten. Für ältere Frauen führen sicherlich, wie
wir aus der Arbeitsmarktforschung wissen, Momente der sinkenden Arbeitsplatzsicherheit zu geringeren AU-Quoten, eine Arbeitsunfähigkeit wird nur
bei massiver gesundheitlicher Beeinträchtigung in Kauf genommen. Auf die-

Tabelle 2:
Inanspruchnahme von Frauen nach Alter

FRAUEN ALTER	n	AMBULANTE IA-QUOTE %	STATIONÄRE IA-QUOTE	AU-QUOTE
unter 24 Jahre	2545	85,1	9,1	42,6
25 - 34 Jahre	1591	87,8	8,9	46,0
35 - 44 Jahre	1410	90,1	12,0	44,9
45 - 54 Jahre	1205	90,1	12,0	43,6
über 55 Jahre	503	90,0	9,1	38,0

FRAUEN ALTER	n	ARZTKONTAKTE ANZAHL	KRANKENHAUSTAGE/JAHR	AU-TAGE
unter 24 Jahre	2545	12,1	17,1	23,9
25 - 34 Jahre	1591	14,5	23,9	27,2
35 - 44 Jahre	1410	16,3	20,9	31,2
45 - 54 Jahre	1205	17,5	33,9	34,4
über 55 Jahre	503	17,7	38,2	45,5

sen Zusammenhang und auf das Auftreten chronischer Erkrankungen verweist auch die Entwicklung der AU-Tage je Jahr, die kontinuierlich und stark zunehmen. Bei der Betrachtung der beiden hier dargestellten AU-Indikatoren sollte berücksichtigt werden, daß schwangerschafts- bzw. mutterschaftsbedingte Unterbrechungen hierin nicht enthalten sind.

Wir haben nun die Inanspruchnahme medizinischer Leistungen durch Frauen nicht nur altersspezifisch untersucht, sondern auch gefragt, ob weitere sozio-demographische Merkmale von Frauen unterschiedliche Ausmaße an gesundheitlicher Behandlung hervorrufen. Solche Merkmale waren: Familienstand, Nationalität, Kinder ja/nein. Ohne Sie nun mit weiteren Zahlen zu überschütten, kann hier festgestellt werden, daß sich das Bild der gesundheitlichen Lage von Frauen auch altersunabhängig bei Berücksichtigung solcher Merkmale stark differenziert. Insbesondere die Merkmale "Nationalität" und "Kinder ja/nein" diskriminieren die Inanspruchnahme medizinischer Leistungen altersunabhängig erheblich.

Ich möchte Ihnen exemplarisch die Inanspruchnahme medizinischer Leistungen in Abhängigkeit von der beruflichen Tätigkeit vorstellen. Dabei werden die Indikatoren einmal für die Frauen insgesamt ohne Berücksichtigung des Alters, einmal nur für Frauen zwischen 25 und 34 Jahren ausgewiesen. Unterschieden wird hier zwischen Hilfsarbeiterinnen, Berufen in der Metallbe- und -verarbeitung (z.B. Löter, Nieter, Elektrogerätemontierer), Berufen des Textilgewerbes (z.B. Textilnäher, Maschenwarenfertiger); weniger qualifizierten Dienstleistungsberufen (z.B. Verkäuferinnen, Friseusen, Wäscherinnen, Gebäudereinigerinnen) und höher qualifizierten Dienstleistungsberufen (z.B. Bankkaufleute, Krankenschwestern, Erzieherinnen). Sie sehen bei den Frauen insgesamt, daß Hilfsarbeiterinnen sowohl deutlich die höchste ambulante IA-Quote haben, als auch die (fast) höchste Zahl der Arztkontakte, während Frauen in qualifizierten Dienstleistungsberufen die niedrigste Quote und die niedrigste Anzahl von Arztkontakten aufweisen.

Ein ganz ähnliches Bild ergibt sich für die AU-Indikatoren. Insgesamt zeigt sich eine Polarisierung zwischen industriell-produktiven und Dienstleistungsberufen. Dieses Bild stabilisiert sich im Kern auch beim Vergleich zur Gruppe der 25- bis 34jährigen Frauen für die vier genannten Indikatoren. Ein anderes Bild zeigt sich hinsichtlich der stationären Indikatoren, wenn hier auch nur sehr vorsichtig Aussagen gemacht werden können, da die Besetzungszahlen der Felder insbesondere bei der Gruppe der 24- bis 35jährigen Frauen z.T. schon recht klein werden.

Betrachtet man wiederum, gewissermaßen als soziale Pole, Hilfsarbeiterinnen und Frauen in qualifizierteren Dienstleistungsberufen, so zeigt sich, daß die stat. IA-Quote wie die Krankenhaustage stark altersspezifisch variieren. Hilfsarbeiterinnen insgesamt haben eine hohe stationäre IA-Quote, die der 24- bis 35jährigen eine niedrige. Frauen in qualifizierten Dienstleistungsberufen insgesamt haben eine niedrige stat. IA-Quote, die 24- bis 35jährigen Frauen dieser Gruppe dagegen eine hohe. Bei der Betrachtung der KKH-Tage im Jahr verkehrt sich dieses Bild in der Tendenz.

Tabelle 3:
Inanspruchnahme von Frauen nach beruflicher Tätigkeit

	FRAUEN INSGESAMT				FRAUEN 25-34 JAHRE			
AUSGEÜBTE TÄTIGKEIT	n	AMBULANTE IA-QUOTE %	STATIONÄRE IA-QUOTE %	AU-QUOTE %	n	AMBULANTE IA-QUOTE %	STATIONÄRE IA-QUOTE %	AU-QUOTE %
Hilfsarb.	457	95,3	14,5	60,0	111	98,0	9,1	62,2
Metallberufe	649	91,9	10,8	59,3	167	88,2	9,8	62,7
Textilberufe	706	91,5	12,9	60,0	160	92,1	9,1	65,1
Wen.qual.Dienstl.be.	2421	88,9	10,1	41,0	417	89,5	9,9	45,6
Höh.qual.Dienstl.be.	436	83,7	10,1	37,6	89	89,5	18,2	36,2
	n	ARZT-KONTAKTE n	KRANKENHAUS TAGE Tage	AU-DAUER Tage	n	ARZT-KONTAKTE n	KRANKENHAUS TAGE Tage	AU-DAUER Tage
AUSGEÜBTE TÄTIGKEIT								
Hilfsarb.	457	15,2	20,2	28,8	111	13,6	11,3	23,3
Metallberufe	649	15,3	23,8	29,9	167	14,3	19,9	27,3
Textilberufe	706	14,4	25,6	27,3	160	12,9	29,4	27,8
Wen.qual.Dienstl.be.	2421	14,6	21,0	27,8	417	15,5	19,1	24,3
Höh.qual.Dienstl.be.	436	12,2	12,7	20,5	89	12,8	14,5	21,8

Lassen Sie mich zusammenfassend ein Fazit zu dem hier vorgetragenen ziehen: Demonstriert werden konnte, daß die gesundheitliche Lage von Frauen sehr unterschiedlich ist, Frauen nicht als Gruppe insgesamt betrachtet werden können. Gezeigt wurde ferner, daß bei erwerbstätigen Frauen, die Arbeitswelt einen erheblichen Einfluß auf die Inanspruchnahme medizinischer Leistungen hat. Damit, das soll hier noch einmal betont werden, können beim jetzigen Stand der Analyse noch keine Rückschlüsse auf Bedingungs- und Verursachungskonstellationen gezogen werden. Um diesem Ziel näher zu kommen, sind weitere Forschungsarbeiten notwendig.

1. Die Frauengruppen müssen weiter differenziert und damit homogenisiert werden, die Daten der IA med. Leistungen müssen mit komplexeren emp.-stat. Methoden analysiert werden und mit weiteren empirischen Befunden angereichert werden.

2. Nicht-erwerbstätige Frauen müssen vergleichend in die Analyse einbezogen werden.

3. Die Inanspruchnahme medizinischer Leistungen muß altersstandardisiert werden.

4. Es müssen altersstandardisierte Männer- und Frauengruppen miteinander verglichen werden, um geschlechtsspezifische Momente der gesundheitlichen Lage von Frauen herausarbeiten zu können.

RAINER MÜLLER
BEITRAG DER KRANKENVERSICHERUNGSFORSCHUNG FÜR DIE BESTIMMUNG VON ZIELGRUPPEN FÜR PRÄVENTION

Unter dem Stichwort Krankenkassenforschung werden in letzter Zeit verschiedene Forschungsvorhaben mit unterschiedlichen Fragestellungen durchgeführt. Grundlage der Studien sind die geschäftsmäßig bei den gesetzlichen Krankenversicherungen anfallenden versichertenbezogenen Daten. Es fallen Prozeßdaten über den Versicherten (Alter, Geschlecht, Wohnort, berufliche Tätigkeit, Qualifikation, Beschäftigungsbetrieb), über die ärztlich-medizinischen Leistungen (ambulant, stationär, Arznei-, Heil-, Hilfsmittel, Kosten), über die Leistungserbringer (Ärzte, Apotheken, Krankenhäuser) und über Krankheiten sowie Arbeitsunfähigkeiten (Diagnosen, Zeiten) an.

Fragen zur Struktur der Leistungen nach Merkmalen der Leistungsanbieter bzw. -erbringer und der Leistungsnachfrager, Fragen zur Kostenproblematik, zur Morbidität und Mortalität, zu Krankheitsverläufen oder auch zur regionalen Arbeitsplatzmobilität kann damit empirisch nachgegangen werden.

Die Informationen können zur Verbesserung des Handlungspotentials in Richtung primärer und sekundärer Prävention ausgewertet werden. Es lassen sich über diese Informationssysteme Problemgruppen finden, die unter einem erhöhten gesundheitlichen Risiko stehen.

Das Gesundheitsrisiko kann in der Umwelt (Arbeit, Wohnen) oder im Verhalten des Versicherten (z.B. keine oder geringe Inanspruchnahme von Schwangerschaftsvorsorgeuntersuchungen) oder auch in einer unzureichenden oder sogar falschen ärztlich-medizinischen Betreuung bzw. Versorgung liegen.

Die Darstellung von Gesundheitsrisiken der Arbeitswelt wird indirekt möglich über den Nachweis der Art, Häufigkeit und Dauer von Erkrankungen bei Versicherten nach Beruf, Wirtschaftszweigen, Qualifikation und sozialstatistischen Merkmalen.

Da versichertenbezogene Prozeßdaten über längere Zeiträume vorliegen, können mit Hilfe statistischer Methoden und Kriterien Problemgruppen in zeitraumbezogener Sicht beschrieben werden.

Ein expliziter Bezug zwischen Krankheit und beruflicher Tätigkeit wird in den Arbeitsunfähigkeitserklärungen der Kassenärzte hergestellt. Eine empirische Analyse dieser Meldungen kann daher vorrangig zur Bestimmung von Zielgruppen für präventive Maßnahmen in bezug auf den Arbeitsplatz und die Versicherten selbst herangezogen werden.

In der Bundesrepublik Deutschland bestehen organisatorische und rechtliche Voraussetzungen für eine Prävention von Gesundheitsrisiken der Arbeitswelt. So schreibt das Arbeitssicherheitsgesetz die Beschäftigung von Werksärzten und Sicherheitsingenieuren in Betrieben vor und verpflichtet Betriebsleitung, Betriebsrat und die genannten Fachkräfte für Arbeitssicherheit zur Zusammenarbeit, um arbeitsbedingte Erkrankungen zu erkennen und zu verhüten. Wenn die Entdeckung von arbeitsbedingten Erkrankungen nicht dem Zufall überlassen und über den Einzelfall hinausgehen soll, dann müssen überbetriebliche Informationssysteme geschaffen werden. So wie die Unfallversicherungsträger und die Betriebe, die Unfallanzeigen auswerten, um Unfallschwerpunkte und Risikopopulationen zu entdecken, können die gesetzlichen Krankenversicherungen die anfallenden Prozeßdaten, insbesondere die Arbeitsunfähigkeitsmeldungen, zur Bestimmung von Risikogruppen aufarbeiten und auswerten. Ein stärkeres Engagement der gesetzlichen Krankenversicherungen auf diesem Sektor ergibt sich auch insofern, als sie als Betriebskrankenkassen oder regionale Krankenkassen in lokaler Nähe zu den Betrieben und im Schnittstellenbereich von Arbeitswelt und Gesundheitssicherungssystem angesiedelt sind. Dabei muß es zu einer stärkeren Verbindung von betrieblicher Interessenvertretung und Interessenvertretungspolitik in den Selbstverwaltungsorganen der Sozialversicherungen einschließlich der Krankenkassen kommen.

Im folgenden soll über eine Forschungsarbeit berichtet werden, in der im Sinne einer deskriptiven Epidemiologie die Arbeitsunfähigkeitsmeldungen, die Angaben über Beruf und Wirtschaftszweig sowie sozialstatistische Merkmale der Pflichtversicherten einer Ortskrankenkasse einer Hafenstadt ausgewertet wurden (siehe Anmerkung).

Dem Projekt standen auf Magnetbändern, dem Datenschutz entsprechend anonymisiert und chiffriert, individuenbezogen die Arbeitsunfähigkeitsmeldungen der Jahre 1968 bis einschließlich 1976 und das Mitgliederverzeichnis sämtlicher Versicherten, die am 1. Januar 1973 beschäftigt bzw. im Zeitraum 1973 bis 1976 der Kasse von ihrem Arbeitgeber gemeldet worden waren, zur Verfügung.

Hier sollen einige Ergebnisse für das Jahr 1976 ausschließlich für weibliche Pflichtversicherte vorgestellt werden.

Die unterschiedlichen Ausprägungen der Arbeitsunfähigkeitsindikatoren für weibliche Arbeitnehmer nach Berufsgruppen veranschaulichen die Tabellen 1 - 3. Gemessen am üblichen Indikator Krankenstand müssen Fischarbeiterinnen, Elektrogerätebauerinnen und Hilfsarbeiterinnen in Fischgroßhandlungen sowie in der Allgemeinen Verwaltung als Problemgruppen benannt werden. Der Krankenstand dieser Gruppen liegt deutlich über dem durchschnittlichen Krankenstand aller weiblichen Pflichtversicherten und um mehr als das Doppelte über dem niedrigen Krankenstand der kaufmännischen Fachleute bzw. Bürofachkräfte. Nicht nur stichtagbezogen (Krankenstand), sondern auch im Monatszeitraumbezug fallen die genannten Berufsgruppen, vor allem Fischarbeiterinnen und Elektrogerätebauerinnen, durch einen überdurchschnittlichen Absentismus aus Krankheitsgründen auf (Tab. 2). Das Ausmaß der Betroffenheit von Arbeitsunfähigkeit wegen Erkrankungen spiegelt sich im Anteil der Versicherten ohne einen Arbeitsunfähigkeitsfall im Jahre 1976 wieder (Tab. 1). Drei Viertel der Fischarbeiterinnen fehlten 1976 mindestens einmal am Arbeitsplatz, von den Elektrogerätebauerinnen und Hilfsarbeiterinnen waren es etwa zwei Drittel. Entsprechend viele Fehltage entfallen auf die vier genannten Problemgruppen. Die gesamte Jahresfehlzeit liegt bei den Fischarbeiterinnen um das Dreifache und bei den anderen um das Zweifache über den Fehlzeiten der kaufmännischen Fachleute oder Bürofachkräfte.

Betrachtet man die Häufigkeiten der Diagnosen (Tab. 2), so fällt bei den Fischarbeiterinnen und Elektrogerätebauerinnen das überdurchschnittliche Vorkommen von Erkältungskrankheiten, Erkrankungen des rheumatischen Formenkreises, von Magen-Darmerkrankungen und Herz-Kreislauferkrankungen auf.

Besonders betroffen sind die Fischarbeiterinnen von Erkrankungen des rheumatischen Formenkreises. In 65 % dieser Fälle wurde bei ihnen die Diagnose "schmerzhafte Wirbelkörpersyndrome" (ICD 728) gestellt. Auch Frauen als Hilfsarbeiterinnen in der Fischverarbeitung und im Fischgroßhandel leiden überdurchschnittlich häufig an "rheumatischen" Beschwerden.

Eine unmittelbare Gesundheitsgefährdung durch die berufliche Tätigkeit schlägt sich in den Zahlen über Arbeitsunfälle nieder (Tab. 3). An Arbeitsplätzen, wo der Arbeitsprozeß wenig mechanisiert ist oder Güter transportiert werden und z.T. ungünstige klimatische Verhältnisse herrschen, arbeiten Frauen unter einem deutlich überdurchschnittlichen Unfallrisiko. Zu nennen sind Lager- und Transportarbeiterinnen, Köchinnen, Einzelhandelsberufe im Nahrungsbereich und im Bekleidungssektor, Fischarbeiterinnen und Frauen in Gaststättenberufen. Die Dauer der Arbeitsunfähigkeitsfälle treten im Hauswirtschaftsbereich zwar selten auf, wenn es dazu kommt, dann sind sie von schwerwiegender Art. Die Fehlzeit in diesen Fällen beläuft sich auf fast 4 Wochen. Von ernsteren Erkrankungen, die einer stationären Behandlung bedurften, wurden vermehrt Elektrogerätebauerinnen, Fischarbeiterinnen, Köchinnen und Krankenschwestern betroffen. Durch überlange Krankenhausverweildauer exponieren sich Hilfsarbeiterinnen in Fischgroßhandlungen und in der Allgemeinen Verwaltung, Hilfsarbeiterinnen insgesamt sowie Lager- und Transportarbeiterinnen.

Die Analsyse von Arbeitsunfähigkeitsdaten führt zu Ergebnissen, die in ihrer arbeits- bzw. sozialmedizinischen Aussagefähigkeit mit methodisch anders gewonnenen Erkenntnissen über Zusammenhänge von Arbeit und Krankheit durchaus im Einklang stehen. Als aufschlußreich hat sich erwiesen, mit Hilfe von Krankenkassendaten Unfallschwerpunkte an Arbeitsplätzen einer Region aufzuzeigen.

Krankenkassendaten sind für eine epidemiologische Beanspruchungsforschung und kontinuierliche Berichterstattung über die Erkrankungssituation der Erwerbsbevölkerung einer Region nutzbar. Dabei muß allerdings berücksichtigt werden, daß sich in den Arbeitsunfähigkeitsdaten die Inanspruchnahme von ärztlicher Leistung seitens der Versicherten ausdrückt und die errechneten Meßwerte im Sinne von Indikatoren zu benutzen sind. Derartige Indikatoren stellen eine Informationsbasis für regionale arbeitsplatz- bzw. personenbezogene Gesundheitsschutzstrategien dar. Krankenkassenforschung kann also durchaus zur Bestimmung von Zielgruppen für Prävention beitragen.

Anmerkung
Die hier vorgetragenen Ergebnisse stammen aus dem Bericht:
Müller, R., Bergmann, E., Musgrave, A., Preiser, K.: Berufliche, wirtschaftszweig- und tätigkeitsspezifische Verschleißschwerpunkte. Analyse von Arbeitsunfähigkeitsdaten einer Ortskrankenkasse, Universität Bremen, Berliner Arbeitsgruppe Strukturforschung im Gesundheitswesen, TU Berlin 1979. Das Forschungsprojekt wurde vom Bundesarbeitsminister gefördert und von der Bundesanstalt für Arbeitsschutz und Unfallforschung betreut.
Anzahl der Versicherten: Durchschnittliche Anzahl der Versicherten, die am Ersten eines Monats versichert waren, dividiert durch 12. Es wurden nur Pflichtversicherte mit Entgeltfortzahlung für 6 Wochen, pflichtversicherte Arbeitslose und Pflichtversicherte nach § 311 RVO einbezogen.
Anzahl der AU-Tage pro Vers.jahr davon in % mittelfristig, langfristig: Versicherungsjahr ist die Anzahl der Versicherungstage aller Versicherten der jeweiligen Gruppe dividiert durch 360; mittelfristig: Arbeitsunfähigkeitsdauer von 4 Tagen bis 6 Wochen; langfristig: Arbeitsunfähigkeitsdauer von über 6 Wochen.
Versicherte ohne AU in %: Anteil der Versicherten ohne Arbeitsunfähigkeitsmeldungen an allen Versicherten, die mindestens einen Tag versichert waren.
An Diagnosegruppen wurden gemäß den Ziffern der Internationalen Klassifikation für Krankheiten von 1968 gebildet: Erk.: Erkältung (460-462, 464-474), Rheu.: Rheumatische Erkrankungen (526, 710-738), Unf.: Unfälle (800-999), H.K.: Herz-, Kreislauferkrankungen (390-429, 440-451, 453-458), Mag.D.: Magen-, Darmerkrankungen (452, 520-525, 527-577), Atemw.: Erkrankungen der Atemwege (463, 480-492, 500-506, 508-519).

Tabelle 1:
Arbeitsunfähigkeitsindikatoren von weiblichen Pflichtversicherten der Ortskrankenkasse Bremerhaven-Wesermünde des Jahres 1976 nach Berufen

Beruf	Krankenstand	Anteil Vers. ohne AU in %	Anzahl der AU-Tage pro Vers.jahr	davon in % mittelfristig	davon in % langfristig
Elektrogerätebauer	5,9	31,3	24,3	77,8	20,2
Fischarbeiterin	8,2	24,3	34,4	70,4	28,5
Köchin	5,0	45,6	21,4	59,8	38,8
Einzelh. Nahrung	3,1	49,6	14,1	85.1	13,5
" Bekleidung	5,0	45,2	18,3	-	-
" Sonstiger	3,0	45,7	13,8	74,6	23,9
Hilfsarb. insg.	5,0	42,4	20,7	65,2	34,3
Elektrotechnik	3,6	48,7	13,8	70,3	29,0
Fischverarb.	4,2	37,7	17,4	78,2	20,7
Fischgroßhandlg.	6,0	33,5	23,2	72,4	26,7
Allgem.Verwaltg.	5,8	38,3	24,6	60,2	39,4
Lager-,Transporta.	4,7	55,1	19,9	56,8	42,2
Kaufm. Fachleute	2,8	54,5	11,4	72,8	25,4
Bürofachkräfte	2,7	57,0	11,6	70,7	27,6
Krankenschwester	4,3	43,0	17,0	68,8	30,0
Sozialarb.,Kindergärtnerin	3,5	49,7	15,1	68,9	29,1
Friseusin	2,9	46,4	11,8	81,4	17,0
Gaststättenberufe	3,9	48,6	16,0	70,6	28,8
Hauswirtschaft	3,6	50,5	15,1	73,5	25,0
Pflichtvers.insg.	4,9	45,9	20,7	59,9	39,6

Tabelle 2:
Diagnosen bei Arbeitsunfähigkeitsfällen (pro Monat) von weiblichen Pflichtversicherten der Ortskrankenkasse Bremerhaven-Wesermünde des Jahres 1976 nach Berufen

Beruf	AU-F. im M. pro 100V.	davon mit Diagnose (s. Anm.)					
		Erk.	Rheu.	Unf.	H.K.	Mag.D.	Atemw.
Elektrogb.	16,1	2,9	2,2	0,8	1,5	1,4	1,0
Fischarb.	17,2	3,1	3,2	1,2	1,0	1,8	0,9
Köchin	9,6	1,2	1,4	1,2	0,8	0,7	0,9
Einzh.Nahr.	9,4	1,5	1,1	1,5	0,8	0,6	0,8
" Bekl.	10,5	1,4	1,5	1,2	0,6	0,5	1,1
" Son.	8,7	2,1	0,6	0,8	0,4	0,8	0,8
Hilfsa.ins.	8,9	1,5	1,6	0,9	0,8	0,7	0,6
Elektrot.	6,8	1,3	1,1	0,5	0,7	0,6	0,6
Fischvera.	9,6	2,2	2,4	0,2	0,8	0,5	0,5
Fischgh.	10,6	1,9	2,1	0,8	0,6	1,0	0,8
Allg.Verw.	9,7	1,6	1,7	1,1	0,8	0,6	0,5
Lag.-Trans.	8,0	1,5	0,9	1,3	0,6	0,5	0,3
Kaufm.Fach.	6,4	1,1	0,7	0,5	0,6	0,4	0,7
Bürofach.	6,4	1,4	0,6	0,6	0,4	0,5	0,7
Krankensch.	8,5	1,4	0,9	0,9	0,5	0,6	0,7
Sozia.,Kind.	8,3	1,9	0,8	0,8	0,5	0,7	0,9
Friseusin	8,7	1,6	0,6	1,1	0,5	0,9	1,0
Gaststättb.	8,4	1,4	1,2	1,4	0,5	0,7	0,8
Hauswirt.	8,2	1,6	0,9	0,7	0,5	0,6	0,7
Pfl.v.ins.	9,1	1,6	1,3	0,9	0,6	0,7	0,7

Tabelle 3:
Arbeitsunfälle und Krankenhausfälle bei Arbeitsunfähigkeitsfällen von weiblichen Pflichtversicherten der Ortskrankenkasse Bremerhaven-Wesermünde des Jahres 1976 nach Berufen

Beruf	Anzahl Vers.	Arb. unf. im M. pro 100V.	AU-Tg. pro Arb. Unf.	Krankh. fälle im Mo. pro 100V.	AU-Tage pro Krankh. fall
Elektrogerätebauer	125	0,1	7,0	1,3	21,0
Fischarbeiterin	899	0,5	13,0	1,2	32,7
Köchin	230	0,6	12,7	1,1	31,6
Einzelh. Nahrung	131	0,6	10,3	0,6	21,9
" Bekleidg.	200	0,5	13,0	0,8	26,0
" Sonstiger	209	0,1	9,0	0,7	23,3
Hilfsarb. insg.	2993	0,3	13,5	0,7	43,4
Elektrotechnik	158	0,2	18,3	0,4	31,4
Fischverarbeitg.	130	0,1	5,0	0,6	31,3
Fischgroßhandlg.	516	0,3	14,4	0,6	46,2
Allgem.Verwaltg.	878	0,3	13,0	0,9	44,8
Lager-,Transportar.	126	0,7	10,3	0,9	43,6
Kaufm.Fachleute	884	0,1	9,4	0,9	25,2
Bürofachkräfte	1058	0,1	11,9	0,7	26,0
Krankenschwester	817	0,2	11,1	1,1	26,8
Sozialab.,Kindg.	541	0,1	10,6	0,9	21,3
Friseusin	400	0,2	9,0	0,9	19,7
Gaststättenberufe	343	0,4	13,7	1,0	30,7
Hauswirtschaft	415	0,1	25,6	0,9	25,3
Pflichtvers.insg.	13556	0,2	13,0	0,9	34,4

BARBARA RIEDMÜLLER
GESUNDHEITSFORSCHUNG FÜR FRAUEN AUS DER SICHT DER SOZIAL-
POLITIK

Vorbemerkung

Ich werde im folgenden zuerst die Abhängigkeit der Gesundheitssicherung
von der Sozialpolitik für Frauen skizzieren, um zu zeigen, daß Gesundheitsforschung für Frauen die Stellung der Frau im System sozialer Sicherheit
einbeziehen muß. Denn die Inanspruchnahme von Gesundheitsleistungen
wird durch gesetzliche, administrative und professionelle Definitionen von
Anspruchsberechtigungen gesteuert. In einem zweiten Abschnitt werden
die spezifischen institutionellen Einflußfaktoren auf die Gesundheitssicherung der Frau behandelt, um zu zeigen, daß die vorhandenen Daten über
die gesundheitliche Lage von Frauen durch diese Faktoren verformt werden.
In diesem Zusammenhang wird in einem 3. Abschnitt die frauenspezifische
Inanspruchnahme von Beratungsstellen diskutiert. Dieses Phänomen, daß
vor allem im Bereich psychosozialer Dienste vorwiegend Frauen Hilfe
suchen, kann auf dem Hintergrund der Ungleichbehandlung und Diskriminierung der Frau im Gesundheitssystem erklärt werden.

1. Die Frau im System sozialer Sicherheit

Krankheit wird in der Praxis der Sozialversicherung (der Renten- und Krankenversicherung) als ein "regelwidriger" geistiger, seelischer oder körperlicher Zustand definiert, zu dessen Beseitigung eine ärztliche Behandlung,
eine Leistung der Rehabilitation oder eine finanzielle Hilfe (z.B. Lohnfort-
zahlung) notwendig ist. Die Gewährung dieser Leistungen setzt die Feststellung einer Behandlungsbedürftigkeit durch den Arzt und/oder eine Unterbrechung der Arbeitsfähigkeit bzw. Erwerbsfähigkeit voraus. Letztere wird
durch den medizinischen Gutachter der Kranken- bzw. Rentenversicherung
beurteilt.
 Die Frauen müssen demnach ihre Gesundheitsansprüche gegen die medizinischen Experten durchsetzen und unterliegen bei diesem Versuch nicht nur
männlichen Vorurteilen über die "weibliche Schwäche", sondern auch Fremd-
definitionen über ihren "Fall", d.h. über die Tatsache, wann ihr Zustand
als "regelwidrig" gelten soll. Untersuchungen über den Zusammenhang von
Krankheit und weiblicher Geschlechtsrolle und ebenso über weibliches Ge-
sundheits- und Krankheitsverhalten zeigen, daß die Gesundheit von Frauen
in hohem Maße von männlichen Zuschreibungen abhängig ist (vgl. zusammenfassend Rodenstein 1979). Die Frau wird als eine "verkleinerte, schwächere
und passivere Ausgabe des Mannes" stilisiert und ihr Gesundheits- und
Krankheitsverhalten wird durch ihre biologische Abweichung vom Mann in-

terpretiert (Richter 1973). Diese Vorurteilsstruktur wirkt sich sowohl in der Selektivität von Gesundheitsleistungen aus, als auch in der Erfahrung von Frauen, daß ihre Gesundheitsprobleme im medizinischen Versorgungssystem nicht lösbar sind. Davon zeugen auch die vor allem von Frauen initiierten Gesundheitsselbsthilfegruppen (vgl. Kickbusch i.d.B.). Diese Diskrepanz zwischen dem Bedarf an Gesundheitsleistungen und der von Frauen geäußerten subjektiven Befindlichkeit wird auch in Untersuchungen über Bedarf und ungedeckte Inanspruchnahme von Gesundheitsleistungen bestätigt (Richter 1973).

Die zweite Voraussetzung für eine Leistung ist die Mitgliedschaft in der Sozialversicherung, die durch einkommensabhängige Beitragszahlungen erworben wird. Gesundheits- und Sozialleistungen sind daher im Grundsatz zwar abhängig von der Erwerbstätigkeit - mit Ausnahme der Sozialhilfe, die dem Versicherungssystem nachrangig zugeordnet ist (vgl. Wolff/Bonss 1979; Riedmüller 1980) - und schließen aber Leistungen für Familienangehörige mit ein. Das Sozialgesetzbuch (SGB 1) definiert die Voraussetzungen, Ziele und Zielgruppen von Versicherungsleistungen. Dabei hat in den vergangenen Jahren sowohl eine Ausweitung des Leistungskatalogs (z.B. durch die Kassenverträge mit ärztlichen und nichtärztlichen Psychotherapeuten) als auch eine Einbeziehung neuer Personengruppen in die Sozialversicherung stattgefunden (z.B. freiwillige Mitgliedschaft von Hausfrauen, freiberuflich Tätigen u.a. in der Rentenversicherung). Trotz dieser Ausweitung gilt als dominante Orientierung des Versicherungssystems die "Arbeitsfähigkeit", schon allein aus Gründen, das Beitragsaufkommen zu erhalten bzw. zu erhöhen.

In diesem Bezug der Sozial- und Gesundheitsdienste auf die Erhaltung und Wiederherstellung der Arbeitskraft wird bereits deutlich, daß die Frau eine Sonderstellung in der Sozialpolitik einnimmt:

Da die Lebenssituation von Frauen nicht ausschließlich über den Arbeitsmarkt definiert ist, denn selbst die berufstätige Frau unterliegt der doppelten Existenz von "Hausarbeit" und "Erwerbsarbeit", hat eine rein auf die Arbeitskraft (im Sinne der Erwerbsarbeit) bezogene Sozialpolitik ausgrenzenden Charakter; d.h. die vielfältigen und zueinander widersprüchlichen Lebenssituationen von Frauen als Arbeiterin, Hausfrau, Mutter, Witwe usf. sind darin ausgeschlossen. Diese verschiedenen Lebensformen von Frauen, die als zwei "Vergesellschaftungsformen" +) zusammengefaßt werden können - der Familienproduktion und der Lohnarbeit - schlagen sich in unterschiedlichen Sozialpolitikstrategien für Frauen nieder. Denn innerhalb der auf dem Warentausch und der Lohnarbeit beruhenden Reproduktion der Gesellschaft hat sich die <u>Familienproduktion</u> als unbezahlte weibliche Dienstleistung konserviert, die nach wie vor die Lebensperspektive von Frauen entscheidend beeinflußt. Denn die Familienproduktion stellt ein persönliches Abhängig-

---

+) "Vergesellschaftung" bedeutet ein dominantes gesellschaftliches Organisationsprinzip, das in einer Epoche (z.B. das dominante Organisationsprinzip der Warengesellschaft) oder durch verschiedene Epochen hindurch als dominante Struktur vorherrscht.

keitsverhältnis dar, das die Frau von einer direkten Teilhabe an Gesundheits- und Sozialleistungen ausschließt. Ihre soziale Sicherung hängt vom Einkommen des Ehemannes ab - dies gilt für alle Sparten der Sozialversicherung: der Unfall-, Renten- und Krankenversicherung - und bei Verlust der vom Mann abhängigen Subsistenz der Frau in der Familie, z.B. bei längerer Arbeitslosigkeit des Mannes, tritt die "Sozialhilfe" unterstützend ein. Die Diskussion über eine eigenständige soziale Sicherung der Frau im Zusammenhang der Rentenreform hebt diese persönliche Abhängigkeit nicht auf +).

Diese Sonderstellung der Frau in der Sozialversicherung drückt sich auch an der Leistungsgewährung aus, denn einmal sind die Leistungen für die (nicht) berufstätige Frau nicht auf die spezifischen Probleme und Belastungen der Familienproduktion ausgerichtet, was sich in der Unzufriedenheit der Frauen mit den Gesundheits- und Sozialdiensten niederschlägt; zum anderen ist die Familienproduktion den sozialstaatlichen Leistungen als "Alternativrolle" für die Frau zugeordnet. Diese wird z.B. deutlich, wenn arbeitslose Frauen durch die Arbeitsverwaltung auf die Rolle der Hausfrau und Mutter verwiesen werden (vgl. Cramer 1979) oder wenn chronisch kranke Arbeiterinnen und Angestellte durch den Rentenversicherungsträger auf den Familienstatus zurückverwiesen werden, weil eine Weiterbeschäftigung im bisherigen Beruf aus Gesundheitsgründen unmöglich ist, eine Vermittlung auf eine "leichtere" Tätigkeit aus Arbeitsmarktgründen ausgeschlossen ist und die Gewährung einer Erwerbs- oder Berufsunfähigkeitsrente bei einer nur teilweise eingeschränkten Erwerbsunfähigkeit unterbleibt.

Die Frau ist im System sozialer Sicherheit demnach aufgrund ihrer "doppelten Vergesellschaftung" nicht nur gegenüber dem Mann benachteiligt, sondern sie wird aufgrund eben ihrer Sonderstellung diskriminiert, indem Momente der familialen Reproduktion für ihre soziale Sicherung je nach gesellschaftlicher Problemlage aktiviert werden. Für diese "latente Diskriminierung" gibt es eine Reihe von Beispielen, wie in den Sozialversicherungs- und Fürsorgeinstitutionen implizit Annahmen über die gesellschaftliche Rolle der Frau zur Verweigerung von Leistungen (z.B. der beruflichen und sozialen Rehabilitation) aktiviert werden oder explizit die natürliche Rolle "geschützt" wird, wie in den Regelungen des "Mutterschutzes", dem "Versorgungsausgleich" und dem geplanten Erziehungsgeld ++).

Sozialpolitik für Frauen ist demnach in erster Linie über die Familienproduktion mit dem Mann als Ernährer vermittelt und leistet "kompensierende" Hilfen, wenn diese familiale Sicherung unzureichend ist bzw. entfällt. In

---

+) Das "Rentensplitting" stellt nur einen Ersatz für die Haus- und Erziehungsarbeit dar, es wird durch diese Arbeit kein eigener Anspruch erworben (vgl. Standfest 1979).

++) Diese Ambivalenz von Schutzfunktionen der Sozialpolitik ist auch für Behinderte diskutiert worden, indem Schutz (z.B. Kündigungsschutz) dazu führt, daß Behinderte nicht eingestellt werden.

zweiter Linie ist Sozialpolitik für die Frau "Schutzpolitik", indem ihre "natürliche" Rolle als Frau erhalten werden soll (Riedmüller 1980). In beiden Dimensionen ist die Rolle der Frau fremdbestimmt im Hinblick auf die jeweils richtige soziale Rolle (Hausfrau, Mutter und/oder berufstätige Frau), und in beiden Politikstrategien unterliegt die Frau mit der jeweiligen Rolle verbundenen Konflikten, die einen wesentlichen Anteil an ihrer Gesundheitslage haben dürften. Es wäre m. E. eine wichtige Aufgabe für die Gesundheitsforschung zu prüfen, in welchem Umfang die soziale Sicherung der Frau an deren spezifischer Lebenslage vorbeigeht und selbst zu einem krankmachenden Faktor wird. Leider liegen bisher noch keine Untersuchungen über diesen Zusammenhang vor, doch sprechen Erfahrungsberichte von Selbsthilfegruppen und Dokumente der Fraueninitiativen für diese These (vgl. Berichte i. d. Buch).

2. Gesundheitsforschung als Institutionenkritik

Soweit Daten über die gesundheitliche Lage von Frauen vorhanden sind, beziehen sich diese vor allem auf Leistungsstatistiken der Kranken- und Rentenversicherung, d. h. die Inanspruchnahme einer Heilbehandlung bzw. einer medizinischen Rehabilitation gilt als Indikator für den Gesundheitszustand von Frauen. Eine ursachenbezogene Gesundheitsforschung, die dem Aspekt der spezifischen Lebenssituation von Frauen und deren Bewältigungsformen Rechnung trägt, gibt es in der Bundesrepublik bisher nicht. Dabei spiegelt die Gesundheitsforschung die institutionellen, professionellen Sichtweisen und Defizite des medizinischen Versorgungssystems wider. Der Vergleich der Morbiditäts- und Mortalitätsstatistik von Männern und Frauen an Hand der Versicherungsdaten beabsichtigt eine Kostenkalkulation, die für gesundheitspolitische Planungen relevant sind, die aber keine Aussage über den tatsächlichen Gesundheitszustand von Männern und Frauen zulassen.
Daß Frauen häufiger zum Arzt gehen (Inanspruchnahmedaten der Krankenkassen; vgl. Thiele 1980), aber weniger häufig arbeitsunfähig sind als Männer und (noch) länger leben als Männer, verweist auch mehr auf die Frau als 'Kostenfaktor' im Gesundheitssystem und sagt wenig über die für Frauen geltende Belastungssituationen. Zudem sind die Krankenkassendaten nur in bezug auf die pflichtversicherten, also den erwerbstätigen Frauen, vergleichbar. Für die Gruppe der erwerbstätigen Frauen lassen sich Aussagen über altersspezifische Häufigkeiten von Krankheiten machen, die eine kostengünstigere Organisation von Gesundheitsdiensten im Sinne von mehr Vorsorge nahelegen; denn erwerbstätige Frauen in mittleren Lebensjahren nehmen am häufigsten Gesundheitsleistungen in Anspruch. Als Erklärung dafür lassen sich Annahmen diskutieren in Richtung klimakterische Beschwerden, Partnerkonflikte, "empty nest" (d.h. Kinder sind aus dem Haus), Schwierigkeiten der beruflichen Integration, Arbeitslosigkeit. Es liegen aber ebenso begründete Vermutungen nahe, daß bei dergleichen Häufigkeitsverteilungen, institutionelle und medizinisch-professionelle Sichtweisen mit den

Ausschlag geben. Ich meine nicht, daß alters- und berufsspezifische Datenaggregationen reine statistische Artefakte sind, doch werden diese Daten in hohem Maße von verwaltungsmäßigen und professionellen Handlungszielen überlagert. Denn die zu erforschenden Zusammenhänge sind auf der Grundlage der administrativen Statistiken davon abhängig wie im medizinischen Versorgungssystem 'Krankheit' und 'Behandlungsbedürftigkeit' definiert wird. Es ist bekannt, daß die Diagnose des Arztes von der Organisation der Leistungsverrechnung der Kassen beeinflußt wird, daß die Statistik der Rehabilitation von den vorhandenen Rehabilitationseinrichtungen abhängt, daß die beanspruchten Leistungen nicht mit dem tatsächlichen Bedarf zusammenfallen, daß der Behinderten- und Rentnerstatus von der Arbeitsmarktlage geprägt ist usf. Diese institutionellen Einflußfaktoren, die auf die Definition des Krankenstatus und auf die angebotenen Hilfen einwirken, gelten für Frauen in besonderem Maße. Denn ihre individuelle Lebenslage als Hausfrau, Mutter und/oder als Arbeiterin geht in die System der Gesundheitssicherung als besondere Reaktionsweisen, Hilfen oder Verweigerung einer Hilfe ein.

Je nachdem, ob die Frau als Mutter oder als Erwerbstätige von sozialen/gesundheitlichen Leistungen betroffen ist, wird ihre Gesundheit/Krankheit der einen oder anderen Belastungssituation und entsprechenden Problemlösung zugeschrieben. Die medizinische Forschung konzentriert sich auf die Frau bisher vorwiegend unter gynäkologischen Problemen. Beispiele für sozialpolitische Konjunkturen des Themas 'Frau' zeigen Diskussionen über die Doppelbelastung der Frau, der Folgen des Berufs für die Gesundheit der Frauen. Beispiele für entsprechend 'zeitgemäße' Maßnahmen sind erweiterter Mutterschutz, Familienhilfe und ein erweitertes Angebot an Beratungsdiensten.

Gesundheitsforschung für Frauen muß demnach auch diese institutionellen Faktoren untersuchen, um sich nicht für kurzfristige oder sich gegen die Interessen von Frauen richtenden Maßnahmen instrumentalisieren zu lassen. Ein Forschungskonzept, das die Mehrbelastung der Frau durch den 'Beruf' als Ursache von Krankheit betrachtet, liefert Argumentationen für die derzeitige Tendenz, die Frau wieder an "Heim und Herd" zu binden. Umgekehrt vereinseitigt eine Forschungsrichtung, in der die Frau ausschließlich in ihrer Rolle als "Familienhausfrau" betrachtet wird, wie z.B. Forschungsprojekte über Ursachen des Geburtenrückgangs, Fragen der Schwangerschaftsvorsorge etc., die Lebensprobleme von Frauen. Diese Gefahr der Vereinseitigung und Zersplitterung von einzelnen Lebenssphären (Berufsarbeit, Hausarbeit, Freizeit usf.) liegt z.T. mit dem in der Gesundheitsforschung sich durchsetzenden Belastungskonzept begründet. Untersucht werden einzelne vermutete Ursachenfaktoren für bestimmte Erkrankungen, wie z.B. "Stress" als eine wesentliche Ursache von Herz-Kreislauferkrankungen, die wiederum mit aktuellen Problemlagen der Sozialpolitik in Verbindung zu sehen sind. So setzt sich bei der Untersuchung einzelner Belastungssituationen ein Stück weit "Ressortpolitik" durch, die sich im Wunsch nach innerministeriell bearbeitbaren Problemlösungen artikuliert. Ein Beispiel dafür ist z.B. die "empty nest" Hypothese: die Frau gerate in die Phase, in der die Kinder aus dem Haus gehen und sie sich als "Familienhausfrau" unterfordert fühlt in eine "typische" Lebenskrise, die sich in gesundheitlichen Störungen manifestiere. Diese Krise werde durch die Schwierigkeit einer Wiederaufnahme der früheren Berufstätigkeit verstärkt. Als sozialpolitische Lösung biete sich eine "Eingliederungshilfe" an. Ich will diesen Lebenskonflikt von Frauen nicht herabsetzen, doch sollte er im Kontext der Lebensgeschichte einer Frau interpretiert werden; d.h. dem permanenten Entscheidungszwang zwischen Familie und Beruf, der sich vielleicht zu diesem Zeitpunkt, wenn die Kinder gehen, stärker als Konflikt äußert, der aber doch die verschiedenen Lebensphasen einer Frau permanent begleitet. Sozialpolitische Strategien müßten zur Beseitigung dieses fortdauernden Problemdrucks von widersprüchlichen Anforderungen und unvereinbaren Lebensperspektiven beitragen. Eine ebensolche parzellierte Betrachtungsweise konzentriert sich um Forschungen über soziale und gesundheitliche Probleme der Mutterschaft, die im Zusammenhang der Bevölkerungspolitik einen forschungspolitischen Bedeutungszuwachs erhalten haben.

Zusammenfassend läßt sich festhalten, daß für eine präventiv orientierte Gesundheitsforschung die notwendige Datenbasis erst hergestellt werden muß. Die offiziellen Gesundheitsstatistiken lassen nur unter Auslassung der sozialpolitischen Filtermechanismen (z.B. durch die Lage des Arbeitsmarktes) Rückschlüsse auf besondere Problemlagen und Problemgruppen zu. Die Häufigkeit von Krankheitsarten, aggregiert nach Alters- und Berufsgruppen (z.B. in den Daten der Rentenversicherung), qualifizieren möglicherweise Risikogruppen für die Sozialversicherung (z.B. durch frühzeitiges Ausscheiden aus dem Erwerbsleben), aber sie qualifizieren nicht die typischen belastenden Lebenssituationen von Frauen, die eine Erkrankung bedingen. Die Analyse der Konstruktion der Gesundheitsdaten (nach Leistungen und Inanspruchnahme) und die Analyse der sozialpolitischen Wirkungsmechanismen bei der Definition und dem Umgang mit Krankheit legen allerdings Problembereiche offen, die für eine präventive Gesundheitspolitik für Frauen wesentlich sein können, indem gezeigt wird, welche Lebensprobleme ausgeschlossen bzw. auf andere Probleme umgelenkt werden und welche Problemlösungen damit verbunden sein sollten.

3. Beratung als Problemlösung

Die Beratungsdienste nehmen in der gesundheits-/psychosozialen Versorgung von Frauen einen wichtigen Platz ein. Diese beratenden und z.T. therapeutischen Hilfen sind vor allem im Rahmen der kommunalen Sozialdienste ausgebaut worden und werden über das Bundessozialhilfegesetz (BSHG) finanziert. Nicht nur über den Finanzierungsmodus +), sondern auch über

---

+) Die Finanzierung über das BSHG legt die Hilfen auf kompensierende fürsorgerische Bereiche fest, die das "Schlußlicht" der übrigen Versorgungssysteme darstellen und in hohem Maße mit ordnungspolitischen Eingriffen verbunden sind (vgl. Erfahrungsberichte, in: Wahl/Tüllmann/Honig/Gravenhorst 1980).

die angebotenen Hilfen und an diese herangetragenen Bedürfnisse unterscheiden sich diese Beratungsdienste von der übrigen Gesundheitsversorgung. Sie haben - so läßt sich bisher nur vermuten - zu einem erheblichen Teil die Folgen der Ungleichbehandlung und Diskriminierung der Frau im Sozialversicherungsbereich zu tragen.

Es ist oben bereits gesagt worden, daß die Inanspruchnahme von Gesundheitsdiensten frauenspezifisch strukturiert ist; daß Beratungsstellen im besonderen Erziehungs-, Ehe- und Familienberatung, Sozialpsychiatrische Dienste, § 218 Beratung u.a. in der Mehrzahl von Frauen aufgesucht werden, ist ebenso bekannt (in München sind bis zu 80 % der Hilfesuchenden der Sozialpsychiatrischen Dienste Frauen). Aus dieser Tatsache sind vor allem Schlußfolgerungen auf das Gesundheitsverhalten von Frauen im Unterschied zum Mann gezogen worden. Ungeachtet der Bedeutung, die Aussagen über geschlechtsspezifisches Gesundheitsverhalten für die Gesundheitspolitik hat, möchte ich auf einen anderen Aspekt hinweisen. Daß Frauen Beratungsstellen häufiger aufsuchen als Männer, ist als Folge des bestehenden Angebots von Gesundheitsleistungen im Gesundheitssystem zu interpretieren; d.h. die Defizite des Gesundheitssystems, die durch die dominante medizinische Orientierung und der einseitigen Ausrichtung an der Funktionserhaltung der Arbeitskraft bedingt sind, erfordern eine Kompensation der Hilfe im Hinblick auf psychosoziale Belastungssituationen im Alltag. Von den Beratungsstellen wird demnach Hilfe bezüglich der in anderen Systemen vernachlässigten belastenden Lebenssituationen erwartet. Dies gilt für Frauen im besonderen Maße. Aus den Erfahrungen der Sozialpsychiatrischen Dienste in München folgt +), daß als Gründe für das Aufsuchen der Dienste vorwiegend familiäre Probleme und Partnerkonflikte genannt werden. Berufliche Konflikte werden von Frauen selten angeführt, häufiger dagegen Depressionen, Ängste und soziale Isolation im Stadtteil. Diese Symptome lassen auf psychosoziale Konfliktsituationen schließen, die im Gesundheitssystem bislang als Thema ausgeschlossen waren, die aber für die Lebenslage von Frauen typisch sind.

Die Erfahrungen von Beratungsstellen, vor allem der psychosozialen Dienste, sind für eine frauenspezifische Gesundheitsforschung von Bedeutung, da über diese Erfahrungen, die in Fallanalysen systematisiert werden müßten, mehr Aufschluß über konkrete Lebensprobleme und deren Bewältigung von Frauen zu erwarten ist, als von amtlichen Gesundheitsstatistiken u.ä. Da viele dieser Beratungsstellen gemeindenah arbeiten, und zugleich den Anspruch erheben, eine Einheit von materiellen und psychischen Belastungen (Arbeit, Wohnen, Familie, Partner, soziale Kontakte) zum Ausgangspunkt ihrer Hilfen zu machen, ist hier ein wesentlicher Ansatz für eine präventive Gesundheitspolitik.

+) Ich beziehe mich hier auf die Analyse von Tätigkeitsberichten und Interviews mit Mitarbeitern, die im Rahmen des DFG-Forschungsprojekts 'Psychiatriereform als sozialpolitischer Prozeß' in München durchgeführt wurden.

TEIL 3
ZUR ÄTIOLOGIE WEIBLICHEN KRANKHEITSGESCHEHENS

MARINA NEUMANN-SCHÖNWETTER
WIE KANN SICH DAS ÜBER GESELLSCHAFTLICHE UND PSYCHISCHE
MECHANISMEN BESTIMMTE SELBSTBILD DER FRAU AUF IHR GESUND-
HEITLICHES BEFINDEN IM MITTLEREN LEBENSALTER AUSWIRKEN?
- EINIGE THESEN

I. Zu den gesellschaftlichen Anforderungen an die Frau

Auch heute sind - trotz der Berufsanforderungen an die Frau und der veränderten Autoritätsgrundlagen des Mannes - die Rollenanforderungen an die Frau immer noch primär über ihr Dasein als Hausfrau, Mutter und Gattin bestimmt. Frausein heißt in erster Linie, für das Wohlergehen anderer zu sorgen, aus "Liebe" zu arbeiten. Das heißt einfühlsam, emotional und passiv zu sein, dazu attraktiv, hübsch, vorzeigbar. Ebenso gehört dazu, die eigene Berufstätigkeit als Zusatzarbeit zu begreifen, das Sozialprestige über den Mann zu gewinnen und sich seiner Entscheidungsgewalt in allen wichtigen Fragen zu beugen. Entsprechend braucht die Frau weniger Schulbildung als der Mann, weniger qualifizierte Stellenangebote. Die mit dieser Frauenrolle verbundenen Aufgaben erscheinen im wesentlichen als natürliche, am biologischen Kriterium der Mutterschaft orientiert, - eine Ausnahme in unserer Gesellschaft, in der alle Beziehungen sich über das Wertsystem der individuellen Leistung bestimmen. Daß diese quasi natürliche Bestimmung der Frau ein Spezifikum unserer Gesellschaft ist, zeigen historische Untersuchungen. Eine Fragestellung wie die unsere, die sich mit den gesundheitlichen Folgen dieser scheinbar natürlichen Bestimmung der Frauenrolle beschäftigt, verweist aber darauf, daß hier Veränderungen sich andeuten. Die mit der bürgerlichen Gesellschaft eingeleiteten Prozesse der Gleichberechtigung können vor dem Anspruch der Gleichberechtigung der Geschlechter nicht halt machen. Die Verwirklichung dieses Anspruchs aber bedeutet in letzter Konsequenz eine Auflösung der Familie, denn "das Austragen und qualifizierte Aufziehen von Kindern (ist) mit der konkurrenzfähigen Teilnahme an dem Beschäftigungssystem strukturell unvereinbar" (Gilgenmann 1979, S. 22). Entsprechend schwer ist der Kampf der Frauen um ihre persönliche Freiheit gegenüber der staatlichen Familienpolitik, der kirchlichen Sexualpolitik und der männlichen Abwehr gegenüber der Übernahme bisher weiblicher Funktionen in der Erziehung und Haushaltsführung.

Die Frage, wieso es Frauen nicht nur aufgrund der gesellschaftlichen Bedingungen, sondern auch psychischer Dispositionen so schwer fällt, sich gegen die Erwartungen an sie zu wehren, und wie sie sich mit diesen Erwartungen arrangieren - oft um den Preis der Krankheit -, wird uns im folgenden beschäftigen. Wenn es auch in unserer Gesellschaft die Frauen sind, die gerade in ihrer sozial abgewerteten, ihrer auf die Familie begrenzten und gesellschaftlichen ohnmächtigen Position die "emotional bestimmten Werte der Menschlichkeit" (Richter 1979, S. 100) vertreten, so geschieht das doch unter diesen Bedingungen um den Preis der persönlichen Freiheit und muß sich so gegen die Frauen selbst wenden.

II. Vermittlung gesellschaftlicher Rollenanforderungen im frühkindlichen Sozialisationsprozeß

All die für die spätere Rollenausübung notwendigen Fähigkeiten werden bereits im Sozialisationsprozeß in der Beziehung zur eigenen Mutter gelernt. Das Mädchen lernt von der Mutter, daß Frauen weniger wert sind. Die Ambivalenz gegenüber der eigenen Geschlechtsidentität, das geringe Selbstwertgefühl, die geringe Anerkennung für die eigene Weiblichkeit werden durch die Geburt einer Tochter in ganz anderer Weise mobilisiert als durch die Geburt eines Sohnes. Weil die Mutter sich selbst nicht akzeptieren kann, kann sie die Tochter nicht akzeptieren. Schon im Säuglingsalter zeigt sich diese Abwehr, Töchter werden meist weniger lange und weniger lustbetont als Söhne gestillt. Da die Mutter sich selbst nie als selbständig erlebt hat, kann sie auch die Tochter nicht als eigenständiges Wesen anerkennen. Lernangebote werden entsprechend so gemacht, daß eher das Imitationsverhalten gefördert wird als das Neugierverhalten, Abgrenzungsverhalten. Die Tochter wird als Erweiterung des mütterlichen Körpers erlebt. Selbständige Lustregungen der Tochter können nicht ertragen werden. Das Mädchen lernt,auf die Gefühle der Mutter zu achten, sich an ihnen und nicht an den eigenen zu orientieren; sie lernt, daß der Weg zur Mutter über Appelle an deren Hilfsbereitschaft geht, daß die Stärke der Mutter oft von der eigenen Schwäche abhängt. So lernt das Mädchen, sich an Personen zu orientieren, Selbständigkeit in der Beziehung zu anderen Personen, zum eigenen Körper, zu Sachen nicht zu wagen. Sie lernt, daß Ängstlichkeit belohnt wird, Aktivität und Unabhängigkeit aber gefährlich sind, daß sie glücklich ist, wenn andere glücklich sind. Aber auch die männlichen Kinder werden meist nur vordergründig zur Selbständigkeit erzogen, auch sie werden selbständig "für" die Mutter.

Aufgrund des Mythos von der Mutterliebe, hat die Frau kaum Möglichkeiten, ihre Kinder als eigenständige Wesen wahrzunehmen. Sie muß die Kinder lieben, um ihre Identität zu wahren, muß diese auf sich beziehen, muß eigene Wünsche nach Selbständigkeit, Anerkennung über Leistung, aber insbesondere auch ihre Wut gegenüber den Kindern unterdrücken. Ihr häufiges schlechtes Gewissen ist dann Ausdruck einer mißglückten Abwehrleistung gegenüber diesen Gefühlen und den dahinter liegenden Wünschen. In ihrer verstärkten Ängstlichkeit gegenüber den Kindern kann die Mutter oft noch einen Teil ihrer unterdrückten Aggressionen sozial akzeptiert ausleben, ebenso in den sozial geforderten Kontrollfunktionen (s. Pünktlichkeit, Sauberkeit, Essen, Spielen, Hausaufgaben ...). Dies ist die Rache der Hausfrau und Mutter für die Isolierung, Monotonie und fehlende Anerkennung ihrer Tätigkeiten: Aus Liebe wird Kontrolle.

Nun könnte frau/man ja meinen, daß die Beziehung des <u>Mädchens zum Vater</u> ihr neue Verhaltensmöglichkeiten eröffnen könnte. In der Regel aber blockiert die Mutter den Kontakt zum Vater. Ihre eigenen Ambivalenzen gegenüber dem Ehemann, den sie um seine gesellschaftlichen Möglichkeiten beneidet, dessen Aktivität und Aggressivität sie einschüchtern, dessen oft kindliches Verhalten ihr gegenüber sie verachtet, lassen die Tochter die Beziehungsaufnahme zum Vater mit dem Risiko des Beziehungsverlustes zur Mutter belastet erscheinen. Wagt sie dennoch den Schritt von der Mutter trotz Schuldgefühl und Verlustangst, findet sie im Vater meist nicht die nötige Unterstützung für die eigene Selbstwerdung. Der Vater sieht im Mädchen meist die nicht beängstigende, niedliche Frau, aber selten ein Wesen, das um seine Autonomie kämpft. Die Abwertung der Weiblichkeit vermittelt er der Tochter über seine Beziehung zur Ehefrau. In der Beziehung zum Vater lernt das Mädchen meist das gleiche, wie in der Beziehung zur Mutter: Anpassung, Ängstlichkeit, Emotionalität, Attraktivität, und sie lernt dies alles gleichzeitig auch als Manipulationsmechanismen zur Durchsetzung ihrer Wünsche zu verwenden. Die Bestätigung für ihre Attraktivität ist für das fragile Selbstbewußtsein des Mädchens eine wesentliche Hilfe. Dies wirkt sich aber für die Aktivitätsstrebungen des Mädchens hemmend aus; lernt sie doch einerseits, daß ihre Attraktivität so positiv eingeschätzt wird wie beim Jungen Aktivität und Selbstbehauptung und lernt andererseits, daß die Umwelt niedliche Mädchen verwöhnt, so daß ihre letzten, noch direkten Durchsetzungsmöglichkeiten eigener Wünsche oft zugunsten einer passiven Anspruchshaltung aufgegeben werden.

Diese Attraktivität wird bereits in der Mutter-Kind-Beziehung zum Ersatz für Selbständigkeit, insbesondere für Lustgewinnung am eigenen Körper, denn sie bedarf der Bestätigung durch die Mutter. Solange die Mutter die Tochter als Teil von sich sehen kann, solange sie nicht eifersüchtig werden muß, solange Schneewittchen und die Mutter also nur ein und dasselbe Gesicht im Spiegel erblicken, stärkt dies Mutter und Tochter in ihrer narzißtischen Gemeinsamkeit. Diese Gemeinsamkeit ist aber immer gefährdet. Die Mutter in ihrer eigenen narzißtischen Kränkbarkeit wird oft jede weniger schöne Seite der Tochter hervorheben, um sich so gleichsam für eigene "körperliche Mängel" zu rächen. Aber auch in der starken Betonung der Schönheit der Tochter liegt oft noch die überdeckte Botschaft vom Makel, weiblich zu sein und nicht männlich, d.h. der Mutter nicht so zu gefallen wie der Junge - und entsprechend ist die Antwort der Tochter, die ebenfalls verdeckte Wut auf die Mutter.

77

Die oft so kritische Betrachtung von Frauen untereinander, in ihrem Modisch-sein, zeigt die Bewertung durch die Frau. Die Frau will der Frau gefallen, um in ihrem Selbstwert sich anerkannt zu fühlen und oft erst sekundär dem Mann.

III. Zur Bewältigung gesellschaftlicher Rollenanforderungen und dem sog. gesunden oder kranken Verhalten junger Frauen

Aufgrund der in der Kindheit gemachten Erfahrungen, die in der Folgezeit in der Regel durch Schule und Ausbildung und auch Beruf verstärkt werden, können die Rollenanforderungen an die Frau von ihr meist mit Hilfe ihrer bisher eingeübten Mechanismen bewältigt werden. In der Beziehung zum Ehemann wird sie ihren Mut, ihre Kraft an ihn delegieren, an seinen Erfolgen ihre Bedürfnisse nach Anerkennung und Leistung befriedigen.
  Sie hat gelernt, daß der Mann ihr überlegen ist, solange er da ist, wird sie die Arbeit, die er beansprucht oder die als männlich gilt, ihm überlassen, selbst wenn sie diese könnte. Wichtig ist für sie, daß ihr Mann sie braucht, sie hübsch findet. Frauen können durchaus Aktivität und Selbstsicherheit in gesellschaftlichen Beziehungen entwickeln, wenn sie es für jemanden tun, für ihre Kinder, für andere, nur dies alles für sich zu tun, hat die Frau nicht gelernt. Sie braucht das Gefühl, für andere wichtig zu sein, sich selbst offen wichtig zu nehmen, ist ihr früh abgewöhnt worden. Solange sie auf den Mann bezogen ist, in dem sie ihre Minderwertigkeit erlebt, erfährt sie ihre narzißstische Bestätigung durch dessen Erfolge und ihre überlegene Position als Mutter und Ehefrau; ihre unterdrückten Aggressionen kann sie in der Kontrolle von Mann und Kindern ausleben. Noch in ihrer Leidensfähigkeit, Ängstlichkeit wehrt sie sozial akzeptiert, kompromißhaft eigene Strebungen nach Selbständigkeit und unterdrückter Wut, aber auch Trennungsängste ab. So kann sie andere unterdrücken und manipulieren, ohne direkt aggressiv zu sein und ihr Selbstwertgefühl durch die zu erwartende soziale Ablehnung bei direkter Aggression zu sehr zu gefährden. Einen Teil ihrer Frustrationen kann sie im Klagen über körperliche und psychische Beschwerden abreagieren, die zugleich Appelle an die Gefühle der anderen darstellen, sich ihr zuzuwenden, sie anzuerkennen, ihr einen eigenen Bereich zu gönnen. Stärker als der Mann, der gelernt hat, Gefühle von Angst und Hilflosigkeit abzuwehren, kann sie sich ihren "Verstimmungen" überlassen, kann sie weniger als der Mann organisch, sondern eher mit funktionellen Störungen auf ihre Konflikte reagieren. Solange sie sich mit ihren Fähigkeiten in der Familie gebraucht fühlt, solange Mann und Kinder sie bestätigen, wird die Frau ihre Konflikte auch in Zeiten verstärkter Anforderungen in einer Weise bewältigen, die sie als "gesund" erscheinen läßt: Sie wird ihre Kontrolle verstärken; Ängstlichkeit, Verstimmungen und Beschwerden werden zunehmen, die Rücksicht verlangen und durch Ruhe, Arztbesuche und Medikamente reguliert werden; sexuelle Probleme werden sich verstärken, aber all diese Verhaltensweisen werden

von Mann und Kindern und auch von der Frau letztlich meist integriert werden in das alltägliche Familiengeschehen.

Sicher muß diese pauschalisierende Betrachtung differenziert werden. Frauen sind unterschiedlichen Konflikten ausgesetzt, haben unterschiedliche Lösungsmöglichkeiten je nach ihren frühen Erfahrungen und aktuellen Konflikten. So scheinen z. B. junge Mütter, die zugleich berufstätig sind, auf den ersten Blick relativ gute Möglichkeiten der Selbstwertfindung zu haben. Es darf dabei aber nicht übersehen werden, daß neben anderen Konflikten (s. spätere Ausführungen) gerade junge Frauen durch die Erziehung der Kinder extremen Belastungen ausgesetzt sein können. Für junge, alleinstehende Frauen, die in ihrer Berufstätigkeit eine Perspektive sehen, dürften diese Jahre oft voller Hoffnung auf eine erfolgreiche Zukunft sein, voll Selbstzweifel bei Kritik, aber voller Ansporn bei Bestätigung, so daß sie Konflikte mit ihrer Weiblichkeit solange unauffällig verarbeiten können, solange sie in Freundschaften, Partnerbeziehungen und Beruf Anerkennung finden.

IV. Konflikte im mittleren Lebensalter und deren Auswirkungen auf das gesundheitliche Befinden der Frau

Im mittleren Lebensalter nehmen die Konflikte der Frauen allgemein so zu, daß sich nun auch Krankheiten verstärken und häufen. Denn welche Möglichkeiten hat die Frau jetzt, wenn sie für andere nicht mehr so wichtig ist, wenn sie ihre aggressiven und libidonösen Impulse nicht mehr im Rahmen der Mutterliebe über Zuneigung, emotionale Appelle, Klagen, Kontrolle ausleben kann, weil die Kinder sie nicht mehr brauchen? Wie soll sie sich in ihrem Selbstwert bestätigen, wenn ihre Attraktivität nachläßt und u. U. der Mann aus Angst vorm Alter, sich nach einer jüngeren Frau umsieht? Wie verarbeitet sie die durch die familialen Veränderungen bestimmten Anforderungen nach Selbständigkeit und Alleinsein? Wie bewältigt sie ihre Trennungsängste, wie das Gefühl von Sinnlosigkeit, das sie auch durch die meisten Berufe nicht beruhigen kann? Wie kann sie ihre Identität vor Auflösung bewahren, wenn ihre sozialen Beziehungen perspektivlos sind und ihr Körper nach gesellschaftlichen Vorstellungen "verbraucht" ist?

Wo läßt die Frau ihre Wut über ihr in Aufopferung für andere gelebtes Leben? Was geschieht, wenn sie vom Berufsleben eingespannt, sich bisher dem Mutterschaftsmythos verweigert hat und nun vor der Menopause steht, also nie mehr "wirkliche Frau" werden kann und sie zugleich die Begrenztheit im Berufsleben sieht? Wie verkraftet die Frau dann ihr geringeres Prestige, ihre geringeren Ausbildungschancen, ihre geringeren beruflichen Perspektiven?

Die Identitätskonflikte der Frau in mittleren Jahren prägen sich sicher unterschiedlich für Frauen mit Familie aus, für Frauen mit Familie und Beruf und für alleinstehende berufstätige Frauen, entsprechend stellen sich auch jeweils spezifische Möglichkeiten des Umgehens mit diesen Konflikten, die wiederum auch von den früherworbenen psychischen Dispositionen abhängen. Nach der Untersuchung von Richter reagieren Frauen aber allgemein mit einer Verstärkung der typisch weiblichen Leiden in den Jahren zwischen 31 und 60.

a) Überlegungen zu Verarbeitungsmöglichkeiten der familialen Konflikte

Die heranwachsenden Kinder stellen für die Mutter eine Versuchungssituation dar - eigene ungelebte Wünsche werden wachgerufen - und eine Versagungssituation - sie sieht ihre geringen Chancen, sieht, daß sie ihr Leben als Frau nach den gesellschaftlichen Vorstellungen gelebt hat. Die Kinder haben alles vor sich, sie hat sich für sie aufgeopfert und bleibt allein den Konflikten mit ihrem Ehemann seit Jahren oft zum ersten Mal direkt wieder ausgeliefert. Die Befriedigung im Sich-stark-gegenüber-den-Kinder-fühlen, die heimliche Rache in deren Kontrolle für die vielen ertragenen Versagungen, fällt nun weitgehend aus. Mütter werden allerdings versuchen, über unbewußte Mechanismen weiter Kontrolle auszuüben. Sie können versuchen, sich ihre eigenen Wünsche über die Kinder zu erfüllen, sie können diese ermuntern, zu bestimmten sexuellen oder aggressiven Handlungen, zu bestimmten Berufszielen o. ä. Überwiegend dürften aber die mit den Trennungsängsten in diesem Alter mobilisierten starken Selbstwertprobleme, Aggressionen und auch sexuellen Wünsche so nicht zu bewältigen sein. Neben den vegetativen Störungen verstärken sich Ängstlichkeit, Selbstkritik, auch organische Krankheiten, die der Frau in selbstaggressiver Weise die Aussichtslosigkeit ihrer Wünsche demonstrieren. Hier dürften insbesondere die Krankheiten, die sich gegen die weiblichen Organe richten und auch die ihre Motorik einschränken, also ihre Weglauftendenzen eingrenzen, gehäuft auftreten. Zugleich können diese Krankheiten und das Klagen darüber die Familienmitglieder über Schuldgefühle zum Zusammenbleiben auffordern. Gefühle von Leere und Sinnlosigkeit - wie sie für depressive Erkrankungen typisch sind, und Gefühle der Entfremdung in der Beziehung zum eigenen Körper, dürften typische Erscheinungsformen sein. Ebenso ist anzunehmen, daß Selbstmordgedanken und -versuche zunehmen. Aktive Versuche der Bewältigung wie Berufsaufnahme, Weiterbildung, neue Kontakte verlangen viel Aktivität und Selbstvertrauen und können nur von wenigen Frauen gewagt werden, auch wenn viele den Wunsch haben, eine neue sinnvolle Tätigkeit außerhalb der Familie aufzunehmen. Für die meisten Frauen dieses Alters ist die Realisierung dieses Wunsches nicht nur aufgrund ihrer aktuellen Konflikte, ihrer psychischen Dispositionen, ihrer meist geringen Ausbildung sehr schwer, sondern diese Wünsche werden schon im Ansatz aufgrund der fehlenden, an den Bedürfnissen der Frau orientierten gesellschaftlichen Stellenangebote und Weiterbildungsmöglichkeiten erstickt.

b) Überlegungen zu den mit der Doppelrolle verbundenen Konflikten

Die Doppelbelastung der Frau durch Beruf und Familie liegt für die Frauen nicht nur in der quantitativen großen Belastung, sondern auch in den Schuld-

gefühlen gegenüber ihrer Familie, für die sie weniger Zeit hat. Zentrales
Belastungsmoment liegt auch in den Widersprüchen zwischen Berufsrolle
und Familienrolle, die von einigen Autoren allein schon als "verrückt machend" beschrieben werden. Wird in der Familie Emotionalität, Aufopferung
verlangt, so in der Berufsrolle Zweckrationalität, Aktivität, Erfolg durch
Leistung. Viele Frauen versuchen, diesen Konflikt zu verringern, durch die
Art ihrer Berufswahl und die Lebensplanung, die zentral familienorientiert
bleibt. Die extremen physischen und psychischen Belastungssituationen,
die prinzipiell in allen Berufen für Frauen auftreten, werden in der Regel
durch das Gefühl des eigenen Versagens, der Schuld, durch passives Klagen
und nicht durch die Wendung offen aggressiver Gefühle nach außen, durch
aktive Einflußnahme bewältigt. Dennoch sind viele berufstätige Frauen mit
ihrem Rollenbild als Frau zufriedener als die Nur-Hausfrauen. Sie sind weniger isoliert, haben mehr soziale Kontakte, können bestimmte konkrete
Fähigkeiten entwickeln, auf die sie stolz sind, haben mehr Konsumbefriedigungsmöglichkeiten. Dies trifft insbesondere für die städtischen jungen
Frauen zu, auch wenn sie in ihren Arbeitsbedingungen häufig schweren Belastungen unterliegen, wie die jungen Fabrikarbeiterinnen.

Für die Frauen im mittleren Lebensalter stellt sich die Bedeutung des Berufslebens in veränderter Form dar. Die individuellen Konsumbedürfnisse
sind zurückgegangen, eine starke Familienorientierung herrscht vor. Die
Art der Arbeit wird in ihren belastenden Momenten deutlicher. Die berufstypischen Verschleißerscheinungen nehmen zu, die Leistungsfähigkeit
nimmt ab - jugendliche Arbeitskräfte drängen nach. Dennoch kann die Berufstätigkeit gerade in diesen Jahren der zunehmenden familialen Entlastungen Kompensationsmöglichkeiten und Befriedigung geben. Zu fragen wäre
aber genauer, wie die Art der Arbeit, die körperlichen Belastungen, soziale
Anerkennung, Kontaktmöglichkeiten, Höhe des Einkommens, Konsumgewohnheiten zusammen mit den familialen Veränderungen auf die Gesundheit der
Frau im mittleren Alter sich auswirken. Anzunehmen wäre, daß durch den
ständigen Aktivitätsdruck Gefühle der Leere und Sinnlosigkeit bei den arbeitenden Frauen auch bei starken Konfliktkonstellationen weniger im Vordergrund stehen als bei nicht arbeitenden Frauen, dafür aber somatische Beschwerden zunehmen.

c) Alleinstehende berufstätige Frauen

In dieser Gruppe dürften Frauen im mittleren Alter den schwierigsten Problemen ausgesetzt sein, da sie diese Krise isoliert ertragen müssen. Konnten sie vorher durch Attraktivität und u.U. Erfolg im Beruf sich bestätigen,
so müssen sie sich nun mit schwindender Attraktivität, schwindenden Erfolgsaussichten im Beruf, verstärkter Konkurrenz mit jüngeren Frauen,
schwindender Leistungskraft - die sicher auch aufgrund der nun kaum zu
bewältigenden psychischen Konflikte abnimmt - unwichtig, unnütz, nicht
gebraucht, unwert fühlen. Entsprechend häufig werden Frauen aus dieser
Gruppe "verrückt", machen Selbstmordversuche. Sicher sind hier genauer
spezifische Konstellationen zu untersuchen, die unterschiedliche Kompen-

sationsmöglichkeiten durch das Gefühl der eigenen Wichtigkeit, durch die berufliche Anerkennung, Unersetzlichkeit beim Chef, bei Kranken, Schülern, kleinen Kindern o.ä. zulassen und die Ausprägung der Identitätskrise in einem "erträglichen" Rahmen halten. Zu berücksichtigen ist aber bei den "erfolgreichen" Frauen, daß sie in physischer und psychischer Hinsicht besonders große Anstrengungen unternehmen müssen, um sich in der männerorientierten Berufswelt durchzusetzen. Im mittleren Alter müssen sie sich noch mehr anstrengen, um dem Nachwuchs standzuhalten. Zu fragen wäre, ob es berufstypische Konfliktlösungsmuster für diese Frauen gibt. Z.B. könnte durch die Anpassung an männliches Verhalten bei gleichzeitiger Verleugnung oder gar Verachtung der weiblichen personenorientierten affektiven Bedürfnisse, der so erkaufte Erfolg auch mit bestimmten, am männlichen Verhalten orientierten Krankheitsbildern einhergehen (z.B. häufigere Trunksucht, Raucherschäden, Herzkranzgefäßerkrankungen u.a.m.) oder auch Krankheiten, die sich insbesondere auf die weiblichen Organe oder entsprechende Aspekte des Körpers beziehen, auf Entfremdungsgefühle als Auflehnung gegen das Rollenstereotyp.

Meine Ausführungen möchte ich mit einem Zitat von Phyllis Chesler über die Situation der Frau in unserer Gesellschaft beenden:

"Frauen leben fortwährend in einem Zustand der Trauer - um das, was sie nie besaßen oder zu kurz besessen haben, und um das, was sie in der Gegenwart nicht besitzen können, sei es den Traumprinzen oder reale Macht" (1977 S. 44).

REINGARD BÖHM, CLAUDIA ERDMANN-REBHANN
BEFINDLICHKEITSSTÖRUNGEN BEI FRAUEN

Befindlichkeitsstörungen sind frauenspezifische Leidenszustände, denen noch nicht unbedingt Krankheitswert zukommt. Bislang wurden sie nur unzureichend wissenschaftlich erforscht. In unserem Artikel versuchen wir, eine Definition und nähere Bestimmung von Befindlichkeitsstörungen zu geben (Teil 1). Wir weisen auf die gesellschaftlichen Ursachen individueller Problemlösungsstrategien wie Krankheit und hierbei insbesondere Befindlichkeitsstörungen bei Frauen hin, und bemühen uns um eine Ableitung der Befindlichkeitsstörungen aus den durch Sozialisation und gesellschaftlicher Stellung der Frau bedingten weiblichen Verhaltensweisen (Teil 2).

1. Versuch einer Definition und näheren Bestimmung von Befindlichkeitsstörungen

"Leiden der Frauen" nennt BECKMANN (1976) vegetative Funktionsstörungen und subsumiert darunter Hypotonie (niedriger Blutdruck), Durchblutungsstörungen, Verstopfung, Schlafstörungen, Gleichgewichtsstörungen, Herzjagen, Herzstolpern usw. Zudem äußern Frauen nach BECKMANN vermehrt psychische Beschwerden wie Angstzustände und Depressionen. Auch in einer Reihenuntersuchung in der DDR wurde festgestellt, daß Frauen eindeutig häufiger als Männer unter Ängsten, Schlafstörungen, Schwitzen, Herzbeschwerden, Verstopfung, Durchfällen, Schwindel und Nervenzusammenbrüchen leiden (vgl. RICHTER, 1974). Nach einer in den USA durchgeführten Studie klagen sowohl schwarze als auch weiße Frauen über folgende Symptome signifikant häufiger als Männer: Nervosität, Schlaflosigkeit, Zittern der Hände, Alpträume, Ohnmachtsanfälle und Kopfschmerzen (CHESLER 1977, S. 113).

Alle diese offensichtlich frauenspezifischen Symptome können als Störungen des Wohlbefindens verstanden werden. Sie stellen diffuse, noch nicht systematisierte leichtere Krankheitszustände dar, die im Vorfeld manifester psychischer, körperlicher, vegetativ-funktioneller oder auch psychosomatischer Krankheiten liegen. Befindlichkeitsstörungen können ebenso wie psychische Krankheiten verstanden werden als Resultat einer sozialen, psychischen oder organischen Benachteiligung (JERVIS 1978, S. 88), wobei unseres Erachtens der sozialen Benachteiligung eine vorrangige Bedeutung zukommt. Ebenso wie manifeste psychische Störungen oder körperliche Erkrankungen sind auch schon Befindlichkeitsstörungen funktional äquivalent zu anderen Formen abweichenden Verhaltens, wie z.B. Kriminalität oder Suizid. Genau wie diese sind Befindlichkeitsstörungen als unbewußte und individuelle "Lösungsstrategien" psychosozialer Belastungs- und Konfliktsituationen zu verstehen.

Befindlichkeitsstörungen können auf einem Kontinuum zwischen Gesundheit und manifester Erkrankung angesiedelt werden und bewegen sich noch eng an der Grenze zur Gesundheit. In Abhängigkeit vom subjektiven Empfinden werden sie als mehr oder weniger stark einschränkend erlebt. Momente psychischen und körperlichen Wohlbefindens und Unwohlbefindens können einander abwechseln und ineinander übergehen, und die Grenze zwischen psychischer und somatischer Beeinträchtigung ist möglicherweise nur schwer zu ziehen. Je nach den sozialen Lebensbedingungen sowie ihrer subjektiven Bewältigung schlagen Befindlichkeitsstörungen wieder in lang anhaltende Zustände von Wohlbefinden und Gesundheit um. Ebenso können sich aus diesen leichteren Krankheitszuständen schwerere entwickeln und aufbauen, woran nicht zuletzt die medizinische "Fehl"-behandlung infolge des traditionellen Krankheitsverständnisses und -modells Schuld tragen.

Befindlichkeitsstörungen enthalten meistens eine ausgeprägt seelische Komponente, die verbunden sein kann mit einer körperlichen Symptomatik, oder sie stellen sich als allein somatische Beeinträchtigungen des Wohlbefindens dar. Zu den Befindlichkeitsstörungen mit eher somatischer Komponente zählen Hypo- und Hypertonie, Durchblutungsstörungen, Kreislaufstörungen, leichte Ermüdbarkeit, Schwindelgefühle, Schwächegefühle, Benommenheit, Herzjagen, Herzstolpern, Wetterfühligkeit, Schlafstörungen, Magenschmerzen, Verstopfung, Übelkeit, Appetitlosigkeit, Hautjucken, Allergien, Kopfschmerzen, Migräne, Verspannungen, Augendruck, Schwitzen, hohe Schmerzempfindlichkeit u.a. Zu den Befindlichkeitsstörungen mit eher psychischer Komponente zählen leichte Erregbarkeit, Nervosität, Abgespanntheit, Angstzustände, Unruhezustände, Lustlosigkeit, Verstimmungen, Niedergeschlagenheit usw.

Bislang sind Befindlichkeitsstörungen wissenschaftlich nur sehr oberflächlich untersucht worden und nosologisch (gemäß der Lehre von den Krankheiten) noch nicht erfaßt oder gar nicht faßbar. Wie bei anderen Krankheiten, so blendet das konventionelle medizinische Krankheitsverständnis und -modell auch die den Befindlichkeitsstörungen zugrunde liegenden personalen und lebensgeschichtlichen Dimensionen der Krankheit ebenso weitestgehend aus, wie die mit ihnen zusammenhängenden sozialen Dimensionen des Krankheitsverhaltens und dessen soziale Folgen. Kaum ein Arzt würde zwar pathogene (krankmachende) soziale Einflüsse auf Entstehung und Verlauf von Krankheitszuständen wie der Befindlichkeitsstörungen leugnen. In seinem praktischen Verhalten behandelt er die sozialen Einflußgrößen jedoch analog physikalischen Einwirkungen oder chemischen Giftstoffen und versucht, sie allein mit technischen Hilfsmitteln wie Tabletten unsichtbar zu machen und aus der Welt zu schaffen. Tablettenmißbrauch und Syndromverschiebung stellen oft konsequente, fast als logisch zu bezeichnende Folgen einer solchen Fehlbehandlung dar. Die heutzutage in unserer Gesellschaft üblicherweise praktizierte Medizin spielt also eine entscheidende Rolle, wenn sich aus kleineren Störungen wie den Befindlichkeitsstörungen schwerere Krankheiten entwickeln.

Falls es gelingt, bereits Befindlichkeitsstörungen als Vorboten manifester Krankheiten medizinisch, psychologisch und soziologisch zu erfassen, so länge hierin die Chance, sie wirkungsvoll präventiv und therapeutisch zu bekämpfen und schwere Erkrankungen zu verhindern.

Allerdings müßte dann die unserer Gesundheitsauffassung innewohnende Dichotomie von Gesundheit und Krankheit überwunden werden. Auch dürfte Krankheit nicht mehr als schicksalshafter Prozeß verstanden werden, der von Fachleuten zu verwalten ist. Ein neues Krankheits- bzw. Gesundheitsverständnis müßte den Betroffenen mit seinem personalen sowie sozialen Hintergrund ins Licht wissenschaftlicher Betrachtung rücken und ihm dabei behilflich sein, sich vor einer "Flucht" in die Krankheit zu schützen und sich eigenverantwortlich und sozial kompetent um sein Wohlergehen zu bemühen.

2. Befindlichkeitsstörungen als typisch weibliche Reaktionsmuster

Befindlichkeitsstörungen als typisch weibliche Reaktionsmuster lassen sich erst verstehen, wenn man die Stellung der Frau in unserer Gesellschaft, sowie ihre primäre (Kindheit) und sekundäre (Erwachsenenzeit) Sozialisation untersucht vor ihrem sozio-ökonomischen und sozio-kulturellen Hintergrund.

Generell läßt sich feststellen, daß die sozio-ökonomische und die soziokulturelle Situation der Frau besonders ambivalente Züge trägt, und daß sich die Widersprüchlichkeit, der die meisten Mitglieder unserer Gesellschaft ausgesetzt sind, für Frauen in besonders gravierender Weise ausdrückt:

Während nach dem Grundgesetz jeder Mensch dem anderen gleichgestellt ist, die meisten Menschen jedoch faktisch nicht entsprechend diesen Grundsätzen ihr Leben verwirklichen können und mit gleichen Chancen, gleichen Rechten usw. behandelt werden, laufen Frauen in noch verstärktem Maße Gefahr, "ungleicher", diskriminierender behandelt zu werden als Männer. Eindrucksvolle Belege hierfür sind das berufliche Chancendefizit der Frau, ihre mangelnden Verdienstchancen, die Beschränkung auf niedere Positionen usw. Aufrechterhalten und gestützt werden das Chancendefizit der Frau und ihre reale Schlechterstellung mittels bestimmter Ideologien, sowie damit verbundener, spezifischer, an die Frau gerichteter Rollenerwartungen.

Aus der Ideologie von der biologisch-bedingten Mutterliebe folgert unsere Gesellschaft die Pflicht zur "sozialen Mutterschaft", wonach die Frau angeblich vorrangig und naturgegeben zur Aufzucht der Kinder prädestiniert ist.

Mit Hilfe der Ideologie von der Ungleichwertigkeit von Mann und Frau aufgrund biologischer Unterschiede werden Frauen Eigenschaften zugeschrieben wie Passivität, mangelnde Intelligenz, fehlende Eignung zu eigenständiger und schöpferischer Tätigkeit usw., die sie dem Mann gegenüber als minderwertig erscheinen lassen. Diese Ideologien hängen mit an die Frau gerichteten Rollenerwartungen zusammen, für die symptomatisch der "Anachronismus in den Rollenerwartungen" (NAVE-HERZ 1975) ist. So steht z.B. eine berufstätige Mutter immer im Verdacht, ihren Beruf mehr zu lieben als ihre Kinder. Sie muß mehr wissen als die mit ihr konkurrierenden Männer, darf dieses Wissen jedoch nicht zeigen, usw.

Alle diese massiv einschränkenden und ausgesprochen widersprüchlichen Bedingungen lassen sich charakterisieren als chronisch-pathogen wirkende Ungerechtigkeiten, als permanente Dauerstreßphänomene und ständige psychosoziale Belastungssituationen.

Frauen reagieren auf diese Einschränkungen ihrer sozialen Handlungsfähigkeit in besonderer Weise. Ihre Reaktionsweisen und Problemlösungsstrategien sind durch ihren Lebenszusammenhang bestimmt, wobei jede Frau ihr Verhalten als individuelle Strategie oder als Muster des Umgehens mit ihrer ganz persönlichen Lebenssituation entwickelt. Die hierbei strukturellen Gemeinsamkeiten weiblicher Lebenssituation wie auch Ähnlichkeiten weiblicher Sozialisation führen zu massenhaft auftretenden, quasi vorgegebenen, verfestigten kulturellen Mustern weiblichen Verhaltens (vgl. PSYCHOLOGINNEN GRUPPE MÜNCHEN 1978, S. 222).

Zur Sozialisation der Frau gibt es viele Untersuchungen. Wir möchten zusammenfassend feststellen: Primäre wie sekundäre weibliche Sozialisation kann vorrangig als Einweisung in ein beschränktes und abhängiges Handlungsfeld sowie als Einweisung in Selbstbeschränkung und Abhängigkeit verstanden werden (PSYCHOLOGINNENGRUPPE, S. 229). Insofern weibliche Sozialisation also dazu beiträgt, hilflos-individuelle Verhaltensweisen, wie Selbstbeschränkungs- und Abhängigkeitsverhalten, psychisch zu verankern, aufzubauen und zu verfestigen, kann sie verstanden werden als Einweisung in ein beschränktes Handlungsfeld und damit genau in die besondere Widersprüchlichkeit, welche die Lebenssituation der Frau in unserer Gesellschaft kennzeichnet.

Typisch weibliche Verhaltensweisen und Reaktionsmuster, die nicht nur gesellschaftlich akzeptiert, sondern den Frauen darüber hinaus sogar anerkennend zugeschrieben werden, sind Strategien der
- Unselbständigkeit
- Unterordnungsbereitschaft (Unterwürfigkeit)
- Bewunderung
- Bescheidenheit
- Aufopferung
- Hilflosigkeit u. a.

Bezeichnenderweise sind diese Strategien in der Regel ambivalent, da sie mit einer Einbuße an sozialer Kompetenz einhergehen. Daher sind meistens verbunden:
- Unselbständigkeits- und Selbständigkeitsbestrebungen
- Unterordnungsbereitschaft mit (heimlichen) Machtansprüchen
- Bewunderung mit Neid
- Bescheidenheit und Aufopferung mit narzißtischer Selbstbezogenheit
- Hilflosigkeit mit (indirekter) Manipulation und Unterdrückung.

Die Widersprüchlichkeit, die den weiblichen Lebenszusammenhang charakterisiert, schlägt sich also in widersprüchlich-ambivalentem Verhalten der Frau nieder. Ihre weiblichen Verhaltensweisen gelten zwar allgemein als "normal", aber sie enthalten nach unserer Ansicht bereits Züge abweichenden Verhaltens, da sie hilflos-individuelle Reaktionsmuster auf einschränkende Lebensbedingungen darstellen. Der Schritt hin zu den Befindlichkeitsstörungen ist jetzt nur noch ganz klein. Wir nehmen an, daß Befindlichkeitsstörungen aus den noch als "normal", nicht krank bewerteten ambivalenten Reaktionsmustern weiblichen Verhaltens hervorgehen als leichtere pathologische und u. U. bereits medizinisch nachweisbare Beeinträchtigungen psychischer und physischer Funktionen.

Befindlichkeitsstörungen sind nicht direkt begründet in den ihnen vorausgehenden ambivalenten Verhaltensweisen und Gefühlen, sie bauen jedoch auf ihnen auf. Die Gründe für ihre Entstehung differieren individuell. Es kann sich ebenso um Eheschwierigkeiten handeln, wie um Überforderungssituationen in der Kindererziehung, oder auch um beruflichen Streß. In jedem Fall werden die oben erwähnten, für unsere Gesellschaft typischen Widersprüche den Hintergrund bilden.

Aus der weiblichen Sozialisation und Lebenssituation läßt sich erklären, daß der individuelle Problem-"lösungsweg" der Frau in "Flucht in die Krankheit", und hier an erster Stelle in Befindlichkeitsstörungen führt. Diese Gesundheitsstörungen und die mit ihnen verbundenen Verhaltensweisen entsprechen in wesentlichen Aspekten der konkret bestimmbaren Stellung der Frau in unserer Gesellschaft sowie dem damit einhergehenden "klassischen" Frauenstereotyp:

a) Befindlichkeitsstörungen, die ersten Vorboten manifester Krankheiten, weisen auf Sensibilität, Hilfslosigkeit und Leidensfähigkeit der Frau hin. D. H. sie entsprechen sozial-akzeptierten Verhaltensweisen der <u>sozialen Angepaßtheit</u> der Frau.

b) Befindlichkeitsstörungen können als tragischer Kompromiß zwischen zwei Übeln verstanden werden, z. B. auf der einen Seite zwischen Bestrebungen nach sozialer Kompetenz, Unabhängigkeit und Selbständigkeit mit allen damit zusammenhängenden, real begründbaren Ängsten und auf der anderen Seite den Leidenszuständen, die mit den Störungen einhergehen. Oder anders ausgedrückt: Leid wird gegen Angst eingetauscht. Insofern entsprechen Befindlichkeitsstörungen der tragischen, gegen das eigene Selbst gerichteten <u>Kompromißbereitschaft</u> der Frau.

c) Befindlichkeitsstörungen bringen leidvollen Krankheitsgewinn. Durch die im Kompromiß vollzogene "Versöhnung", z. B. zwischen den beiden Übeln Angst und Leid, büßt die Frau zwar einen Teil ihrer Lebenstüchtigkeit ein, da die Störungen seelischen und körperlichen Aufwand kosten. Mit Hilfe der Störung, bzw. Flucht in die Krankheit, fällt ihr jedoch gleichzeitig "Krankheitsgewinn" zu, da sie nun weitgehend nicht mehr selbständig zu handeln braucht und darf, und ihr als Kranker fürsorgliche Aufmerksamkeit zuteil wird. D.h. Befindlichkeitsstörungen entsprechen Verhaltensweisen der <u>Inaktivität</u> und <u>(gelernter) Hilflosigkeit</u> der Frau.

Ebenso wie die noch als normal bewerteten weiblichen Reaktionsweisen, so sind auch diese an Befindlichkeitsstörungen gebundenen Verhaltensweisen sozialer Angepaßtheit, Kompromißbereitschaft, Inaktivität, Hilflosigkeit usw. ambivalent. Wir nehmen an, daß auch und gerade in Interaktion mit der Umwelt, in solchen ambivalenten Handlungsweisen Gründe gefunden werden können für die Festschreibung und Aufrechterhaltung des Status quo in unserer Gesellschaft bzw. die allgemeine gesellschaftliche Widersprüchlichkeit und hierbei insbesondere die Schlechterstellung der Frau:

a) Mit Hilfe der hilflosen Verhaltensweisen, als die Befindlichkeitsstörungen sich zeigen, können Frauen "legitim" die Hilfe anderer Menschen, und hier vor allem ihrer Familienangehörigen, in Anspruch nehmen. Mittels ihrer Hilflosigkeit sind die Frauen nicht nur in der Lage, sie an sich zu binden, sondern sie können andere Menschen gegebenenfalls auch (indirekt) unterdrücken und manipulieren, ohne selbst offen zu sein oder ihr Selbstwertgefühl durch die zu erwartende soziale Ablehnung bei offener Aggression zu sehr zu gefährden. Insofern stellen Befindlichkeitsstörungen trotz bzw. gerade wegen aller damit verbundenen Leidenszustände Entlastungsmechanismen gesellschaftlich bedingter Widersprüche dar, wenn es z. B. mit Hilfe einer solchen Störung gelingt, eigene unterdrückte Wünsche und Vorstellungen durch (indirekte) Manipulation anderer Menschen zu kompensieren.

b) Die Antwort anderer, besonders der Familienangehörigen, auf die mit Befindlichkeitsstörungen einhergehenden ambivalenten Verhaltensweisen wird ebenfalls ambivalent sein: Auf die Forderung nach Hilfe, verbunden mit der (heimlichen) Forderung nach Unterordnung, werden sowohl Reaktionsweisen der Fürsorge und Unterstützung, als auch Tendenzen des Rückzugs erfolgen. In ihrer Ambivalenz können solche Reaktionsmuster oft jahrelang bestehen bleiben, wenn sie an Schuldgefühle gekoppelt sind. Wir sind der Ansicht, daß der Status quo innerhalb einer solchen "beziehungskranken" Familie, bzw. innerfamiliäre, gesellschaftlich bedingte Widersprüche dadurch aufrechterhalten werden, daß ein Großteil psychischer Energien z. B. an Schuldgefühle gebunden ist und kein "Raum" mehr da ist, sich für eine Veränderung des "kranken" Interaktionsnetzes einsetzen zu können.

c) Der Charakter derartiger Beziehungsstrukturen als Lernmodelle muß ebenfalls berücksichtigt werden. Man kann annehmen, daß ein solches Interaktionsverhalten als kulturell-tradiertes Verhaltensrepertoire gelernt und übernommen wird, wenn keine Alternativen zu diesen Verhaltensweisen bestehen, und daß die gesellschaftliche Widersprüchlichkeit und hierbei insbesondere die Benachteiligung der Frau auch durch diese "soziale Vererbung" aufrechterhalten wird.

Aus leichteren Störungen, zu denen Befindlichkeitsstörungen zählen, können sich schwerere Krankheiten entwickeln:

a) Eine Möglichkeit ist gegeben durch das "kranke" Interaktionsverhalten selbst: Mittel indirekter Unterdrückung tendieren längerfristig dazu, sich zu verschleißen. So kann z. B. der Fall eintreten, daß sich Ehemann und Kinder - sofern sie ihr ambivalentes Hilfeverhalten der Frau und Mutter gegenüber nicht benötigen zur Aufrechterhaltung eigener psychischer Stabilität - sich ihr zunehmend entziehen, weil sie ihnen lästig und unbequem wird. Aufgrund des dadurch erwachsenden Liebesverlustes, der Einbuße an Selbstwertgefühl usw. können sich die Befindlichkeitsstörungen dieser Frau chronifizieren und verstärken.

b) Befindlichkeitsstörungen stellen also Wege bzw. Lernschritte dar von kleineren Krankheitseinheiten hin zur manifesten Erkrankung. Gerade die gravierenden Einbußen an sozialen Funktionen und die damit verbundenen

Defizite an sozialen Handlungskompetenzen können dazu führen, daß aus kleineren Krankheitseinheiten schwerere Krankheiten entstehen. Es ist bekannt, daß Mütter, deren letztes Kind das elterliche Haus verläßt, überzufällig häufig zusammenbrechen. Sehr oft handelt es sich dabei um einen depressiven Zusammenbruch, der unserer Ansicht nach zu verstehen ist als qualitativ neue Stufe vorangegangener kleinerer Krankheitseinheiten mit depressiven Stimmungsanteilen.

c) Wie wir schon zu Anfang betont haben, trägt auch die ärztliche Krankheitsbehandlung entscheidend dazu bei, daß sich aus kleineren Krankheitseinheiten schwerere Krankheitsformen entwickeln können. Gerade die Ausblendung der zugrundeliegenden lebensgeschichtlichen Hintergründe und Schwierigkeiten der kranken Frau, sowie die Ausblendung der sozialen Dimensionen des Krankheitsverhaltens und seiner sozialen Folgen, programmiert eine weitere "Flucht" in die Krankheit vor.

Zusammenfassend soll festgehalten werden, daß Frauen in ihrer Hilflosigkeit und Leidensfähigkeit sozial akzeptiert und kompromißhaft eigene Bestrebungen nach Selbständigkeit abwehren. Solche Momente der Passivität, Resignation und des Leidens, verbunden mit möglicher indirekter Machtausübung und Einflußnahme, stabilisieren nach unserer Ansicht in der Psyche der Frau die besondere Widersprüchlichkeit, die den weiblichen Lebenszusammenhang der Frau in unserer Gesellschaft charakterisiert. Durch das ambivalente Verhalten der Umwelt wird - wie wir gezeigt haben - die reale Widersprüchlichkeit unserer Gesellschaft ebenfalls (psychisch) verfestigt.

Der Weg vom "normalen" Verhalten der Frau über Befindlichkeitsstörungen hin zu einer manifesten Erkrankung ist nicht zwingend.

Der Prozeß der Krankheitsentwicklung kann unterbrochen, oder sogar verhindert werden, sofern es gelingt, die den Störungen zugrunde liegenden je individuellen psychosozialen Schwierigkeiten und die an die Störungen gebundenen Verhaltensweisen in ihrer jeweiligen Spezifik als gesellschaftlich bedingt zu entschlüsseln und zu bewältigen.

Künftige Frauengesundheitsforschung müßte hier ansetzen und wirksame präventive und therapeutische Maßnahmen entwickeln.

MARIANNE FRANSSEN
KRANKHEIT ALS KONFLIKT - KRANKHEIT ALS PROTEST

1. Krankheit als Konflikt

Eine Aufarbeitung der einschlägigen Theorien und Modelle zum Stellenwert
von Konfliktsituationen auf die menschliche Entwicklung und ihren Einfluß
auf Gesundheit und Wohlbefinden im mittleren Lebensalter findet sich bei
Lehr (1977). Sie fragt nach den konstruktiven bzw. destruktiven Anteilen in
konfliktgeladenen Belastungssituationen und nach den hieraus möglichen Bearbeitungsformen von Konflikten. Konflikt als Grundfigur menschlicher Entwicklung hat ihre Wurzeln in der Tiefenpsychologie, die psychische Krankheit als mißlungene Lösung meist unbewußt gebliebener Konflikte der frühen Kindheit interpretiert.
 Konträr dazu stehen Ergebnisse und Lehren der engeren Konfliktforschung,
wo Konflikte als konstruktive Spannungszustände und gesunde Ausgangsbedingungen von Entwicklung gesehen werden (vgl. die Ergebnisse Nuttins in:
Lehr 1977, S. 141). Allerdings nimmt die Konstruktivität gegenüber der
Lähmung durch Konflikte ab, "je bedeutsamer die im Widerspruch stehenden Ziele für das Individuum sind" (S. 142), je mehr sich die entsprechenden Bedürfnisse hinsichtlich ihrer Intensität gleichen und je stärker der
Mensch unter Handlungsdruck steht. Erikson (1968) stellt unter entwicklungspsychologischen Aspekten lebensphasentypische Konfliktherde heraus, die
die Ich-Entwicklung in der aktiven Auseinandersetzung mit der Umwelt je
altersspezifisch auf neue Art weiterführen. Entwicklung wird als Folge
typischer Auseinandersetzungen mit typischen Aufgaben gesehen.
 Entwicklung als konfliktlösende Auseinandersetzung mit je spezifischer
Thematik ist also Resultat einer Interaktion (vgl. die Theorien der Interaktionslehre von u.a. Goffman und Cicourel). Daher sind zur Entwicklung
im Laufe des Lebens Umorientierungen nötig, neue Lebensthematiken werden
dominant und müssen bewältigt werden.
 Im mittleren Alter scheint der Höhepunkt des Lebens erreicht. Als beherrschende Thematik stellt sich die Aufgabe nach der Sinnsuche für den
neuen Lebensabschnitt, der bei Frauen verbunden ist mit dem Gefühl der
Wertlosigkeit, mit der Angst vor der Zukunft, dem Verlust von sexueller
Attraktivität und der Gebärfähigkeit. Diese Thematik wird zur Problematik,
wenn sie gegenüber anderen intensiviert wird und den übrigen Lebens- und
Handlungsspielraum einengt. Die Problematik kann Konfliktdimensionen
dann annehmen, wenn es sich "um eine multivalente Situation von existentieller Bedeutsamkeit, also um eine echte Entscheidungssituation handelt"
Lehr 1977, S. 145). Als eine solche wurde traditionell - analog zur Pubertätskrise - das Klimakterium im 5. und 6. Lebensjahrzehnt bezeichnet,
und diese mit der hormonellen Umstellung in Verbindung gebracht. Lehr
betont jedoch in diesem Zusammenhang die psychosoziale Gesamtsituation

und stellt fest: "Auf die Tatsache der jeweils erfolgenden notwendigen Neuorientierung, der Auseinandersetzung mit einer veränderten Lebenssituation, die häufig jedoch nicht somatischen, sondern sozialen Ursprungs ist, und alle Bereiche des menschlichen Lebens greift, wird zumindest im Zusammenhang mit den Wechseljahren nur selten hingewiesen." (S. 145)

Lehr stellt als Kern der Problemsituation im mittleren Alter Rollenunsicherheit, Rollenwandel und -überschneidungen heraus, die Frauen diese Lebensphase als besonders konfliktträchtig erleben lassen. Die bisherige identitätsstiftende Rolle als versorgende Mutter muß verändert werden. Die eigene Tochterrolle wird reaktualisiert, die Berufsrolle erwerbstätiger Frauen wird zunehmend widersprüchlich erlebt, die Partnerbeziehung muß neu definiert werden.

Für die Konfliktbewältigung stellt Lehr deutliche geschlechtsspezifische Abhängigkeiten fest: Frauen unterscheiden sich in den Daseinstechniken zur Problembewältigung durch bevorzugt defensive und evasive Techniken in Korrespondenz zu ihrem hohen Belastungsgrad (vgl. ebd., S. 56 ff.).

Im Rahmen ihres sozialpsychologischen Ansatzes und auf Basis von Variablen wie Konflikt, Belastung und Bewältigungsform kommt Lehr gegenüber medizinisch-psychologischen Ergebnissen zu einer generellen Umbewertung der präklimakteriellen und klimakteriellen Phase. Reale Problemsituationen und die Daseinstechniken, mit denen sie bewältigt werden, haben den entscheidenden Einfluß auf den Verlauf der mittleren Lebensphase auch in psychischer Hinsicht. Gesellschaftliche Erwartungen und Vorurteile gegenüber dem weiblichen Klimakterium schlagen sich subjektiv als Erwartungsangst bestimmend auf die weibliche Befindlichkeit nieder. Psychische Labilisierung und Krisen des 5. Lebensjahrzehnts sind stärker von sozialpsychologischen als von biologischen Kriterien bestimmt. Lehrs Ansatz kann daher als erste Zugangsmöglichkeit zur Erfassung von Krankheitsgeschehen im Zusammenhang mit weiblicher Lebenssituation gewertet werden.

Problematisch scheinen mir die Bezugsvariablen Lehrs aber in folgenden Punkten:
- In allen Untersuchungen und Ergebnissen wird implizit davon ausgegangen, daß die grundsätzliche Lebenssituation von Frauen die der verheirateten Frau und Mutter ist.

Dabei werden zwei Untergruppen unterschieden: die "Nur-Familienfrauen" und die "Erwerbsfrauen" mit der Doppelbelastung von Familie und Beruf. Die Integration von Familie ist tatsächlich eine zentrale Problematik im Leben von Frauen. Insofern läßt die Gegenüberstellung von Familien- und Erwerbsfrauen erste Vergleiche im Hinblick auf gesundheitliche Risiken und Belastungen zu. Zur Beschreibung heute realisierter Lebensmuster und zur Analyse ihrer jeweiligen gesundheitlichen Folgeerscheinungen ist dieses Unterscheidungskriterium aber nicht hinreichend. Denn einmal sind Vergleichsgruppen, die außerhalb der als Norm gesetzten familialen Orientierung liegen, nicht erfaßt, z.B. die Gruppe der nichtverheirateten und/oder kinderlosen Frauen. Zum anderen sind Familien- und Berufskarriere von Frauen über das bekannte Dreiphasen-Modell (Berufsausbildung-Familienkarriere-später Widereintritt in den Beruf) bzw. über die

durchgängige Doppelbelastung bei Erwerbsfrauen hinaus in vielfältigen, anderen Formen miteinander verschränkt.
Einen differenzierteren Zugang zu den Auswirkungen dieser Verschränkung durch Variationen des Verhältnisses zwischen familialem und beruflichem Engagement bietet etwa Sheehy (1978), die die heute realisierten Lebensmuster von Frauen in 5 Ausprägungen typisiert. Unterscheidungskriterien sind jeweils Stellenwert und Bedeutung, die der Familien- bzw. Berufsorientierung und einem neuen Rollenverständnis beigemessen werden. Die Lebensmuster variieren demnach hinsichtlich der Vorrangigkeit, Dauer, Intensität und zeitlichen Abfolge, in der die beiden Aspekte zueinander stehen. So können genauere Rückschlüsse gezogen werden, wie die genannten Kriterien Einfluß nehmen auf Ausmaß und Bewältigungsformen der Konfliktsituationen in der "midlife-crisis". Da auch ledige berufstätige und/oder kinderlose Frauen, alleinerziehende und "späte" Mütter einbezogen sind, Gruppen also, deren Lebenssituation ein sich veränderndes Selbstverständnis der weiblichen Rolle widerspiegelt, können die Anteile, die aus der familialen "Norm"-Rolle selbst ins Konfliktgeschehen des mittleren Alters einfließen, differenzierter erfaßt werden.
- Krankheit wird bei Lehr als Folge von Konfliktkumulation interpretiert. Die realen Konflikte, die ursächlich dafür verantwortlich sind, werden als lebensphasenspezifische Aufgabenstellungen in Konfliktfigurationen analysiert, ihre Folgen in psychischer Hinsicht scheinen fast unvermeidbar, sie können nicht grundsätzlich aufgehoben, nur in ihrer Intensität gemindert werden, durch entsprechende sozialpolitische Stützungsmaßnahmen und Bestimmungen zur Verbesserung der bisherigen Lage der Frau.
- Infolgedessen können durch das Aufdecken der konkreten Belastungssituationen von Frauen unter präventiver Zielsetzung nur Maßnahmen erwogen werden, die letztlich darauf abheben, die beiden Lebensbereiche heutiger Frauen in Familie und Beruf (als Doppelbelastung) besser zu integrieren und psychisch verkraftbar zu machen. Die lebenslange Familienorientierung bzw. Doppelbelastung und ihre Auswirkungen auf die psychische Befindlichkeit als gegebene gesellschaftliche Tatsache wird nicht infrage gestellt. Die Rollen der Frau grundsätzlich auf ihre Behinderungen gesunder psychischer Entwicklung hin zu untersuchen, wird von diesem Ansatz kaum thematisiert.

2. Krankheit als Protest

Im Mittelpunkt der Analysen und Überlegungen zum weiblichen Krankheitsverhalten bei Autorinnen aus der Frauenbewegung bzw. aus feministischer Richtung steht zwar auch die Frage nach den realen Belastungen, denen Frauen ausgesetzt sind und auf die sie mit gesundheitlichen Störungen reagieren, sie sehen jedoch stärker in den von Sozialpsychologen beschriebenen Konflikt- und Belastungspunkten, die im Laufe des Lebens unterschiedliche Schwerpunkte erhalten, einen Niederschlag der weiblichen Rolle und ihrer

Implikationen für die Entwicklungsfähigkeit und Entwicklungsmöglichkeit von Frauen.
Weibliche Krankheit wird hier als Protest- und Wehrhaltung gegenüber der realen Minderbewertung und Minderstellung der Frauen in den gesellschaftlich vorgeschriebenen Rollenmustern verstanden.
Als Vertreterinnen einer solchen Konzeption von weiblicher Krankheit sollen Chesler (1977) und Bellmann (1979) +) genannt werden. Auf der Basis einer feministischen Konzeption von weiblicher Krankheit soll zunächst noch einmal Chesler zu Wort kommen. Die schon erwähnten nationalen Statistiken und eigene Erhebungen an 60 Frauen im Alter von 17 bis 70 Jahren über ihre Erfahrungen in Privattherapie und Nervenheilanstalten bilden die Datenbasis für Cheslers Ergebnisse zur Geschlechtsspezifik weiblicher Krankheit und der geschlechtsspezifischen gesellschaftlichen Einstellungen zu deren Krankheitsverhalten. Ihre wichtigsten Thesen sollen hier kurz referiert werden:
- <u>Weibliche psychische Krankheit ist ohnmächtiger Einzelprotest</u> von sozial machtlosen Individuen gegenüber ihrer abgewerteten weiblichen Rolle.
"Was wir 'Geisteskrankheit' nennen, sei es bei Männern oder Frauen, ist entweder das Ausagieren der abgewerteten weiblichen Rolle oder die totale oder teilweise Auflehnung gegen das Rollenstereotyp." (Chesler 1977, S. 55)
Als Beispiel eines solchen ohnmächtigen Protestgeschehens in psychischer Krankheit wird die Depression angeführt. Die weibliche Rolle, derzufolge sich Frauen als schwach, passiv und abhängig darstellen (sollen), wird dabei voll ausagiert und auf die Spitze getrieben: Statt des gemeinsamen, aggressiven Strebens der Frauen nach Autonomie und des Kämpfens um ihnen vorenthaltene Macht, wird das aggressive Potential, das aus unbefriedigenden Lebensverhältnissen erwächst, nach innen, gegen die eigene Person gekehrt, die nun noch schwächer, abhängiger wird und in ihrer Hilflosigkeit als Kranke letztlich der Macht anderer um so stärker ausgeliefert.
- Die <u>Einstellung zur weiblichen Rolle</u> bestimmt Krankheitsverlauf und Symptomatik bzw. auch den Schweregrad der Erkrankungen in typischer Weise. "Frauen, die voll die konditionierte weibliche Rolle ausleben, werden klinisch als 'neurotisch' oder 'psychotisch' eingestuft. Falls sie in eine Anstalt eingewiesen werden, dann ist es auf Grund vorwiegend 'weiblicher' Syndrome wie 'Depressionen', 'Suizidversuche' ... Frauen, die weibliche Rolle ablehnen oder sich ambivalent zu ihr verhalten ... ist ein psychiatrisches Etikett sicher, und wenn sie hospitalisiert werden, dann auf Grund weniger 'weiblicher' Syndrome wie 'Schizophrenie', 'Homosexualität' oder 'Promiskuität'" (ebd.).
- Die <u>gesellschaftliche Machtverteilung zwischen den Geschlechtern</u> hat wesentlichen Einfluß auf das weibliche Krankheitsgeschehen. Männer können

---

+) An dieser Stelle möchte ich S. Bellmann ausdrücklich danken, die mir ihre unveröffentlichte Diplomarbeit mit ihrer sehr gründlichen Bearbeitung der Klimakteriumsproblematik zur Verfügung stellte.

aufgrund ihrer gesellschaftlichen Stellung und wegen der vielfältigeren Auseinandersetzung mit der Realität von Kindheit an mehr Verhaltensweisen und Eigenschaften entwickeln als Frauen, ihr Rollenrepertoire enthält ein breiteres Spektrum an Handlungsqualitäten, und sie können stärker von ihrem Rollenstereotyp abweichen, ohne als deviant etikettiert zu werden bzw. sich selbst als krank bezeichnen zu müssen. Frauen, in ihrer Rolle als von Männern abhängig und darauf konditioniert, ihnen dienen zu müssen (zu wollen), werden eher als krank etikettiert, wenn sie diesem Rollenstereotyp nicht entsprechen, weil dadurch - z. B. in der Vernachlässigung der Kinder und des Haushalts - ihre Weiblichkeit für die (Ehe)Männer nicht mehr verwendbar ist (ebd.).
- Bei der Bewertung und Behandlung der Krankheit von Frauen wird allgemein gesellschaftlich, aber auch fachspezifisch von Ärzten und Psychologen "gutgläubig und unkritisch" (S. XXII) von einem Doppelstandard seelischer Gesundheit und Humanität ausgegangen: einem für Männer und einem anderen für Frauen. Dies belegt Chesler u.a. an einer Untersuchung von Brovermann et al. (Sex role Stereotypes and Clinical Judgement of Mental Health, referiert in Chesler 1977, S. 65 f.) an Klinikern, Psychiatern, Psychologen und Sozialarbeitern, die zu Urteilen über seelische Gesundheit aufgefordert wurden. Als gesundes menschliches Verhalten des Erwachsenen betrachteten die Probanden das als gesundes männliches Verhalten klassifizierte Repertoire an Eigenschaften. Die Vorstellungen von der gesunden Frau wichen davon signifikant ab: Es wurde von vorneherein implizit gemessen an der männlichen Norm und stellte sich dementsprechend als weniger unabhängig, weniger abenteuerlustig, leichter beeinflußbar, weniger aggressiv etc. heraus (vgl. S. 68). Die Gleichsetzung vom Bild männlicher mit menschlicher Gesundheit und ein anderer Gesundheitsstandard für Frauen impliziert, daß Frauen mit 'männlichen' Verhaltensweisen als "gestört" betrachtet werden.
Wenn man hinzuzieht, daß 90 % der Psychiachter, die die maximale Entscheidungsgewalt über die Einordnung als gesund oder krank innehaben (und damit über Einweisungen, Diagnosen, Entlassungen), männlichen Geschlechts sind - bei den Psychologen sind es 75 % -, die Entscheidungskriterien der medizinischen Profession also maßgeblich männlich genormt sind, so ist der Einfluß des angelegten Doppelstandards von seelischer Gesundheit auf das Krankheitsgeschehen von Frauen nicht zu unterschätzen.
Auf der These, daß Krankheit von Frauen als Protestgeschehen zu interpretieren ist, bauen auch die Überlegungen und Analysen Bellmanns (1979) zum speziellen Gebiet des Klimakteriums auf. Ihre wichtigsten Thesen sollen hier zusammengefaßt werden:
- Die Situation der Frau im Klimakterium ist gekennzeichnet durch den Verlust der Gebärfähigkeit und des Tauschwerts der heterosexuellen Attraktivität. Damit werden die wichtigsten Eigenschaften und deren Einsatz als Überlebensmechanismen im Patriarchat unfunktional.
- Die Erfahrung dieses Verlusts entlarvt die Reduktion, die Weiblichkeit beinhaltet.
- Die klimakterische Depression ist ein maskierter Protest gegen die 'Weiblichkeit', der gesellschaftlich darum akzeptiert wird, weil er sich als

physiologische Umstellungsphase mit psychischen Reaktionen interpretieren und entschärfen läßt.
- Das Ausmaß klimakterischer Beschwerden korreliert mit den individuellen und allgemeinen Lebenslagen der Frauen.
- Die medizinische Sedierungs- und Pathologisierungspraxis intendiert darüber hinaus den 'männlichen Protest' von klimakterischen Frauen auf einer unbewußten Ebene zu belassen und die möglichen Folgen in Form sich entwickelnder Ansprüche zu bagatellisieren (die "ausgeflippte" oder "hysterische Alte").

Weiblichkeit ist durch Machtlosigkeit definiert. Der klimakterische Zusammenbruch mit dem Verlust des Äquivalents von Macht (Kind) kann interpretiert werden als Aufhebung der Verdrängung alter Triebansprüche und anderer Bedürfnisse durch den Verlust dessen, worauf sich bisher das Selbstwertgefühl von Frauen aufgebaut hat (vgl. S. 28). Die beobachteten neuen Tendenzen wie "Vermännlichung", "Egoismus", "Aktivitätsschub" u.a. belegen offensichtlich, daß - im Gegensatz zum psychoanalytischen Erklärungsmodell - die ursprünglichen Bedürfnisse im Ausleben der Mutterschaft nicht wirklich befriedigt wurden und sich jetzt erneut vordrängen. Die gesellschaftliche Praxis der Beruhigung und Biologisierung dieser Phase scheint ein Indiz dafür zu sein, daß das rebellische Potential des Klimakteriumsyndroms bei Frauen tatsächlich als aggressives Infragestellen der mit der weiblichen Rolle verbundenen Unterordnung unter männliche Macht und somit als bedrohlich erscheint.

Zu ähnlichen Ergebnissen wie Bellmann kommen auch u.a. Hagemann-White (1979), Chasseguet-Smirgel (1977) und Baker-Miller (1979), die ebenfalls von psychoanalytischen Ansätzen her die psychische Entwicklung der Frau verfolgen und in einer Neuinterpretation der traditionellen Theorien der Psychoanalyse die innere Entwicklung von Weiblichkeit in Bezug setzen zu den realen Dominanz- und Unterordnungsverhältnissen der patriarchalischen Gesellschaft. Die Beeinträchtigung der psychischen Befindlichkeit bei Frauen im präklimakterischen und klimakterischen Alter wird nicht als Trauer um ein bisher erfülltes Dasein in Mutterschaft und Ehe, dessen Verlust nun droht, begriffen, sondern eher unter dem Aspekt der Desillusionierung über den vergangenen, nicht alle Bedürfnisse abdeckenden Lebensabschnitt betrachtet, auf den Frauen ambivalent reagieren: depressiv aus dem Gefühl heraus, die einzige Identität, die sie jemals entwickeln konnten, verloren zu haben, rebellisch-hysterisch aus dem beginnenden Bewußtsein heraus, daß ihnen eine menschliche Entwicklung vorenthalten wurde, die sie jetzt auf der Suche nach einer neuen Identität verstärkt in Angriff nehmen.

3. Weibliche Krankheiten in medizinisch-psychologischer Wissenschaft und Praxis

Im letzten Punkt sollen die ideologischen Anteile der psychologisch-medizinischen Wissenschaft und Praxis herausgeschält werden und deren Stellenwert für Entstehung und Bewertung weiblicher Krankheit verdeutlicht werden.

Medizinische Erklärungsweisen weiblichen Krankheitsgeschehens sind bereits kurz angerissen worden. Zur Erhellung des Zusammenhangs zwischen den gesundheitlichen Störungen, die Frauen der hier untersuchten Zielgruppe aufweisen, und der theoretischen Einordnung bzw. praktischen Behandlung, denen sie im medizinisch-psychologischen Versorgungssystem zugeführt werden, ist es notwendig, die Rolle der Experten genauer zu untersuchen, um festzustellen, wieweit die etablierte Medizin selbst zu einem Bestimmungsfaktor weiblicher Krankheit wird.

Als einschlägiges Beispiel kann die "Klimateriumsproblematik" angeführt werden, weil hier einerseits ein Krankheitssyndrom vorliegt, das eine große Anzahl Frauen mit medizinischer Behandlung in Kontakt bringt, zum anderen, weil an diesem Komplex die biologische Orientierung und reduktionistische Ideologie der Medizin zur "Weiblichkeit" sehr deutlich wird.

Betrachtet man die weite Verbreitung klimakterieller Beschwerden einerseits, und die unvollständigen medizinischen Kenntnisse, zusammen mit der ungeachtet dessen weiten Verbreitung hormoneller Substitutionstherapie andererseits, so liegt der Verdacht nahe, daß hier eine mit iedologischen Einfärbungen durchsetzte Theorie entwickelt wurde, die kaum als im Interesse der Frauen liegende Gesundheitsforschung und Praxis verstanden werden kann. Die medizinische Hilfe und Betreuung von Frauen in diesem Lebensabschnitt muß eher im Sinne von Prokop (1976) als verselbständigte Strategie eingeordnet werden, die über Frauen hinweg aufgebaut wurde, ohne sie selbst dazu zu befragen.

Indiz dafür ist die weitverbreitete Unzufriedenheit vieler Frauen mit ärztlicher Behandlung, die sie oft hilflos einem medizinisch-technischen Apparat ausliefert, in der die Ursachen für die Beeinträchtigung von Gesundheit und Wohlbefinden, die unbefriedigende Lebenssituation der Frauen aber nicht zur Sprache kommt. Ausgehend von einem eingegrenzten, organischen Gesundheitsbegriff und in symptomorientierter Therapie werden die Beschwerden der Patientinnen zwischen 40 und 50 Jahren als krankhafte Äußerungen der Wechseljahre eingestuft. Die dahinterliegende Problematik - Konfrontation mit der gesellschaftlichen Abwertung des Älterwerdens, Verlust der gesellschaftlich zugeschriebenen weiblichen Werte als attraktive Sexualpartnerin und aufopferungsvolle Mutter, der desillusionierende Rückblick auf die "Erfüllung" des weiblichen Lebens in der Familie, die Suche nach einer neuen Identität - bleibt nicht nur unausgesprochen, sie wird auch explizit verdeckt.

Indem die Störungen der Befindlichkeit im Klimakterium medizinisch als in der Biologie der Frau gründende Krankheit diagnostiziert und behandelt werden, wird ein regressives und potentiell repressives weibliches Rollenklischee konserviert, das die Frau - unter ideologischer Verbiegung der tatsächlichen phylogenetischen Gegebenheiten - als schwächere, "kranke" Abweichung vom Norm-Mensch Mann definiert, von daher ihre untergeordnete gesellschaftliche Stellung legitimiert und die Frauen in ihre traditionellen Bereiche verweist. Das Leiden der Frauen an und in der Gesellschaft, das sich in körperlichem Leiden bemerkbar macht und Potentiale an Aufbegehren und Protest in Gang setzen könnte, wird durch die Einordnung als Krankheit wirksam kanalisiert, die Wege zur Veränderung der eingrenzenden Lebenssituation werden behindert.

Damit nimmt die Medizin aufgrund ihrer gesellschaftlich anerkannten Autorität und Machtposition erheblichen Einfluß auf Normen und Vorstellungen über das "Wesen" der Frau und ihre soziale Rolle und liefert damit Rechtfertigungen für ihre Minderbewertung und Minderstellung.

Daß dies kein zufälliges, sondern ein vielmehr durchgängiges Moment medizinischer Wissenschaft und Praxis ist, beweisen medizingeschichtliche Recherchen von Ehrenreich/English (1976), die die Phase der Professionalisierung der amerikanischen Medizin seit ihrem Beginn Ende des vorigen Jahrhunderts untersuchen. Die "Krankheit Frau" trat im auslaufenden 19. Jahrhundert in zwei, an die gesellschaftlichen Bedingungen angepaßten Varianten auf: In der vom aufkommenden Bürgertum angeführten Industrialisierungsphase fiel den Frauen der Bürgerschicht die Rolle der schwachen, kränkelnden Frau zu. Als ein Opfer ihrer weiblichen Biologie, vornehmlich ihrer Eierstöcke, wurde sie während Menstruation, Schwangerschaft und Geburt auf lange Zeitdauer ans Bett gefesselt, zur Untätigkeit gezwungen und ins Haus verbannt. Das Klimakterium galt als "die endgültige, unheilbare Krankheit, als Tod der Frau in der Frau" (Fischer-Homberger 1979, S. 21). Bei der Arbeiterin hingegen, deren Arbeitskraft für die Entwicklung der Wirtschaft gebraucht wurde, galt ein anderer Krankheitsbegriff. Sie war die "Krankmachende", von der Ansteckungsgefahr und Gesundheitsschäden - besonders als Quelle von Geschlechtskrankheiten - für die Gesellschaft ausgingen.

Heutigen Erfordernissen einer von Männern gesetzten gesellschaftlichen Realität entsprechend, wird klimakterischen Frauen immer noch der Abbau der Gebärfähigkeit, der Tod der Weiblichkeit, als Krankheit vorgespiegelt, allerdings inzwischen mit dem Versprechen versehen, sie mit ärztlichen Mitteln davon zu heilen. Durch Hormonsubstitution und Sedierung werden ihnen ihre Probleme abgenommen. Gleichzeitig werden sie für den Arbeitsprozeß in Beruf und Familie von ihren die Umgebung krankmachenden Beschwerden befreit und funktionabel erhalten.

4. Fraueninteressen und gesundheitliche Prävention

Bezogen auf die Problematik der Frauen im mittleren Lebensalter ist von daher zu fragen, ob die herrschende Praxis der Behandlung von körperlichen und seelischen Schwierigkeiten eine wirksame, im Gesundheitsinteresse von Frauen liegende Strategie darstellt, die es ermöglicht, den zu erwartenden Lebensabschnitt nach der Menopause psychisch stabil und körperlich gesund anzugehen und zu bewältigen. Es wurde bereits darauf hingewiesen, daß es zur gesunden Weiterentwicklung im Erwachsenenleben notwendig ist, vorherrschende Lebensthematiken und Aufgaben zeitgemäß zu bearbeiten und zu bewältigen. Daß Frauen bei der Lösung altersspezifischer Probleme seitens der Medizin nicht ausreichend geholfen wird, zeigt die Frauengesundheitsbewegung, die - auf Erfahrungen aus den USA aufbauend - auch in der BRD allmähliche Verbreiterung findet und die, ausgehend von den Eigeninteressen der Frauen - so wie oben beschrieben - versucht, sowohl Defizite der gesundheitlichen Versorgung auszugleichen als auch präventive Gesundheitsmaßnahmen zu ergreifen. Frauenselbsthilfe-Einrichtungen haben zwar zunächst mit den Schwerpunkten "Schwangerschaft" und "Geburt" sowie "Verhütungspraxis" begonnen, inzwischen geraten jedoch auch zunehmend die Probleme älterer und alter Frauen in den Blickpunkt frauenspezifischer Gesundheitsfürsorge, wenn auch noch eher vereinzelt, sei es durch Veröffentlichung zu diesen Themenschwerpunkten in Frauenzeitschriften, sei es durch Gründung von Selbsterfahrungsgruppen, die es sich zum Ziel gesetzt haben, ihren Alterungsprozeß "offensiv" zu bearbeiten. So die Gruppe "Offensives Altern" in Westberlin, die seit mehr als zwei Jahren die Situation der alternden Frau in dieser Gesellschaft aus ihrer subjektiven Erfahrung heraus durch Austausch, Information und Diskussion zu einem positiven, bewußt erlebten Prozeß gestaltet und damit vorbereiten will auf eine befriedigende Weiterführung des Lebens in der Altersphase (vgl. Cadura-Saf 1978).

Selbsterfahrung, Informationsaustausch und Selbstuntersuchung können m.E. dazu beitragen, die Einstellung von Frauen zu ihrem Körper und die Kenntnis über sich selbst in ihrer gesellschaftlichen Rolle zu verändern bzw. bewußt zu machen. Identität und Autonomie werden vorrangig über die Erfahrung der eigenen Körperlichkeit gewonnen. Die Verfügung über den Körper können Frauen jedoch kaum entwickeln. Um in ihrer Weiblichkeit akzeptiert zu werden, sind sie gezwungen, Fremdbilder zu internalisieren, wie z.B. das Ideal, immer jung und schön zu bleiben, wobei die Ausprägungsform von "Schönheit" äußerlichen und wechselnden Kriterien unterworfen ist, d.h. abhängig ist von Mode, herrschenden Sexualnormen u.a. ...
Frauen akzeptieren ihren Körper vorwiegend dann, wenn er von anderen als akzeptabel betrachtet wird. Ein Ziel der Selbsterfahrung, nämlich eine bewußtere, autonomere Einstellung zum eigenen Körper zu gewinnen, seine organischen und psychischen Signale zu verstehen und einzuordnen, scheint mir die wichtigste Voraussetzung überhaupt zu sein, körperliche und psychische Gesundheit zu erhalten bzw. gesundheitlichen Beeinträchtigungen präventiv vorzubeugen.

Allerdings können die Selbsthilfeeinrichtungen, die von Frauen getragen werden, den medizinisch-psychologischen Apparat nicht ersetzen. Im Interesse der Frauen - so Ehrenreich/English - muß es aber liegen, daß dieser Apparat über ein rein quantitatives "Mehr" an medizinischer Versorgung hinaus qualitativ verändert wird. Obwohl von ihnen die Selbsthilfe als inhaltlich unbegrenztes Feld gesehen wird, verweisen sie darauf, daß die Kosten der medizinischen Versorgung die Mittel privater Initiativen weit übersteigen. Ihre Forderung lautet daher nicht Abschaffung des medizinischen Apparats, sondern seine Reform. Selbsthilfe als der Versuch, die Technologie in den Griff zu kriegen, ohne die Ideologie akzeptieren zu müssen, zeigt die Stoßrichtung, in die diese Reformen zielen müßten, wenn sie zu einer verbesserten Gesundheitsversorgung von Frauen beitragen sollen. Wenn Frauen sich aktiv gegen die medizinische Behandlung zur Wehr setzen, so wenden sie sich gegen die von medizinischer Autorität unterstützten und verfestigten Normen, die Älterwerden mit Nutzlos-Werden gleichsetzen und Frauen im Klimakterium bzw. in der Menopause als kranken "Nicht-mehr-Frauen" zu ihrer einzigen Identität, der gesellschaftlich geforderten Weiblichkeit zurückführen bzw. sie ihnen erhalten wollen.

Reduktion auf das biologische "Schicksal", Entfremdung vom eigenen Körper, passives Ausgeliefertsein bzw. Ausliefern an die Experten der Gesundheit als Folgeerscheinung eines von Männern dominierten medizinischen Systems werden in der Selbsthilfebewegung der Frauen von zwei Seiten her aufgebrochen: Durch Diskussion und Austausch über ihren Gesundheitszustand und vor allem durch Selbstuntersuchung und -beobachtung (z.B. Brustuntersuchung, Zyklusbeobachtung) wird Kompetenz über den eigenen Körper gewonnen. Durch die Selbsterfahrungsprozesse in Gruppen können physische und psychische Befindlichkeit aufgrund von Ähnlichkeiten und gemeinsamen Erfahrungen zur konkreten Lebenssituation in Beziehung gesetzt und in solidarischem Handeln langsam verändert werden.

Information über die physio-psychischen Vorgänge über das eigene (Körper-)Verhalten sowie die Einsichten in die krankmachende Lebenssituation und deren Bearbeitung und Veränderung sind die wichtigen Schritte auf dem Weg, den diffusen Protest gegen die verkürzten weiblichen Lebensbedingungen nicht länger gegen sich selbst zu kehren, sich in Schwäche und Krankheit zu treiben. Sie dienen somit unmittelbar und grundlegend der Gesunderhaltung.

Veränderungen im medizinischen System, die Frauen nützen sollen, können daher nicht alleinige Sache der - überwiegend männlichen - Experten sein, sondern müssen von den Frauen selbst ausgehen. Gesundheitliche Prävention bedeutet, daß Frauen sich gemeinsam aktiv mit ihrer Lebenssituation auseinandersetzen, ihre Bedürfnisse artikulieren, Forderungen aufstellen und öffentlich durchsetzen, d.h., daß sie Zugang gewinnen zu den Bereichen, in denen die gesellschaftliche Macht über Gesundheits- und Krankheitszuschreibung konzentriert ist.

TEIL 4
BELASTUNGEN VON FRAUEN IN DER WECHSELWIRKUNG VON ERWERBS-
ARBEIT UND REPRODUKTIVER ARBEIT

ANNEGRET KULMS/ULRIKE MARTINY
VERLAUFSFORMEN GESUNDHEITLICHER STÖRUNGEN BEI FRAUEN
MITTLEREN ALTERS MIT BELASTUNGEN AUS ERWERBS- UND HAUS-
ARBEIT: EIN PROBLEMAUFRISS +)

Gesundheitliche Störungen haben einen über weite Strecken des Lebens hin unsichtbaren Verlauf. Liegt ihre Vorgeschichte im Dunkeln, so kann präventives Handeln keinen Ansatzpunkt finden - es bliebe beim Behandeln der Störung, erst nachdem sie sich manifestiert hat. Um dem zuvorzukommen, um Störungen frühzeitig aufzudecken und eindämmen zu können, ist Einblick in ihren Verlauf und dessen Bewegungsmomente nötig.
Wie lassen sich derartige Verläufe rekonstruieren? Was bestimmt ihre zeitliche Struktur und Dynamik? In unserer laufenden Studie ++) über Arbeitsbiographien von Frauen in Erwerbs- und Hausarbeit sind wir durch die selbsterzählten Lebensgeschichten auf diese Fragen aufmerksam geworden. Ziel der Studie ist, über Brüche und Konfliktverläufe im Lebensverlauf hinweg den Wirkungszusammenhang struktureller Problemlagen von Frauenarbeit und deren subjektive Bedeutung herauszustellen und von dieser Interpretation her exemplarische Verlaufsformen der Arbeitsbiographie aufzufinden. Damit möchten wir zeigen, wie ökonomische und familiale Strukturveränderung die Wahrnehmungen, Aktionen und den Bewußtseinskontext (GLASER/STRAUSS 1974) +++) der Frauen herausgefordert haben. Der Wert dieser sozialbiographischen Betrachtungsweise liegt darin, sozialstrukturelle Voraussetzungen subjektiver Konstitutionsprozesse aufzudecken und ihre langfristigen Auswirkungen in Biographien zu verfolgen.

+) Diese Überlegungen verdanken sich dem Diskussionszusammenhang mit den anderen Mitarbeitern im Projekt: Ralf Aden, Monika Piwon, Christa Rosenboom.
++) Diskussionshintergrund für diese Überlegungen gibt unsere Arbeit am DFG-Projekt 'Prozesse und Bestimmungsmomente in Berufsbiographien weiblicher Büroangestellter' am Institut für Soziologie, Univ. Hamburg (Laufzeit: 1975 - 1981)
+++) Wir verwenden "Bewußtseinskontext" i.S. von GLASER und STRAUSS 1974, 16 f.

Eine Gesundheitsforschung in präventiver Absicht hat eben dies sich zum Gegenstand zu machen: Prozeßstrukturen zu erhellen - nämlich: Prozeßstrukturen gesundheitlicher Störungen -, und zu untersuchen, inwieweit Störungsverläufe typische, sozialstrukturell nahegelegte Verarbeitungsformen belastender und schädigender Lebensbedingungen sind. Das bedeutet, im Rückgriff auf den Lebenszusammenhang von Arbeit und Reproduktion ausfindig zu machen, wie Störungsverläufe initiiert und forciert wurden. Eine solche biographische Rekonstruktion vor dem Hintergrund sozialgeschichtlicher Problemlagen ist der Weg, den wir in unserer Studie über Prozesse und Bestimmungsmomente in Berufsbiographien weiblicher Büroangestellter eingeschlagen haben.

Wir haben Frauen einer engen Alterskohorte ausgesucht und befragt +). So können wir eine Koinzidenz zeitgeschichtlicher Entwicklungen mit dem Lebensverlauf herausstellen. Alle fünfunddreißig Frauen haben als Mütter und Ehefrauen Arbeitserfahrungen mit Hausarbeit und waren nun im Alter von 45 bis 50 Jahren in unteren Positionen im Büro beschäftigt: als Schreibkräfte, als Datatypistin, als Sekretärin und untere Sachbearbeiterin. Sie haben aber ihre Erwerbsbiographie in der Nachkriegszeit in den unterschiedlichsten Branchen und Arbeitspositionen und nur zum Teil bereits im Büro begonnen.

Die selbsterzählten Lebensgeschichten machen sichtbar, daß die gesellschaftliche Organisation von Arbeit für Frauen Problemlagen impliziert und zeigen, wie sie sich damit auseinandergesetzt haben ++).

+) Die Interpretation wurde vorab dimensioniert durch ein spezielles, an der Sekundäranalyse des Forschungsfeldes geschräftes Verständnis, aus dem heraus ein 'theoretical sampling' (GLASER/STRAUSS 74) praktiziert wurde: die Erzählerinnen wurden nach oberflächlich einsehbaren Kriterien von Statuspassagen und biographischen Sequenzen in Erwerbs- und Hausarbeit ausgewählt, die die Vergleichbarkeit ihrer 'dokumentierten Identität' (GOFFMAN) in Struktur und Dynamik von Verläufen nahegelegt haben. Dies erleichtert, die markanten Unterschieden in der Prozeßstruktur zu rekonstruieren, zu interpretieren und zu typisieren.

++) Entsprechend wird in dem sozialbiographischen Konzept die Stegreiferzählung der Frauen besonders wichtig. Zwar ist die Gesprächsführung durch den Leitfaden thematisch vorstrukturiert. Die Fragen und der Aufbau des Leitfadens sind jedoch darauf gerichtet, nicht allein Raum zu geben für die selbstgeleitete Erzählung, sondern die freie Schilderung der eigenen Erfahrungen durch 'Erzählanstöße' in Gang zu bringen. Nur auf diesem Wege stoßen wir auch auf solche Arbeitserfahrungen der Erzählerinnen, die von unserem theoretischen Vorwissen und von unseren eigenen Erfahrungen her nicht antizipierbar gewesen sind und lassen die Erzählerinnen mit ihren subjektiven Relevanzsetzungen selbst zu Wort kommen. Die Gespräche werden ergänzt vom Interview des Ehemanns zu seiner Biographie, von Betriebsratsinterviews und einer Sekundäranalyse zur sozialhistorischen Entwicklung der Frauenerwerbs- und -hausarbeit. Die Selbstaussagen der Frauen stehen im Mittelpunkt. Zentrale Themen sind Erwerbsmobilität, Rationalisierungserfahrung im Betrieb, der familiale

Frauenarbeit ist zweifach bestimmt: als Erwerbsarbeit und als reproduktive Tätigkeit für die Familie. Beide Arbeitsformen konfrontieren die Frauen mit Arbeitsanforderungen, die in sich widersprüchlich sind und in ihrer Fülle überlasten. Zusammengezwungen und aufeinander angewiesen, bleiben beide Arbeitsformen doch unvereinbar: das Zusammenwirken der damit gesetzten Belastungen gleicht einer fortwährenden Zerreißprobe. Dem 'Sowohl-Als-Auch' von Erwerbs- und Hausarbeit können sich die Frauen nur vorübergehend entziehen.

Unsere These ist, daß Frauen im mittleren Alter bestimmte Belastungen erstmalig erfahren, daß deren Wirkungen jedoch bei den gewohnten Verarbeitungsweisen leicht Störungsverläufe in Gang setzen oder beschleunigen können. Während bislang Befindlichkeitsstörungen von der Person noch ignoriert werden konnten und scheinbar folgenlos blieben, zeigt sich in der Sequenz mittleren Alters verstärkt, daß Belastungen untergründig langfristig wirksam waren und nun offensichtlich werden.

1. Wechselwirkungen von Belastungen aus Erwerbsarbeit und familialer Arbeit

Die Frauen geben in ihren Erfahrungsberichten Einblick in die Wechselwirkungen von Belastungen, die sich in ihrem Leben gleichzeitig und in zeitlicher Folge mit der familialen Arbeit und der Erwerbsarbeit stellen. Den objektiven Belastungen war erst nahezukommen, indem wir mehr als die sichtbaren, d.h. die bereits als Gegenstände der Bewertung betrieblich oder in der familialen Kommunikation anerkannten Anforderungen beachten. Auch läßt sich das Belastende von Tätigkeiten nicht über die Quantität und Qualität der Summe einzelner Arbeitsanforderungen ablesen. Erst wenn die Erzählerinnen ihre Aussagen weitgehend selbst strukturieren und die Auswertung dies selegiert und verdichtet (aber nicht vom Ansatz her präformiert), kann aus der subjektiven Bedeutung innerhalb der Sozialbiographie auf das Gewicht einzelner Belastungen in der Gesamtbelastung auf lange Sicht geschlossen werden.

Die Aussagen der Frauen geben daher den Einstieg, um die Belastungserfahrungen zu chronologisieren. Wert und Begrenzung ihrer Aussagen liegen gerade darin, daß die Frauen mehr als 'Daten' mitteilen: sie geben eigene Interpretationen +), die von verschiedenen Blickwinkeln und Lebenssequen-

---

Hausarbeits- und Erwerbszusammenhang und das Verhältnis von Arbeit zu eigener Reproduktion. Ziel ist, die Verkettung dieser thematischen Verläufe im Lebenslauf offenzulegen und so die Sozialbiographie ganzheitlich in ihren sozialen Bezügen zu interpretieren.

+) Ihre Perspektive ist die der Zeugin und Mitakteurin zugleich. Der Wert ihrer Aussage besteht in deren eigener Strukturierung im Gespräch. Diese erste Interpretation wird durch unsere zweite transzendiert, da wir einzelne Äußerungen im Hinblick auf das Gesamtgespräch und - thematisch konzentriert - über mehrere Interviews hinweg verfolgen. So werden

zen her die Wechselwirkungen von Belastungen thematisieren, so daß ein
facettenreiches Bild ihrer Belastungserfahrungen zusammengefügt werden
kann.

Es hat sich gezeigt, daß Belastungen aus Doppelarbeit derart zur Gewohnheit geworden sein können, daß sie nur in Ausnahmesituationen zum Gegenstand einer Suche nach Alternativen und nach Entlastung wurden. Weiter gelten Konflikte um Menge und Art familialer Arbeit als Probleme privater, individueller Art: im herrschenden Verständnis bleibt ausgeblendet, daß die Formen gesellschaftlicher Institutionalisierung von Familie der familialen Arbeit Problemlagen und Konflikte vorgeben und zuweisen. Damit wird auch das Austragen dieser Konflikte 'privatisiert', d.h. Einzelnen überantwortet und aus dem ausgegrenzt, was als öffentlich relevant gilt und als gesellschaftlich zugewiesene Arbeit angesehen wird +).

Die 'unsichtbaren' Belastungen aus der Arbeit für andere beruhen weiter darauf, daß die Reproduktionsarbeit nicht allein die für die Familie, sondern auch die für die eigene Person mit enthält. Auch ist an die materialen Anteile - Säubern, Reparieren, Nahrungzubereiten - häufig der Einsatz persönlicher Zuwendung ++) gebunden. Liebesdienst und materielle Versorgung bilden eine schwer zu trennende Einheit. Den Frauen ist in diesem Bereich ihrer Arbeit, der Sorge für die Befriedigung unmittelbarer, immer wiederkehrender leiblich-seelischer Bedürfnisse, der Charakter ihrer Tätigkeit als Arbeit und Belastung somit häufig verstellt.

So sind mit der Gewöhnung an andauernde Belastungen deren Konturen verblaßt, die öffentliche Konfliktaustragung ist durch die selbstverständliche, quasi-natürliche Institutionalisierung von Familie und familialer

---

strukturelle Ähnlichkeiten und Kontraste, aber auch die Ungereimtheiten und Widersprüche auf die Wechselwirkung von Erwerbs- und Hausarbeit und die von daher gesetzte Sperrigkeit der Doppelarbeit im Alltag hin rekonstruiert.

+) Familiale Arbeit gibt jedoch nach dem herrschenden Verständnis Probleme privater Natur auf. Dieses Verständnis impliziert, daß die familiale Arbeit ebenso wie die Familie als natürlich gedeutet wird. Da die Natur selbst ihre Vorgaben für die Familiengründung gibt, bleiben die Formen gesellschaftlicher Institutionalisierung der Familie und der familialen Arbeit weitgehend unsichtbar. Vgl. HOFFMANN - RIEM 1980.

++) Die gefühlsmäßige Zuwendung ist zugleich persönlich, unverwechselbar, und dabei von einer Wirkung, die weit über die Beziehung, in der sie stattfindet, hinausgeht. Denn sie trägt dazu bei, Konflikte und Arbeitsbelastungen der Familienmitglieder zu mildern, die nicht in der Beziehung entstanden sind, für die es aber keinen anderen Ort gibt als eben diesen Rückzugsbereich, um sie wenigstens teilweise auszuleben. Gerade diese Doppelgesichtigkeit verwischt den Charakter als Anforderung und Arbeit. Dies wird besonders markant in der ins Private verwiesenen Hausarbeit, findet aber auch Ausdruck in Arbeitsbeziehungen im Betrieb, u.a. zu näher vertrauten Kolleginnen, oder zwischen Sekretärin und Chef im Herstellen und Aufrechterhalten von Kooperation.

Arbeit beeinträchtigt und durch das Vermengen von eigener Person und anderen Personen, für die Reproduktionsarbeit getan wird, ebenso wie durch das Ineinanderüberblenden von materiellen und emotionalen Anteilen in der Hausarbeit eingeschränkt. Doch trotz dieser Wahrnehmungshindernisse, die die eigenen Belastungen nur im Ausschnitt mal von dieser, mal von jener Seite der Arbeit her zur Sprache kommen lassen, sind die Frauenaussagen für uns die Quelle, um die gesellschaftlich verdeckende Konstitution von Doppelarbeit aus ihren eigenen Erfahrungen heraus Gestalt annehmen zu lassen - der herrschenden Deutung von Arbeit zum Trotz.

Die herrschende Bewertung von Arbeit als bezahlte, rational und rationell betriebene Tätigkeit hindert Frauen daran, das Belastende in der Fülle der ihnen zugewiesenen Arbeiten wahrzunehmen und von deren Selbsteinschätzung her eigene Entlastungsinteressen zu vertreten. So sind Frauen durch die herrschende Minderbewertung typischer Frauenarbeit und durch die Geringschätzung der Hausarbeit darin beeinträchtigt, ein Selbstbewußtsein vom Wert ihrer Arbeit auszubilden und geltend zu machen +). Erwerbsarbeit von Frauen wird betrieblich eingestuft und bewertet als 'leicht, einfach, untergeordnet'. Dabei springen aus der gleichförmigen, kurzzyklischen Routine der Tätigkeit in typischen Frauenarbeitspositionen in Fabrik und Büro besondere Leistungen, da sich die negativen Elemente der Arbeitssituation in ihrer Kombination gegenseitig verstärken: einseitige Unterforderung, Detailgenauigkeit trotz Zeitdruck, Intensivierung und zunehmende Kooperationsarmut. Das Herausholen individueller Reste von Rücksichtnahme auf den eigenen Arbeitsrhythmus wird durch weitere Intensivierung - wir sprechen von Selbstintensivierung - bezahlt und erscheint den Frauen als ein Mehr an Disposition. Zudem sind derartige Arbeitsplätze durch hohen Rationalisierungsdruck gefährdet und aufgrund ihrer Randlage im Betrieb mangelhaft institutionell gesichert.

Infrage stehen die Wechselwirkungen von Belastungen, die Frauen in ihren beiden Arbeitsformen - der bezahlten Erwerbsarbeit im Betrieb und der ins Private verwiesenen Hausarbeit - erfahren haben. Sie finden im Alltag der Frauen in dauernden Zerreißproben Ausdruck. Diese ständige Wechselwirkung geht auf sozialstrukturell verankerte Konstellationen der Belastung zurück, die historisch spezifische Formen annehmen. Die Belastungen gehen eine Wechselwirkung ein, in der die Arbeitsanforderungen erstens in ihrer Fülle überlasten und zweitens belasten, weil die Anforderungen strukturell einander entgegengesetzt sind.

In den Zerreißproben wird für die Frauen die sexistische Zuweisung von Arbeit konkret. Ihre Aktivität besteht darin, dies für sich erträglich zu machen, indem sie sich keiner der Anforderungen überantworten, sondern jeder nur soweit nachkommen, daß auch die anderen zu erfüllen noch gelingen kann. Auf diese Weise wird die strukturelle Differenz von Erwerbs- und Hausarbeit in ihrer Konstellation von Belastungen zum Angelpunkt und zum mühsam angepeilten Dauerzustand. So korrespondieren die Zerreißproben der herrschenden sozialen Organisation von Arbeit, die zwischen der betrieblichen Produktion für den Markt und der Reproduktionsarbeit in der

---

+) Vgl. MEILLASSOUX 1976

Familie so trennt, daß Frauen auch dann für die Hausarbeit zuständig bleiben, wenn sie Erwerbsarbeit übernehmen.

Innerhalb der Erwerbsarbeit bestehen widersprüchliche Anforderungen, z.B. zwischen der zeitlichen Dichte von Aufgaben und den gleichzeitigen Gebrauchswertanforderungen an das Arbeitsergebnis, die auf Sorgfalt und Genauigkeit abzielen. Innerhalb der Hausarbeit können materielle Wiederherstellungsarbeit und spontane, gefühlsmäßige Zuwendung einander konträr laufen und ausschließen, so daß ebenfalls unerträgliche Spannungen entstehen. Die Gegensätzlichkeit und Unvereinbarkeit beider Arbeitsformen zueinander liegt darin begründet, daß die Bedürfnisnähe und Unaufschiebbarkeit von Aufgaben zuhause sich der Reglementierung und Unterordnung unter die Zeitstrukturen der Lohnarbeit widersetzt. Die Produktion für den Markt erzwingt aber eine Hierarchisierung der Lebensbereiche. So setzt die Arbeit im Betrieb schon allein zeitlich und in ihrer räumlichen Distanz zum Wohnbereich starre Vorgaben für die anderen Lebensbereiche. Die Frauen versuchen daher, Hausarbeit um die Tages-, Wochen- und Jahresarbeitszeiten herum zu gruppieren, die durch Lohnarbeit in Beschlag genommen sind. Folge ist, daß Zeiten eigener Reproduktion vollends an den Rand gedrängt werden, während Überlastung die Regel ist.

Lohnarbeit zu übernehmen und Hausarbeit dabei nicht zu lassen heißt somit: einem Druck entgegenzuhalten, der aus der Differenz der einander entgegengesetzten und dennoch aufeinander verwiesenen Arbeitsformen resultiert.

Die widersprüchlichen Aufgaben in beiden Arbeitsformen sind aber je für sich so alltäglich, daß der damit ausgehaltene Druck kaum wahrgenommen wird und somit auch nicht Gegenstand sozialer Auseinandersetzungen werden kann. Zwar wird so der Druck in innere Spannungen übersetzt. Aber diese innere Bearbeitung mündet nicht wieder in äußere Aktion (wie z.B. das Verweigern von Arbeit, das Zurückweisen von Anforderungen, das indirekte, leise Durchsetzen eigener Arbeitsrhythmen). Die innere Bearbeitung tritt vielmehr an Stelle der interaktiven Auseinandersetzung in den Arbeitsbeziehungen, da die Wechselbeziehung von Erwerbs- und Hausarbeit andere Verarbeitungsformen der Widerspruchsstruktur verbarrikadiert. Damit bekommen die Belastungen langfristig eine eigene Qualität, denn die Fähigkeiten, den Belastungen entgegenzutreten und Belastungsfolgen abzubauen, werden so in ihrer Entwicklung behindert und in ihrem Einsatz eingeengt. Dies wird im Verlauf des Lebens als Mutter, als Erwerbstätige mit Familie, zunehmend eindeutiger.

2. Störungsverläufe in der Folge von Belastungen auf Dauer

In den Lebensgeschichten finden sich längere Zeitabschnitte von scheinbarem Gleichmaß. An nichtigen Anlässen, die das Gleichmaß durchbrechen und die Konflikte aufbrechen lassen, erweist sich jedoch, wie labil die Balance zwischen beiden Arbeitsformen und eigener Reproduktion ist und wie instabil die Versuche bleiben, die Widersprüchlichkeit in der Schwebe zu halten. Häufig erhellen derartige Brüche auch schlagartig, welche Schädigungen aus andauernder gewohnter Belastung mittlerweile eingetreten sind.

Zu dieser Kontinuität trägt bei, daß Erfahrungen mit gesundheitlichen Schädigungen nicht unmittelbar mit Belastungserfahrungen einhergehen, sondern anscheinend häufig erst mit dem Andauern solcher Belastungen auftreten und damit aber noch nicht ins Bewußtsein treten müssen. Doch dieses schleichende Anwachsen allein reicht noch nicht aus, das Unsichtbar-Bleiben von Schädigungen plausibel zu machen. Die Frauen selbst versuchen, im Umgehen mit ihren Belastungen deren Auwirkungen auf ihr Befinden niederzuhalten. Sie greifen nicht selten zu einer Scheinlösung, die sich gegen sie selbst kehrt: sie lasten sich selbst an, daß sie nicht mühelos der strukturellen Differenz der Arbeitsformen gewachsen sind. So wird in den Erzählungen deutlich, daß sich die Frauen als Alleinverantwortliche für die daraus entspringenden Konflikte verstehen und sich als individuell Scheiternde deren negativen Ausgang selbst im Übermaß zuschreiben.

Für das Verständnis der Störungsverläufe, die die gesundheitliche Lage von Frauen mittleren Alters kennzeichnen, ist das Zutagetreten bisher unsichtbar gehaltener Wirkungen langfristiger, schleichender Belastungen in Symptomen und Beschwerden mit häufig undeutlicher Genese und verdeckt ablaufenden Steigerungen entscheidend. Mit dem Zutagetreten von Befindlichkeitsstörungen ist die Richtung ihres künftigen Verlaufs aber zunächst noch unbestimmt. Möglich ist, daß die Veröffentlichung der Störung den Weg für positive Veränderungen und Besserung freimacht. Möglich ist aber auch, daß die Störung zum Schweigen gebracht wird, ohne daß schon ihr Verlauf aufgedeckt oder gar aufgehalten wäre. Schließlich kann sich auch ein Leben mit Störungen gewohnheitsmäßig verfestigen und einschleifen, so daß über gewisse Zeiträume Beeinträchtigungen hingenommen werden und erst deren Zuspitzung erneut Aufmerksamkeit erzwingt. Erst das Aufbrechen dieser Kontinuität macht im Nachhinein deren innere, hinter oberflächlichem Gleichmaß verborgene Dynamik sichtbar.

Wenn nun im weiteren Verlauf das Leben mit der Störung die Kompensationsmöglichkeiten zunehmend erschöpft ist, lassen sich die täglichen Anforderungen aus der Doppelarbeit nicht mehr routiniert und anscheinend problemlos erfüllen: das Abschirmen und Ausweichen vor Belastungsfolgen ist als zusätzlich belastendes Moment innerhalb der gesamten Belastungskonstellation nicht mehr aufrechtzuerhalten. Die Folge ist, daß die Störung der Befindlichkeit verschärft wird. Die Beeinträchtigungen vermehren sich und werden sichtbar. Sie gelten jedoch nach herrschender Deutung eher als typische Frauenkrankheiten (RICHTER 1973) und werden nicht als Berufs- und Hausarbeitskrankheiten gesehen, die von der sexistischen Verteilung gesellschaftlich notwendiger Arbeit her begünstigt sind. Wenn sich Belastungswirkungen bei den Frauen zu Störungsverläufen verfestigen, so bedeutet dies, daß schädigende Verarbeitungsformen die Oberhand gewonnen haben und daß andere Formen weniger zum Zuge gekommen sind, die auf Schonung, Schutz und auf das Sich-Widersetzen gegen Überbelastung und Verschleiß gerichtet waren.

Es stellt sich eine Folge von Störungen her, die ineinandergreifen und sich wechselseitig begünstigen. Mit jeder neu hinzukommenden Störung nimmt die Fähigkeit ab, die bereits bestehenden Störungen an ihrer weiteren Verfestigung zu hindern. Die Störungen können sich zu einem 'Störungskreisel' zusammenschließen, der sich selbst in Gang hält +).

Ob Belastungen durch Entlastungspotentiale in der anderen Arbeitskarriere oder im Verlauf der eigenen Reproduktion kompensiert werden oder ob dies nicht möglich ist und sogar ein Aufschaukeln von Belastungen auftritt - dies hängt zentral ab von den sozialen Beziehungen der Frauen. Dort stellen sie ihre Befindlichkeit dar und können bzw. könnten ihren Arbeitseinsatz selbst mit aushandeln. Dort kann auch eine Belastung zurückgewiesen oder von anderen aufgefangen werden.

Im folgenden kann diese These an der besonderen Lage in mittleren Lebensjahren verdeutlich werden.

3. Die Sequenz mittleren Alters im Lebensverlauf

In mittleren Lebensjahren treten bei Frauen aufgrund der betrieblich und familial spezifisch organisierten Alternsprozesse besondere Belastungen auf, die nicht primär physiologisch oder psychisch verursacht sind, sondern sich aus der Verkettung biographischer Sequenzen und dem Einschleifen von Störungskreiseln ergeben. Da die beiden Arbeitskarrieren diskrepant organisiert sind - die reproduktive Tätigkeit durch den historisch geprägten Familienzyklus und die Erwerbsarbeit durch die Rationalität betrieblicher Nutzung von Arbeitskraft - sptizen sich bestimmte Probleme der Konstellation in dieser Lebensphase besonders zu. Dies wird folgenreich für den weiteren Lebenslauf: Zwar erfahren die Mütter eine Entlastung ihrer familialen Arbeit dadurch, daß die heranwachsenden Kinder den elterlichen Haushalt verlassen. Aber damit allein ist nicht schon die Möglichkeit hergestellt, die freigewordene Zeit neu zu nutzen. Die Barrieren der Frauenarbeit, die bisher wirksam gewesen waren, nehmen im mittleren Alter eine andere Gestalt an. Den Frauen erscheinen sie dann u. a. als Konkurrenz durch Jüngere, als Altersnormierung oder als betriebliche Herabstufung, legitimiert durch die - im Vergleich zur Norm männlicher Erwerbsverläufe - mangelnde Kontinuität der Erwerbsarbeit.

Aus der Isolation des Privathaushalts mehr heraustreten zu können, setzt allerdings eine günstige Bedarfslage am Arbeitsmarkt voraus. Mit den weit-

---

+) Aus psychosomatischer Sicht behandeln WIECK und FLÜGEL die Tatsache, daß Störungen zugleich Symptome und wiederum auslösende Faktoren anderer Störungen sein können, so daß sie in einem "Störkreis" miteinander verkettet werden. Wir beziehen darüber hinaus mit ein, daß nicht allein psychovegetative Beschwerden Ausdruck und Voraussetzung von Befindlichkeitsstörungen werden können, sondern ebenso Beeinträchtigungen in den sozialen Beziehungen der Person (vgl. WIECK 1979 und FLÜGEL 1979)

gehenden Umstrukturierungen in industrialisierten und bürokratisierten Arbeitsstrukturen geht aber aufgrund technisch-organisatorischer Rationalisierung nicht nur das Angebot an Arbeitspositionen zurück, in denen Frauen ihre ehemals erworbenen Arbeitserfahrungen und lizensierten Qualifikationen einsetzen und geltend machen könnten. Auch die Entwicklung der verbleibenden Positionen geht dahin, Arbeitserfahrungen obsolet zu machen, durch wachsende Einseitigkeit zu unterfordern und mit gesteigerter Intensivierung mehr zu verschleißen. Schon allein um die eigene Position zu sichern, sind in den letzten Jahren besondere Anstrengungen nötig geworden. Dazu sehen sich die Frauen aber nur begrenzt in der Lage: informelle Altersgrenzen und die verbliebene Hausarbeitszuständigkeit hindern sie in mittleren Jahren daran, Lizensierungen zu erwerben und zusätzlichen Arbeitseinsatz dafür zu erbringen. Dies hat Folgen, da sie auf Positionen umgesetzt werden, auf denen der einseitige Verschleiß einiger weniger intensiv geforderter Fähigkeiten weiter forciert wird. Dies trägt zur Eskalation gesundheitlicher Störungen bei.

Die Beziehungen zu den Kindern und die darin enthaltene Sozialisationsarbeit verengt sich in diesen Lebensjahren auf punktuelle 'Katastropheneinsätze'. Die regenerative Seite der Beziehung zu den Kindern hingegen entfällt weitgehend, weil die Kinder ihre eigenen Wege gehen. Damit entwachsen den Frauen mit den heranwachsenden Kindern Beziehungspartner, die sie fordern, aber mit denen sie auch reproduktive Seiten des Familienlebens geteilt haben. Ihnen werden so auch Möglichkeiten entzogen, Probleme auf den Interaktionskontext mit Kindern wie gewohnt zu verlagern.

Die eheliche Beziehung wird - vielleicht erstmalig, seit Mann und Frau in einem Haushalt zusammenleben - auf eine Paarbeziehung beschränkt. Sie ist dann neu zu definieren. In dieser Situation kann die Diskrepanz in der beruflichen Entwicklung von Ehemann und Ehefrau krass zutage treten, wenn die Frauen angesichts ihrer künftigen beruflichen Perspektive über die mit intensiver Hausarbeit vergangenen Jahre innerlich Bilanz ziehen.

Auch die mit erneuter Erwerbsarbeit verbundenen sozialen Beziehungen zu Kolleginnen und Kollegen werden als konflikthaltig erlebt. Mit dem Aufnehmen solcher Außenbezüge ist häufig zugleich ein Wiederbeleben alter unausgetragener Konflikte verbunden. Häufig kehren die Frauen in Berufe zurück, die von ihnen immer schon als Verlegenheitslösung verstanden wurden. Ihnen zu entrinnen gelingt ihnen nun, in mittleren Jahren, aber auch nicht. Dabei war der Wunsch, sich beruflich neu zu orientieren, über die Jahre verstärkt an die erhoffte Wende im mittleren Alter geknüpft.

Wenn weiterhin die Belastungen nicht einschneidend abnehmen, sondern fortdauern und kumulieren, so erzeugt dies einen Ereignisdruck, der Störungen, Schädigungen und Gesundheitsverschleiß begünstigt und verstärkt bemerkbar macht. Gleichzeitig nehmen die sozialen Voraussetzungen für mehr Schonung und Selbstschutz ab, weil die eigene Reflexion und entsprechendes Handeln durch den Ereignisdruck behindert werden. Die Störungen entwickeln dann eine Dynamik, die von den Frauen selbst schwerlich noch aufzuhalten ist. Dennoch stellen sich die Frauen häufig als 'Belastungsriesinnen' dar. Sie bagatellisieren ihre Belastungen und mühen sich, ihr

Problembewußtsein niederzuhalten. Durch angestrengtes Nicht-Beachten wird die Alltagsorganisation aufrechterhalten. Aber damit entsteht wiederum eine Belastung. Gelegentliche Klagen verschaffen dieser Anspannung nur wenig Abfuhr.

So stehen für die Frauen in mittleren Lebensjahren Veränderungsprozesse in der familialen Arbeit und im Erwerbsleben an, die ihre Fähigkeit fordern, sich umzuorientieren und in ihrem Leben neue Gewichte zu setzen. Dabei verfügen sie nicht mehr wie als junge Mädchen über eine unbeschädigte Konstitution. Positiv wirkt sich aber aus, daß sie Erfahrungen damit gemacht haben, was und wieviel sie sich zumuten können, ohne sich zu übernehmen +).

4. Folgerungen für die Prävention und Intervention

Wenn nun bei Frauen mittleren Alters mit einem derartigen Lebenszusammenhang eine zunehmende Irreversibilität von Störungsprozessen entdeckt wird - beiläufig oder weil sie unübersehbar geworden ist - so werden in der der Folge die vorangehenden Verläufe, sich mit der Belastung einzurichten oder sie selbst zu begrenzen und gegen sie anzugehen, neu gedeutet. An dieser Deutung sind professionelle Anamneseprozesse entscheidend beteiligt. Diese Anamnesen sind im vorfindlichen Gesundheitssystem auf den medizinischen Erkrankungs-, Chronifizierungs- oder Behandlungsprozeß ausgerichtet und lassen das soziale Beziehungsnetz der für krank Erklärten außer acht. Denn ist es erst einmal zu einem wechselseitigen Aufschaukeln gekommen, so daß dies die Aufmerksamkeit erzwingt, so scheinen die Möglichkeiten der Frauen zu eigener Intervention bereits erschöpft zu sein. Die Entdeckung der Störung kann zum Auftakt von Interventionen anderer in den Verlauf der Störung werden.

Doch wenn von außen in den Verlauf eingegriffen wird, wird nicht allein die Störung verändert. Die Eingriffe haben - über den möglichen Erfolg medizinischer Therapie hinaus - weiterreichende Nebenwirkungen, da diese Deutungen das soziale Beziehungsnetz der für krank Erklärten verändern (beispielsweise die gewohnte eheliche Balance im wechselseitigen Erträglich-Halten von Belastungen abkippen lassen oder den Verlust des Arbeitsplatzes nach Abwesenheit durch Krankheit zur Folge haben) ++). Wir meinen

---

+) Wir haben beim Interpretieren ihrer Aussagen bisher festgestellt, daß diese Amvibalenz in den bis in diese Jahre hinein angesammelten Erfahrungen mit den eigenen Grenzen nun sowohl ins Positive verkehrt werden kann, so daß die Frauen gegen ihre gesundheitlichen Störungen selbst 'intervenieren', aber daß es auch zur Zuspitzung von Störungen kommt, weil es den Frauen offensichtlich nicht gelingt bzw. nicht gelingen kann, nun doch selbst der Verschlimmerung im gesteigerten Ereignisdruck gegenzusteuern. (Hier ist nicht der Raum, ausführlich auf die inneren Behinderungen und äußeren Barrieren der Frauen einzugehen, die positiven

daher, daß eine Prävention allgemein sein sollte, d.h. an der Belastungskonstellation der Frauen anzusetzen hat, so wie sie systematisch und im mittleren Alter aktuell zugespitzt gegeben ist.

Interventionen zur allgemeinen Prävention scheinen dann sinnvoll, wenn sie dazu beitragen, die Selbstbestimmung der Frauen über ihr Aushalten und ihre Gegenwehr gegen Belastungen zu stärken. Wenn nur die Krankheit bleibt, um sich Belastungen zu entziehen, verfestigt und beschleunigt sich ein Negativ-Verlauf.

Die institutionell gestützte Selbstdefinition, krank zu sein, ebenso wie das eigene Reduzieren von Handlungskontexten mindern zwar die aktuelle Belastung durch ein 'Aus-dem-Felde-Gehen'. Aber der Störungsverlauf ist damit nicht grundsätzlich aufzuhalten. Gewöhnlich beginnt der Rückzug ausgerechnet dort, wo ein eher geringer Druck herrscht, Anforderungen nachzukommen. Es werden dann gerade besonders intensive und restriktive Forderungen weiter betrachtet, während reproduktive Momente mehr und mehr ausgespart werden.

Um Befindlichkeitsstörungen präventiv zu beeinflussen, müssen zuerst Ansprüche auf das Freisein von Beschwerden gestellt werden. Doch die Beschwerden werden von den Frauen, die uns ihr Leben erzählt haben, häufig hingenommen: "Das bringt die Arbeit nun mal so mit sich" +). So hinterläßt die Verarbeitung der zusammengezwungenen Arbeitsformen Lohnarbeit und Hausarbeit ihre Spuren: in Befindlichkeitsstörungen und Beschwerden wie in Einschränkungen der Wahrnehmungsmöglichkeit eigener Interessen, die der Überforderung den Boden bereitet haben. Sie sehen sich als einzelne diesen schädigenden Lebensbedingungen ausgeliefert, ohne sie an der 'realen Utopie' einer von Befindlichkeitsstörungen weniger beengten Arbeits- und Lebensweise messen zu können. Es wird zur persönlichen Krankheit gestempelt, was als Folge eines objektiven Drucks überindividuell zur inneren Spannungskonstallation präformiert ist.

Prävention wie Intervention sollten nicht auf individuelle 'Fälle' ausgerichtet bleiben. Wir mußten feststellen, daß die sexistische Zuweisung der strukturellen Differenz von Erwerbs- und Hausarbeit zulasten der Frau geht und daß ihnen zusätzlich die Institutionalisierung von Arbeit und Berufen, die vorgeblich in lebenslanger Kontinuität ausgeübt werden, strukturelle Hinder-

---

Wendungen im Störungsverlauf entgegenstehen können. Wir halten dies aber mit für eine der zentralen Fragen in diesem noch wenig erschlossenen Forschungsbereich).

++) Dies kann Rückwirkungen haben, die den Interventionsanlaß nachträglich geringfügig erscheinen lassen und jede Therapie konterkarieren. Vgl. FRIEDRICH 1978 und THORBECKE 1975

+) Wir sind in den Gesprächen auch explizit auf Wechselwirkungen von Belastungen zu sprechen gekommen. Die Erzählanstöße des Frageleitfadens in dieser Passage 'Arbeit macht krank' ermöglichen in Zusammenhang mit anderen Erzählkontexten, in denen die Frauen von sich aus auf gesundheitliche Beschwerden zu sprechen kamen, erste Aussagen über Belastungserfahrungen und deren Verarbeitung in Störungsverläufen.

nisse entgegenstellt. Doch erst wenn die gesellschaftlichen Voraussetzungen dafür hergestellt sind, werden institutionelle Konfliktaustragungswege und eigene Interventionen positiv zur Wirkung kommen können.

Ziel weiterer Untersuchungen zur Wechselwirkung von Belastungen aus Erwerbsarbeit und familialer Arbeit von Frauen sollte daher sein, Anhaltspunkte dafür zu entwickeln oder zu prüfen, wie Interventionen einzusetzen sind, die wenigstens ein Aufschaukeln von Wechselwirkungen abbremsen oder unterbinden, indem sie die Selbstverständlichkeit 'natürlicher' Arbeitszuweisung mit in Frage stellen.

Von der sozialbiographischen Betrachtungsweise her halten wir zwei unterschiedliche Herangehensweisen an Problemfelder der Belastung, gesundheitliche Folgen und Möglichkeiten einer Prävention bei Frauen für ergiebig: erstens kann die Fragestellung ihren Ausgang nehmen von der Problemlage, die eine relevante Gruppe Frauen mittleren Alters in ihrer Erwerbsarbeit hat, und nach den Befindlichkeitsstörungen fragen, die diese Arbeitsbedingungen langfristig zur Folge haben, um so deutlich zu machen, wie in Verläufe eingegriffen werden könnte bzw. welche Veränderungen wie zu erreichen sind. Zweitens kann die Untersuchung ansetzen an einer durch eine bestimmte Störung oder Schädigung definierten Sequenz eines Verlaufs. Dies kann eine frühe oder späte Sequenz sein. Wird eine späte gewählt, so ist mit zu untersuchen, wie mit den sozialbiographischen Folgen medizinischer Intervention im Sinne von mehr Selbstbestimmung umzugehen ist. In beiden Fällen ist die Verkettung der Störung mit spezifischen Erwerbsarbeitsbelastungen und mit u. a. von der Beziehungsarbeit her belastenden reproduktiven Tätigkeiten mit herauszuarbeiten, um die Wechselwirkung der Belastungen zu erfassen.

Soweit unsere bisherigen Überlegungen zu Verlaufsformen gesundheitlicher Störungen. Es erscheint lohnend und angebracht, in Zukunft verstärkt mit sozialbiographischen Konzepten den weiblichen Lebenslauf in seiner Struktur und Dynamik zu erfassen.

Die Berührungspunkte zwischen unserem Vorgehen und dem der Gesundheitsforschung sind um so zahlreicher, je stärker auch in der Gesundheitsforschung versucht wird, die eigene Wahrnehmung und Deutung der Subjekte zu Wort kommen zu lassen und sie nicht von vornherein der ad hoc Interpretation von außen unterzuordnen. Auf dieser Folie können die Problemfelder der Analyse und Veränderung markiert werden, wie es hier anhand unserer vorläufigen Ergebnisse und theoretischen Überlegungen angedeutet wurde. Eingriffe in die Chronologie häufiger gesundheitlicher Störungen sind in ihrer Voraussetzung und in ihren Folgen sodann klarer zu erkennen.

EVA SCHMIDT-HIEBER, GISELA MOHR, MARTINA RUMMEL
FRAUENARBEIT UND FRAUENARBEITSLOSIGKEIT: DIE PSYCHISCHEN
FOLGEN

"Der Schlüssel zur Lösung der Arbeitslosigkeit liegt bei den Frauen.
Wenn auch nur jede zehnte Frau erkennen würde, daß es schöner und
wertvoller ist, ganz für das Glück einer lieben Familie dazusein, als
in herzlosen Fabriken, Kaufhäusern oder Büros neurotisiert, emanzipiert oder verheizt zu werden, dann wären Millionen Arbeitsplätze frei
... und die Arbeitslosigkeit wäre auf ein kleines Strukturproblem zusammengeschrumpft ..."
(Leserbrief eines Mannes in einer "großen überregionalen Zeitung",
zit. nach NAUHAUS 1979, S. 106)

Es entspricht einer verbreiteten Meinung, daß erwerbstätige Frauen ihren
männlichen Kollegen die Arbeitsplätze "wegnehmen". Gleichzeitig sind
Frauen stärker als Männer von Arbeitslosigkeit betroffen bzw. in besonders rationalisierungsgefährdeten Bereichen beschäftigt. In der Öffentlichkeit wird jedoch Arbeitslosigkeit von Frauen mehr als kleineres Übel denn
als wirkliches Problem gesehen: Befreiung von in der Regel nicht attraktiver Arbeitstätigkeit, Reduktion der Mehrfachbelastung, Zeit für die Erfüllung tatsächlicher Bedürfnisse sind die häufigsten Argumente, die zur Verharmlosung beitragen. Dem steht jedoch zunächst gegenüber, daß viele weibliche Erwerbstätige die Berufstätigkeit dem Status einer Hausfrau vorziehen:
nach einer Untersuchung von SCHÖLL-SCHWINGHAMMER und LAPPE (1978)
fühlten sich 44 % der befragten berufstätigen Frauen gegenüber Hausfrauen
bevorzugt; in einer Studie von PROSS (1973) fand nur jede vierte befragte
Erwerbstätige die Situation einer Voll-Hausfrau attraktiver. Als Vorteile
der Berufstätigkeit wurden v. a. ökonomische Gründe, aber auch soziale
Kontaktmöglichkeiten, Unabhängigkeit und gesellschaftliche Anerkennung genannt.
  Die Fragen nach den Auswirkungen von Arbeitstätigkeit und Arbeitslosigkeit von Frauen auf ihre psychische Gesundheit und Persönlichkeitsentwicklung bedarf daher einer weiteren Analyse. Diese erscheint umso notwendiger,
als trotz relativ vieler einschlägiger Veröffentlichungen ein eklatanter Mangel an Untersuchungen zu verzeichnen ist, in denen die besondere Situation
von Frauen berücksichtigt wird.
  Im folgenden Beitrag werden, unter Beschränkung auf Daten aus der BRD,
zunächst typische Merkmale der Arbeitssituation von Frauen benannt. Im
zweiten Abschnitt werden die Auswirkungen derartiger Arbeitsbedingungen
auf die psychische Gesundheit beschrieben; im dritten Abschnitt schließlich
wird die Frage der Auswirkungen von Arbeitslosigkeit bei Frauen thematisiert.

1. Die Arbeitssituation weiblicher Erwerbstätiger

In der BRD arbeiten Frauen in der Regel in den unteren Rängen betrieblicher Hierarchien, in unteren Lohngruppen und in Tätigkeitsbereichen mit niedrigen Qualifikationsanforderungen: als ungelernte oder angelernte Arbeitskraft arbeiten 94 % der Arbeiterinnen (Zwischenbericht der Enquete-Kommission nach BARTELS u.a. 1978, S. 78) und 70 % der Angestellten (FUNKE u.a. 1974, S. 223). Frauen mit Berufsausbildung sind häufig unter ihrer Qualifikation beschäftigt.

Die Arbeitsplätze von Frauen weisen zum großen Teil Merkmale auf, die sich in der Belastungsforschung als besonders negativ erwiesen haben; typisch sind die folgenden Streßfaktoren:

Qualitative Unterforderung

Geringe Qualifikationsanforderungen, niedriger Dispositions- und Entscheidungsspielraum, Monotonie und Einseitigkeit der Belastung kennzeichnen die meisten Arbeitsplätze, insbesondere von Arbeiterinnen (vgl. SCHÖLL-SCHWINGHAMMER 1979). Diese Belastungsfaktoren, die in der Regel nicht isoliert auftreten, sind z.B. bei Fließbandarbeit zu finden - hier arbeiten 70 % der Arbeiterinnen (FUNKE u.a. 1974, S. 224). Bei den Angestellten ist zwar das Bild bislang noch heterogener, doch ist durch fortschreitende Rationalisierung eine zunehmende Angleichung zu erwarten: im Bürobereich findet z.B. durch die Einführung zentraler Schreibdienste eine Vereinseitigung und Entleerung der Tätigkeit statt (vgl. VOLPERT u.a. 1978, FRESE 1981) durch stärkere Spezialisierung von Tätigkeiten ist mit einer Reduktion des Handlungsspielraums zu rechnen (BRIEFS 1977, 1978). Von Entqualifizierung sind auch die Arbeitsplätze im Handel betroffen: Beratungstätigkeiten von Verkäuferinnen verlieren zunehmend an Gewicht - übrig bleiben Kassiererinnen und Regalauffüllerinnen.

Quantitative Überforderung

Durch Straffung von Arbeitsabläufen, Abbau von Pufferzeiten, durch vorgegebene Leistungsnormen und Prämien (wie z.B. im Schreibdienst) gleicht sich der Angestelltenbereich auch bezüglich des Zeitdrucks der Tätigkeit der Arbeiterinnen an. Die Einführung von kapazitätsorientierter Arbeitszeit im Handel, durch die ganztags beschäftigte Verkäuferinnen in je nach Bedarf teilzeitarbeitende Frauen umfunktioniert werden, ist ein weiteres Indiz zunehmenden Zeitdrucks bei Angestelltentätigkeiten.

Bei Arbeiterinnen wirkt sich der Zeitdruck insbesondere über die leistungsbezogene Entlohnung aus - nur 49 % der Arbeiterinnen im produzierenden Gewerbe arbeiten im Zeitlohn (BARTELS u.a. 1978, S. 133). In einer DGB-Umfrage wurde von Arbeiterinnen schnelles Arbeitstempo als häufigster Grund für Überforderung durch die Arbeit genannt (ebd.). Mit dem oben beschriebenen geringen Qualifikationsniveau der Arbeitstätigkeit von Industriearbeiterinnen sind häufig auch einseitige körperliche Beanspruchungen verbunden. Ständige Konzentrationsanforderungen stellen einen weiteren Belastungsfaktor dar.

Kommunikations- und Kooperationsmöglichkeiten

Die genannten Arbeitsbedingungen wie Zeitdruck und hohe Konzentrationsanforderungen erschweren Kooperation und Kommunikation. Durch organisatorische Rationalisierungsmethoden werden Gruppenzusammenhänge aufgelöst und die Arbeitenden vereinzelt; hinzu kommen zunehmend Leistungsdruck, Konkurrenz und Arbeitsplatzunsicherheit. Als Folge davon kommt es vielfach zur Entsolidarisierung bei den Betroffenen.

Unsicherheit

Besonders Frauen sind von Rationalisierung und Arbeitslosigkeit betroffen (vgl. Däubler-Gmelin 1977): Die wenigen Berufsfelder, auf die sie sich konzentrieren, sind in großem Umfang rationalisierungsgefährdet. Häufig arbeiten Frauen in sog. "Schrumpfbranchen". Zudem können ihre Tätigkeiten aufgrund ihrer Repetitivität besonders leicht maschinell ersetzt werden.
Die Rationalisierungsmaßnahmen beeinflussen Arbeitszeit und Arbeitsbedingungen in der Regel negativ. Abbau finanzieller Leistungsbestandteile und Personalreduktion erzeugen Unsicherheiten bei den Arbeitnehmern, die sich psychisch belastend auswirken dürften; die Angst vor finanziellen Einbußen, Arbeitsplatzverlust und Dequalifizierung führt zudem auf seiten der Beschäftigten nicht selten zu freiwilligen, oft sogar unbezahlten Überstunden.

2. Auswirkungen derartiger Arbeitsbedingungen auf die psychische Gesundheit

Mit den genannten Punkten sind klassische Streßfaktoren angesprochen, die mit langfristigen gesundheitlichen Auswirkungen verbunden sein können. GARDELL (1978, S. 53) nennt drei Voraussetzungen für intrinisische Arbeitszufriedenheit und psychisches Wohlbefinden:
- die Möglichkeit der Kontrolle über die eigene Arbeitssituation
- die Möglichkeit, die eigenen Fähigkeiten einzusetzen und
- die Möglichkeit, Kontakt mit anderen zu haben.
Wie wir dargestellt haben, sind diese Voraussetzungen für weibliche Arbeitnehmer in der Regel nicht gegeben. Im Gegenteil sind bei den oben geschilderten Arbeitsbedingungen eine Reihe von psycho-physischen Beeinträchtigungen zu befürchten. So fand GARDELL z.B. bei Arbeit unter Akkord-

bedingungen eine geringere Arbeitszufriedenheit, verstärkte Unsicherheit, soziale Konflikte, psychische und physische Streßreaktionen und mehr schwere Unfälle. Für Frauenarbeitsplätze typische Merkmale wie <u>Lärm, geringer Dispositionsspielraum</u>, Monotonie und mangelnde Kommunikationsmöglichkeiten sind nach dieser Untersuchung mit <u>erheblichen</u> psychosomatischen Beschwerden der Betroffenen verknüpft (ebd., S. 87). Dieser Zusammenhang gilt v.a. dann, wenn mehrere Belastungsfaktoren zusammen auftreten: Nervöse Beschwerden, Depressionen, Schlafprobleme u./o. regelmäßige Einnahme von Beruhigungsmitteln treten z.B. bei Personen, die sowohl unter Zeitdruck arbeiten als auch über einen geringen Dispositionsspielraum verfügen, doppelt so häufig auf wie bei Personen, die "nur" Zeitdruck ausgesetzt sind (KARASEK 1976). Gerade diese Kombination von Belastungsfaktoren ist für Arbeitsplätze von Frauen besonders charakteristisch. Die genannten Zusammenhänge wurden vorwiegend bei männlichen Arbeitnehmern ermittelt; bei Frauen sind noch gravierendere Auswirkungen zu befürchten, da bei ihnen in der Regel zusätzliche Belastungsfaktoren im außerbetrieblichen Bereich eine Kompensation erschweren und kaum Erholzeiten ermöglichen. Daß die psychischen Krankheitsraten der Frauen in den Statistiken aller Sozialversicherungsträger erheblich über denen der Männer liegen (HENKEL und ROER 1980), mag ein Indiz hierfür sein.

Auf die besonderen gesundheitsgefährdenden Belastungen, denen weibliche Erwerbstätige ausgesetzt sind (vgl. auch MOHR und RUMMEL 1980) deutet auch hin,
- daß erwerbstätige Frauen gegenüber ihren männlichen Kollegen und gegenüber nicht erwerbstätigen Frauen eine geringere Lebenserwartung haben
- daß die Frühinvalidität bei erwerbstätigen Frauen sehr viel höher ist als bei ihren männlichen Kollegen und
- daß Früh- und Fehlgeburten bei erwerbstätigen Frauen besonders häufig sind.

Angesichts derart negativer Arbeitsbedingungen und ihrer gesundheitlichen Auswirkungen könnte man nun vermuten, daß Arbeitslosigkeit für Frauen nicht nur "weniger schlimm", sondern geradezu eine Erleichterung und Befreiung sei. Schließlich könnten Vertreter dieser durchaus verbreiteten Meinung zumindest die folgenden Vorteile benennen:
- Die Frauen werden von Mehrfachbelastungen und schlechten Arbeitsbedingungen befreit.
- Der Verlust ihres Verdienstes bringt in der Regel keine Bedrohung der ökonomischen Existenz mit sich ("Zuverdiener"-Status).
- Es stehen der Frau alternative Tätigkeitsfelder zur Verfügung: ihr Leben behält weiterhin einen Sinn, da sie sich jetzt voll und ohne Zeitdruck der der Hausarbeit und ihren Hobbies widmen kann.

Dieses Erklärungsmuster wird begünstigt dadurch, daß auch berufstätige Frauen in der Regel tatsächlich den Großteil der Hausarbeit und Verantwortung für das Wohlergehen der Familie tragen, und weniger verdienen als ihre Männer. Jedoch hält die verallgemeinernde Schlußfolgerung, daß Frauen durch die Arbeitslosigkeit kaum psycho-physisch und sozial belastet würden, einer detaillierteren Betrachtung nicht stand.

3. Psychische Folgen von Arbeitslosigkeit bei Frauen

Bisherige Ergebnisse der Arbeitslosigkeitsforschung weisen auf folgendes hin:
- Die Entlastung von nachteiligen Arbeitsbedingungen bringt, sofern damit der Verlust der Arbeit verbunden ist, in der Regel keine Verbesserung der gesundheitlichen Lage mit sich. Vielmehr wurden (in Untersuchungen mit männlichen Arbeitnehmern) eine Vielzahl von Beeinträchtigungen festgestellt: die Berichte reichen von Störungen des Selbstwertgefühls, depressiven Verstimmungen, psychosomatischen Beschwerden bis hin zu Störungen der Sozialbeziehungen (vgl. FRESE und MOHR 1978). Dies gilt auch für Arbeiter, deren Arbeitsbedingungen sich denen an typischen Frauenarbeitsplätzen annähern; erste qualitative Studien bestätigen diese Folgen auch für Frauen (Arbeitsgruppe des SFB 1980).
- Die große Mehrheit der erwerbstätigen Frauen benennt ökonomische Notwendigkeiten als eine wesentliche Motivation ihrer Berufstätigkeit. 39,5 % sind alleinstehend, müssen sich also selbst ernähren; 86 % sichern den überwiegenden Teil ihres Lebensunterhalts durch eigene Erwerbstätigkeit (NAUHAUS 1979). Die Zahl berufstätiger Frauen mit Familie steigt mit zunehmender Familiengröße und abnehmendem Einkommen des Mannes: die Frau arbeitet mit, um den Lebensstandard der Familie zu sichern. Ihren "Zuverdienst" als Luxus zu betrachten, dessen Verlust von geringer Bedeutung ist, erscheint also nicht gerechtfertigt.

Hinzu kommt, daß psychosoziale Belastungen bei Arbeitslosigkeit offenbar mindestens ebenso gewichtig sind wie ökonomische: arbeitslose Männer äußern sogar, daß sie erstere als gravierender empfinden (vgl. z.B. BRINKMANN 1976). Es ist anzunehmen, daß dies für Frauen ebenso gilt. In den seltenen Fällen, in denen der Frau tatsächlich der Status einer "Zuverdienerin" zukommt, dürften die psychosozialen Belastungen subjektiv sogar noch stärker ins Gewicht fallen.
- Die freiwerdende Zeit wird offensichtlich nicht notwendigerweise aktiv für Hausarbeit und Hobbies genutzt. Resignation, Apathie und Passivität sind auch für Frauen durchaus keine untypischen Reaktionen auf Arbeitslosigkeit (Arbeitsgruppe des SFB 1980, S. 100 f.). Die Klärung der Frage, inwieweit die Wahrnehmung der "Alternativrolle" der Hausfrau und Mutter durch Aufrechterhaltung der Tagesstruktur negative Folgen von Arbeitslosigkeit ausgleichen kann, bedarf daher einer weiteren Differenzierung:

Für alleinstehende Frauen fallen die durch Kind und Mann gestellten Aufgaben, die den Tag strukturieren könnten - und damit auch die vermuteten Kompensationsmöglichkeiten - sowieso weg. Aber auch bei "Familienfrauen" müssen Unterscheidungen mindestens nach folgenden Aspekten vorgenommen werden:

a) Annahme der Hausfrauenrolle

Nach der Pilot-Studie des SFB (1980) akzeptieren jüngere arbeitslose Frauen die Hausfrauenrolle sehr viel weniger als ältere, die sich noch stärker an

tradierten Rollenbildern und den damit verbundenen Aufgaben orientieren
können. Die jüngeren Frauen dürften daher durch die fehlende Tagesstrukturierung noch weniger gegen Resignation, Apathie und Inaktivität geschützt
sein. Neben der veränderten familiären und gesellschaftlichen Sozialisation
verringern vermutlich auch die Erfahrungen der Berufstätigkeit die Bereitschaft zur Übernahme der Hausfrauenrolle (STIEGLER 1980, S. 58): erwerbstätige Frauen legen gegenüber Voll-Hausfrauen an die Hausarbeit sowohl quantitativ als auch qualitativ deutlich geringere Standards an (ECKART
u.a. 1979, S. 251 f.), was sich bei Arbeitslosigkeit kaum von einem auf den
anderen Tag ändern dürfte. Die mit der Arbeit verlorenen Chancen zu eigenen Sozialkontakten, zur Veränderung der familiären Aufgabenteilung, zur
eigenständigen Lebensgestaltung und finanziellen Unabhängigkeit, die einen
Großteil der Attraktivität der Berufstätigkeit ausmachen und die aufgrund
der eigenen geringen Mobilität meist ungünstige berufliche Perspektive dürften ein Akzeptieren der Rückkehr an Heim und Herd weiter erschweren.

b) Biographische Situation

Neben der Phase der Familiengründung, in der oftmals ein zeitlich begrenzter Austritt aus dem Erwerbsleben selbst herbeigeführt wird, sind die Phasen des Eintritts in das Berufsleben und die Situation der älteren Frau besonders zu beachten.

Für Mädchen aus Arbeiterfamilien bedeutet Arbeitslosigkeit aufgrund des
"Verpassens" der knappen Zeit für Berufsfindung und -ausbildung häufig,
daß ihr gesamtes weiteres Leben durch die fehlende Berufsausbildung bestimmt wird (BILDEN u.a. 1980). Verstärkt zur Hausarbeit herangezogen,
erhalten sie zudem kaum Gelegenheit, ihre Kompetenzen im außerhäuslichen
Bereich zu entwickeln. Die Loslösung vom Elternhaus wird psychisch und
materiell erschwert. GERSTUNG (1980) weist darauf hin, daß längere Arbeitslosigkeit bei Mädchen Sozialisationsverläufe begünstigt, die die spätere Arbeitsaufnahme "zu einem fast unüberwindbaren Problem werden lassen"
(S. 148 f.).

Für die ältere Frau wird das Erlebnis der Arbeitslosigkeit ähnlich wie
bei ihren männlichen Kollegen bestimmt sein durch die schlechten Wiedereingliederungschancen. Die Aussichtslosigkeit der Perspektiven läßt insbesondere nach langjähriger Berufstätigkeit ähnliche psychische Folgen befürchten - unseres Wissens existieren darüber bislang jedoch keine umfassenden empirischen Untersuchungen. Zu vermuten ist ferner, daß die geringen Arbeitsmarktchancen Resignation und u.U. sogar Aufgabe des Arbeitswunsches fördern. Bei ehemaligen Hausfrauen (die i.A. in den Arbeitslosen-Statistiken nicht erscheinen) wird diese Tendenz aufgrund ihrer fehlenden
oder veralteten Berufsqualifikation und der Angst vor Neuanfang besonders
ausgeprägt sein.

c) Dauer der Arbeitslosigkeit: die "Verarbeitungsphasen"

Aus der bisherigen Arbeitslosigkeitsforschung ist bekannt, daß die Reaktion auf Arbeitslosigkeit und das emotionale Befinden einen bestimmten Phasenverlauf zeigen (vgl. JAHODA, LAZARSFELD und ZEISEL 1975, WACKER 1978). Einer ersten Phase der Stellensuche und vielfältiger Aktivitäten, bei einigen als urlaubsähnliche Entspannung wahrgenommen, folgen später Resignation, Passivität und körperliches Unwohlsein. Inwieweit dies bei Frauen noch verstärkt wird durch (in sozialpsychologischen Untersuchungen gefundene) Tendenzen, Mißerfolge sich selbst statt den äußeren Umständen zuzuschreiben, bleibt zu prüfen.

Geringere zeitliche, geographische und qualifikatorische Mobilität werden, sofern der Arbeitswunsch nicht überhaupt aufgegeben wird, die Konzessionsbereitschaft gegenüber weiteren Verschlechterungen der Arbeitsbedingungen erhöhen; durch die damit verbundene Dequalifizierung sind langfristig negative Folgen für die Persönlichkeitsentwicklung zu befürchten (vgl. GREIF 1978).

Die tatsächlichen psychischen Folgen von Arbeitslosigkeit können daher nur bei Berücksichtigung längerer Zeiträume in ihrer vollen Tragweite erfaßt werden.

Zusammenfassung

Obige Überlegungen lassen darauf schließen, daß die Berufsarbeit - selbst unter restriktiven Bedingungen - für Frauen einen ebenso gewichtigen Beitrag zur Erhaltung der psychischen Stabilität und Gesundheit leistet wie für Männer. Daß die meisten Frauenarbeitsplätze nach arbeitswissenschaftlichen Kriterien der psychischen und physischen Gesundheit abträglich sind, darf nicht dazu verleiten, das in der Berufstätigkeit stets enthaltene Minimum an persönlichkeitsförderlichen Elementen zu übersehen:
- Berufstätigkeit schafft die ökonomischen Voraussetzungen für Selbständigkeit und größere Unabhängigkeit gegenüber der Familie bzw. dem Mann. Berufstätigkeit bietet die Chance zur Erweiterung der eigenen Kompetenzen; dabei ist nicht nur an arbeitsbezogene Qualifikationen zu denken, sondern auch - durch Erweiterung der Kontaktmöglichkeiten - an soziale Kompetenzen.
- Das Heraustreten aus gesellschaftlicher Isolation und Privatheit ermöglicht es, die Begrenztheit des familären Bezugsrahmens als einziger Vermittlungsinstanz gesellschaftlicher Realitäten zu überwinden.
- Damit schafft Berufstätigkeit auch die sozialen Voraussetzungen für Emanzipation:

Die gesellschaftliche Anerkennung der Arbeit und das Bewußtsein, für sich selbst sorgen zu können, dürften das Selbstwertgefühl positiv beeinflussen. Kooperation und Unterstützung durch die Kollegen ermöglichen die Erfahrung von Solidarität und gemeinsamer Artikulation und Vertretung von Interessen.

Unter dem Gesichtspunkt der <u>Prävention</u> ist daher - neben der gesellschaftlichen Entlastung der Frauen von reproduktiven Funktionen - nicht nur eine Anreicherung von Qualität ihres Arbeitslebens nach arbeitswissenschaftlichen Kriterien, sondern auch ein verstärkter Schutz gegen Arbeitsplatzverlust zu fordern.

… BRIGITTE EGGERS, VERENA MÜLLER
BEWÄLTIGUNGSHANDELN BERUFSTÄTIGER FRAUEN

Damit für Frauen Möglichkeiten zur Gesundheitssicherung und Krankheitsverhinderung bestehen, müssen zumindest zwei Voraussetzungen gegeben sein. Zum einen müssen die Belastungen durch Berufs- und Hausarbeit so beschaffen sein, daß strukturell gesehen ein Handlungsspielraum vorhanden ist, der den Frauen die Ausübung präventiver Bewältigungsformen ermöglicht. Zum anderen müssen Frauen aber auch über die Fähigkeiten, Orientierungen und Handlungsmuster verfügen, um solche Spielräume für sich aktivieren und auf ihre Erweiterung hinwirken zu können. Eine präventive Gesundheitsforschung für Frauen muß daher fragen, inwieweit bei Frauen die objektiven und subjektiven Handlungsmöglichkeiten für eine Gesundheitssicherung und Krankheitsverhinderung ausreichen. Auf diese Weise lassen sich die Defizite in den präventiven Bewältigungskompetenzen, aber auch die gesellschaftlichen Restriktionen ermitteln, die die Ausübung präventiver Kompetenzen erschweren oder sogar verhindern. Sie sind zugleich die Grundlage, auf der Ansatzpunkte für Maßnahmen zur wirksameren Prävention für Frauen herausgearbeitet werden können.

Daß Frauen über spezifische Wahrnehmungs-, Deutungs- und Verhaltensmuster im Umgang mit Gesundheit und Krankheit verfügen, ist vielfach konstatiert worden. Im Hinblick auf eine Analyse der präventiven Kompetenzen bleibt zu überlegen, inwieweit diese spezifischen Bewältigungsformen zur Gesundheitssicherung und Krankheitsverhinderung beitragen können. Unter dem Aspekt der Vermeidung von Gesundheitsrisiken wird dabei insbesondere von NATHANSON (1975) als positive Kompetenz von Frauen herausgestellt, daß sie in sozialen Situationen ein eher defensiv ausgerichtetes Verhalten praktizieren. Auch ihr weniger exzessiver Alkohol- und Tabakgenuß wird als ein Indikator dafür gewertet, daß Frauen über ein ausgeprägteres Gesundheitsbewußtsein verfügen.

Von BECK-GERNSHEIM (1976, S. 100 ff.) ist dagegen insbesondere die Orientierung der Frauen an Beruf und Familie als eine Kompetenz hervorgehoben worden, die Frauen die Chance zu einer breiteren Lebensperspektive eröffnet. Indem es nämlich Frauen gelingt, durch ihre "Distanz gegenüber Karrierezwängen" die mit der Berufsarbeit implizierten Wertvorstellungen und Anforderungen im Rahmen ihrer Lebensperspektive für sich zu relativieren, können sie sich einen Freiraum schaffen, der ihnen noch ein inhaltlich sinnvolles Engagement in der Familie ermöglicht. Die Doppelorientierung erweist sich zwar insbesondere für Frauen in gehobenen Berufspositionen als eine Chance zu einer befriedigenderen Lebensform. Sie ist aber auch unter äußerst restriktiven Arbeitsbedingungen von Bedeutung, da Frauen hieraus die Möglichkeit zu indentitäserhaltenden Bewältigungsformen herleiten (vgl. VOLMERS 1978, S. 125 ff.).

Im Umgang mit Krankheit kann die Fähigkeit und Bereitschaft von Frauen, Verhaltensweisen zur Früherkennung von Krankheiten zu praktizieren, als eine Kompetenz angesehen werden, die eine wirkungsvollere Bekämpfung der Krankheiten ermöglicht. So sind Frauen im allgemeinen eher fähig, Krankheitssymptome frühzeitig wahrzunehmen und ihren Leidensdruck anderen gegenüber zu artikulieren. Sie sind zudem auch in stärkerem Maße dazu bereit, medizinische Einrichtungen in Anspruch zu nehmen (vgl. NATHANSON 1977).

Problematisch erscheint jedoch an diesen präventiven Kompetenzen, daß Frauen sie im Rahmen der geschlechtsspezifischen Sozialisation nicht primär unter dem Aspekt eines besseren Selbstschutzes, sondern in erster Linie unter dem Gesichtspunkt der zu leistenden Reproduktionsarbeit erlernt haben. Sie verstehen ihre Fähigkeiten dadurch vor allem als Ressource zur Gesunderhaltung sowie zur Linderung der Beschwerden anderer, was zur Folge hat, daß sie ihr eigenes Interesse an einer Gesundheitssicherung gegenüber den Bedürfnissen anderer zurückzustellen bereit sind. Diese Bereitschaft zur totalen Verausgabung der eigenen Kräfte wird noch dadurch verstärkt, daß sie gerade aus dem Gefühl ihrer extremen Belastbarkeit einen wichtigen Anteil ihrer Ersatzidentifikation schöpfen (vgl. Diezinger/ Marquardt 1978).

Präventive Bewältigung setzt aber auch voraus, daß unzumutbare Arbeitsbelastungen erkannt und Handlungen zu ihrer Beseitigung ergriffen werden. Gerade solche Kompetenzen fehlen jedoch Frauen im Umgang mit Arbeitsbelastungen im Produktions- und Reproduktionsbereich. Wie verschiedene Untersuchungen belegen, verkennen sie vielfach die strukturellen Ursachen ihrer Überforderung; stattdessen schieben sie sich selbst oder anderen Personen in ihrer sozialen Umwelt die Ursache ihrer Arbeitsbelastungen zu. Ihr Gefühl der physischen und psychischen Überforderung mündet dabei nicht in eine aktive, direkte Auseinandersetzung mit den Belastungen ein. Sie sind im allgemeinen konfliktscheu und fühlen sich zu ohnmächtig, um sich selbst zur Wehr zu setzen (vgl. Psychologinnengruppe München 1978). Vielmehr reagieren sie auf Überforderung passiv und indirekt. Als eine typische Bewältigungsform gilt in diesem Zusammenhang der verstärkte Einsatz von Kompensationsformen. So wurde an Arbeitsplätzen, an denen Arbeiterinnen ihre Tätigkeit unter besonders ungünstigen klimatischen Arbeitsbedingungen verrichten, nicht nur ein erhöhter Medikamentenverbrauch, sondern auch ein starker Alkohol- und Tabakkonsum festgestellt (vgl. Müller 1980, S. 99 ff.). Demgegenüber wurde bei weiblichen Angestellten, die qualifizierte Tätigkeiten ausüben, beobachtet, daß sie unter der Belastung durch erhöhten Stress mehr essen, jedoch im Vergleich zu Arbeiterinnen seltener zur Selbstmedikation greifen (vgl. OTTO, o.J., S. 12 ff.).

Die andere typische Bewältigungsform von Arbeiterinnen im Umgang mit Überforderung ist die resignative Anpassung. Hierunter gehört zum einen, daß Frauen sich mit Jammern und Klagen über die unzumutbaren Arbeitsbelastungen bei anderen zu entlasten versuchen, ohne jedoch tatsächlich die Quellen der Belastungen anzugehen. Zum anderen ist hierunter auch zu fassen, daß Frauen ihre anfänglich höheren Arbeitsbelastungen in den ersten Berufsjahren unter dem Eindruck der erfahrenen restriktiven Arbeitssituation an die Gegebenheiten anpassen und als Ausweg aus dieser unbefriedigenden Lage nur noch die stärkere Hinwendung zur Familie sehen.

Den präventiven Kompetenzen auf der einen Seite stehen somit auf der anderen Seite Orientierungen, Denkmuster und Verhaltensweisen gegenüber, die der Gesunderhaltung eher abträglich sind. Dieses Spannungsverhältnis in den weiblichen Fähigkeiten im Umgang mit Gesundheit und Krankheit kann im Extremfall so zum Tragen kommen, daß die Bewältigungsformen zum Selbstschutz oder die Praktiken zur völligen Verausgabung überwiegen. Ob das eine oder andere Bewältigungsmuster vorherrscht, hängt dabei im starken Maße von dem Handlungsspielraum ab, der in der Arbeits- und Lebenssituation der Frauen besteht.

Da Frauen in erster Linie Berufspositionen in den unteren Hierarchien der Betriebe einnehmen, ist ihr Handlungsspielraum in der Arbeitssituation meistens äußerst gering. Der Einsatz von Zeitmeßverfahren und Prämiensystemen an vielen Frauenarbeitsplätzen hat derart einseitig - restriktive Arbeitsbelastungen geschaffen, daß die Möglichkeit, sich über eine Variation der Aufgabenstellung oder des Arbeitsvollzugs eine gewisse Entlastung zu verschaffen, nahezu verschwunden sind (DOBBERTHIEN 1976). Auch die Zentralisierung einzelner Aufgabenbereiche hat insbesondere im Büro-, Verwaltungs- und Dienstleistungsbereich entscheidend mit dazu beigetragen, daß der Arbeitsanfall wie auch die Leistungskontrolle zugenommen haben (vgl. WELTZ u.a. 1978).

Da die meisten Berufspositionen, die Frauen innehaben, Sackgassenpositionen darstellen, gibt es für sie auch nicht die Möglichkeit, eine individuelle Erleichterung ihrer Arbeitsbelastungen durch den Aufstieg in weniger einseitig-restriktive Tätigkeitsbereiche zu erreichen. Ihre längerfristige Berufsperspektive ist vielmehr von dem Risiko gekennzeichnet, daß sie bei den verstärkten Rationalisierungsbestrebungen der Unternehmen eine weitergehende Verschlechterung ihrer Arbeitssituation erleiden. Das Risiko der Dequalifizierung und des Arbeitsplatzverlustes erhöhen somit noch weiter die Gefahr des frühzeitigen Gesundheitsverschleißes der Arbeitnehmerinnen.

Auch im Reproduktionsbereich unterliegen Frauen durch ihre Verantwortlichkeit für die Hausarbeit, Erziehung und Beziehungsarbeit solchen Restriktionen, daß ihnen kaum noch Möglichkeiten zur Regeneration verbleiben. Dies gilt insbesondere für erwerbstätige Mütter mit kleinen Kindern: sie können sich selbst im Krankheitsfall kaum ausruhen und auch seltener als andere Personengruppen Maßnahmen, die der Wiederherstellung der Gesundheit oder der Vorbeugung von Krankheiten dienen, in Anspruch nehmen. Diese Überforderung erwerbstätiger Frauen im Reproduktionsbereich hat dabei ihre Ursache nicht nur in der geschlechtsspezifischen Arbeitsteilung in der Familie, sondern auch in den Unzulänglichkeiten der gesellschaftlichen Einrichtungen, die für die Erziehung und Betreuung der Kinder zuständig sind, wobei sich dies für Arbeiterinnen besonders nachteilig auswirkt, weil sie nicht über die Mittel verfügen, um die strukturellen Defizite durch indviduell finanzierte Dienstleistungen auszugleichen (vgl. WAHL u.a. 1980, S. 225 ff.).

Auch das Gesundheitssystem engt die Präventionsmöglichkeiten der Frauen ein. Zumindest in der Bundesrepublik Deutschland gibt es weder auf der betrieblichen noch auf der außerbetrieblichen Ebene eine umfassende Präventivmedizin, die den spezifischen Gesundheitsproblemen von Frauen im Produktions- und Reproduktionsbereich gerecht wird. Dies liegt zum einen daran, daß die Medizin weniger an der Prävention als vielmehr an der Therapie von Krankheiten ausgerichtet ist. Zum anderen ist es aber auch dadurch bedingt, daß der Gesundheitsverschleiß, von denen Frauen aufgrund der Arbeitsbedingungen im Produktionsbereich betroffen sind, bisher in den gesundheitsschädlichen Auswirkungen nur im Hinblick auf die Reproduktionsfähigkeit, auf das Rentenzugangsalter oder die durchschnittliche Lebenserwartung betrachtet wurden (vgl. Stellmann 1977, S. 81 ff.). Dagegen sind von der Arbeitsmedizin bei typischen Frauentätigkeiten noch keine anerkannten Berufskrankheiten festgestellt worden, obwohl solche berufsspezifische Erkrankungsformen aufgrund der Besonderheit der Belastungen an Frauenarbeitsplätzen als äußerst wahrscheinlich anzunehmen sind.

Versuchen Frauen sich gegen die Restritionen, die strukturell eine individuelle Prävention erschweren, in kollektiver Form zu wehren, so erhalten sie dabei wenig Unterstützung durch ihre soziale Umwelt. Sie werden, wenn sie sich an kollektiven Auseinandersetzungsformen beteiligen, nicht von ihren Aufgaben im Reproduktionsbereich entlastet, so daß der Kampf um bessere Möglichkeiten zur Prävention mit einer erheblichen Mehrbelastung verbunden ist. Erschwerend wirkt sich dabei auch aus, daß Arbeitskollegen, Betriebsrat und Gewerkschaften den Beschäftigungsinteressen der Frauen nicht den gleichen Stellenwert beimessen wie den Interessen der Arbeitnehmergruppen, die zur Stammbelegschaft behören (OFFE/HINRICHS 1977, S. 45 ff.). Anders als bei Männern wird Frauen dabei vielfach im Betrieb und in der Familie nahegelegt, daß der Verzicht auf die Berufstätigkeit oder auf die Familiengründung der geeigneteste Weg ist, um eine Sicherung der Gesundheit zu erreichen.

Sollen die Möglichkeiten von Frauen im Umgang mit Gesundheit und Krankheit verbessert werden, so müssen die Maßnahmen auf zwei Ebenen ansetzen. Zum einen müssen Frauen durch Selbsthilfegruppen ihre Kompetenzen zur aktiveren Konfliktaustragung stärken, damit sie ihre Gesundheitsinteressen im Produktions- und Reproduktionsbereich besser durchzusetzen lernen. Zum anderen müssen aber auch die Strukturen des Beschäftigungs- und Gesundheitssystems so verändert werden, daß Frauen ein größerer Spielraum zur Prävention bleibt, wobei die Aufhebung der geschlechtsspezifischen Arbeitsteilung und die Senkung der Arbeitszeit mit zu den vorrangigen Maßnahmen gehören müssen.

KERSTIN DÖRHÖFER, GISELA STEPPKE
EINIGE GRUNDSÄTZLICHE THESEN ZUM ZUSAMMENHANG VON GESUND-
HEITS- UND WOHNUNGSVERSORGUNG UND DER SITUATION VON FRAUEN

Es scheint, als gäbe es heute - zumindest in den reichen Industrienationen - kaum noch Auswirkungen durch die Wohnverhältnisse auf die Gesundheit der Bewohner und Bewohnerinnen. Früher war dieser Zusammenhang ganz offenbar: Mietskasernenviertel, Überbelegungen, Notunterkünfte, mangelnde sanitäre Ausstattungen der Wohnungen und Wohngebäude, mangelnde Ausstattung der Wohngebiete mit technischer Infrastruktur und vieles mehr sind oft die Quellen gesundheitlicher Beeinträchtigungen gewesen; Epidemien und Seuchen, vor allem Tuberkulose, sind nicht zuletzt durch schlechte Wohnverhältnisse verursacht worden (vgl. Engels 1972; Hegemann 1963). Meist wurden die Wohngebiete kurzerhand abgebrannt. Das kennen wir heute bei uns nicht mehr oder kaum noch (hören es aber noch häufig aus den Ländern der Dritten Welt).

Dennoch ist der Zusammenhang von Gesundheitszustand und Wohnverhältnissen nicht weniger bedeutend, und dies ganz besonders für Frauen, vor allem dann, wenn wir - und das halten wir für äußerst wichtig! - an die erweiterte Definition von Gesundheit anknüpfen, die über die Abwesenheit von Krankheit hinausgeht und Gesundheit gleichsetzt mit physischem und psychischem Wohlbefinden (vgl. den Beitrag von M. Rodenstein).

Nach allgemein vorherrschendem Verständnis ist der Privatbereich der Bereich, an dem sich dieses Wohlbefinden herstellt, gelten Wohnung und Wohngebiet als Regenerationsorte und Erholungsstätten. Nicht beachtet wird dabei, daß sie der baulich-räumliche Ort sind, an dem auch die Arbeit geleistet wird, die notwendig ist, um die Regeneration, die Wiederherstellung von Arbeitskraft überhaupt erst zu gewährleisten, d. h. daß sie der Ort sind, an dem Frauen materielle und psychische Reproduktionsarbeit leisten (und der Aspekt des Aufwandes an psychischer Aufrüstung wird immer wichtiger!), sie damit für Frauen vorrangig Arbeitsstätten sind.

Wir setzen deshalb mit unseren Überlegungen hier an, denn wir meinen, daß Wohnung und Wohngebiet für Frauen nicht - oder nicht vorrangig - der Privatbereich sind, in dem sich ihr Wohlbefinden herstellt, sondern in dem sie der ihnen zugewiesenen Pflicht nachkommen, anderen ein Wohlbefinden zu verschaffen. (Gerade der Dritte Familienbericht der Bundesregierung betont diese Pflicht ein weiteres Mal [Bericht der Sachverständigenkommission der Bundesregierung, 1979]). Regionale und infrastrukturelle Belastungen sind deshalb alle baulich-räumlichen Strukturen, die die Funktionalisierung und Fremdbestimmung von Frauen festschreiben bzw. ihrer Aufhebung entgegenwirken. In der Wohnung und im Wohngebiet müssen Frauen aber auch ihre verausgabten Kräfte wiederherstellen. Sie haben damit für Frauen eine Doppelfunktion: Ihre Beschaffenheit beeinflußt zum einen ihren Aufwand an zu leistender Reproduktionsarbeit, zum anderen ihre Möglichkeiten der eigenen Regeneration.

Wesentliche Kriterien dieser Beschaffenheit, also Kriterien für Wohnungsverhältnisse sind bezüglich der Wohnung:
a) die Höhe des Mietpreises
b) die Größe und der Zuschnitt
c) die Ausstattung
bezüglich des Wohngebietes:
d) die Lage
e) die Dichte und die Baustruktur
f) die infrastrukturelle Ausstattung.
Zwar ist der Mietpreis Resultat der Höhe der Bodenpreise, der Baukosten und der Kapitalzinsen, was für ihn ausgegeben werden kann, bestimmt sich jedoch durch die Höhe des Haushaltseinkommens, da der finanzielle Reproduktionsaufwand eines Haushalts auch noch die übrigen Lebenshaltungskosten decken muß.

Dieser Zusammenhang von Einkommenshöhe (finanziellem Reproduktionsfonds), Mietpreis und Herstellungskosten bestimmt folglich die soziale Verteilung des Wohnraums, d.h. die klassen-, schichten- und gruppenspezifische Wohnungsversorgung, die individuellen Wohn- und damit Arbeits- und Reproduktionsbedingungen der Frauen.

Je niedriger das Haushaltseinkommen ist, um so geringer ist der für den Mietpreis zu erübrigende Anteil daran. Je geringer aber der Mietpreis, um so geringer auch die darin enthaltene Grundrente, die Herstellungs- und Finanzierungskosten, das heißt: weniger günstige Lage des Wohngebietes, niedriger Wohnstandard. Die Qualität der Wohnverhältnisse bestimmt sich also nicht durch die Reproduktionsfunktionen, für die sie der baulich-räumliche Ort sind, durch die Wohnung und Wohngebiet überhaupt erst notwendig geworden sind.

Allerdings darf die Qualität der Wohnverhältnisse, der Wohnstandard ein gewisses Minimum nicht unterschreiten, um die Reproduktion der Arbeitskräfte, den Erholungsgrad nicht zu gefährden bzw. den von den Frauen zu leistenden Arbeitsaufwand so zu erschweren, daß ihre eigene Erholung nicht mehr möglich und damit - über sie vermittelt noch einmal - die Wiederherstellung von Arbeitskraft bedroht ist.

Dieser hier sehr allgemein formulierte Zusammenhang zwischen Reproduktionsarbeit (zu der die Frauen funktionalisiert worden sind), Regeneration (als Gesund-sein und -bleiben und Wohlbefinden) und Wohnungsversorgung soll im folgenden etwas detaillierter ausgeführt werden. Wir verwenden dafür Beispiele, die unter anderem Ergebnisse zweier Lehr- und Forschungsprojekte am Institut für Stadt- und Regionalplanung waren, die den Vergleich der Reproduktionsbedingungen der weiblichen Arbeitskraft in einem innerstädtischen Altbauwohngebiet und einem randstädtischen Neubauwohngebiet zum Ziel hatten (vgl. Projekt- und Seminarbericht 1977; Arbeitsbericht des Lehr- und Forschungsprojekts "Thermometersiedlung" 1978; Dörhöfer/ Naumann 1979). Die folgenden Thesen sind übereinstimmende Aussagen in Gesprächen mit Bewohnerinnen der Gebiete:
- Die innerstädtische Lage von Wohngebieten und ihre meist recht gute Ausstattung mit sozialer Infrastruktur, Einrichtungen für den täglichen Bedarf

und des öffentlichen Nahverkehrs schaffen für die Reproduktionsarbeit der Frauen, die Kindererziehung und ihre Ausbildung, die Gesundheitsversorgung der Haushaltsmitglieder, den Einkauf, Behördengänge etc. relativ gute Voraussetzungen. Sie eröffnen ihnen auch - vor allem durch die Lage und Verkehrsverbindungen - ein größeres Spektrum außerhäuslicher Arbeitsplatzangebote (ohne daß durch diese These deren generelle Beschränkung für Frauen beschönigt werden soll und damit etwas über die Qualität der Arbeitsplätze ausgesagt ist) und deren leichtere Erreichbarkeit, somit eine nicht allzu lange Ausdehnung des außerhäuslichen Arbeitstages durch Wegezeiten.
- Die dichte Bebauung innerstädtischer Wohngebiete, der meist völlige Mangel an Grünflächen, Gärten, Parks, Spiel- und Sportplätzen, dagegen ihre Überbelastungen mit privatem Pkw-Verkehr verunmöglichen fast gänzlich ihre eigene Regeneration außerhalb der Wohnung, belasten im Gegenteil durch Lärm, Schmutz, Gestank und Unfallgefahr und erschweren damit auch die Erledigung der Aufgaben in der Kindererziehung, die in den engen Bereich der Wohnung verbannt sind.
- Die randstädtische Lage von Wohngebieten und ihre meist schlechte infrastrukturelle Ausstattung erschweren die Reproduktionsarbeit der Frauen durch weite Wege, Monopolpreise der Supermärkte, mangelnde Kindertagesstättenplätze, fehlende Einrichtungen der Gesundheitsversorgung und vieles andere mehr.
Den eventuellen Wunsch nach Erwerbstätigkeit der Frauen beschränken sie durch fehlende Arbeitsplatzangebote und schlechte Verkehrsverbindungen, so daß viele Frauen auf unterqualifizierte und unterbezahlte Erwerbsarbeit angewiesen sind, selbst wenn sie eine Ausbildung haben.
Fort- und Weiterbildungsstätten wie Volkshochschulen oder Einrichtungen zur beruflichen Qualifikation zum eventuellen (Wieder)Einstieg in das Erwerbsleben gehören fast nie zur infrastrukturellen Ausstattung solch monofunktionaler Wohngebiete, so daß die Frauen, die an diese Wohngebiete gebunden sind, keine Gelegenheiten zur eigenen geistigen Reproduktion haben.
- Die aufgelockerte Bauweise, die Grünzonen zwischen den Wohnblöcken scheint zwar eher eine eigene Regeneration er ermöglichen und auch dem Spiel der Kinder außerhalb der Wohnung mehr Raum zu geben, so daß diese Reproduktionsarbeit erleichtert ist, oft ist jedoch das Betreten dieser Grünflächen verboten. Allerdings ermöglicht die randstädtische Lage von Wohngebieten - West-Berlin ausgeklammert - das schnelle Erreichen der die Agglomerationen umgebenden Erholungsgebiete. Andererseits stehen diesen Möglichkeiten der Regeneration in randstädtischen Wohngebieten, die in ihnen herrschende Monotonie, Anonymität, Kontaktlosigkeit, soziale Isolation entgegen und führen eher zu psychischen Belastungen denn zu Erholung.
- Die Größe und der Zuschnitt der Wohnungen bestimmen den individuellen Freiraum der einzelnen Haushaltsmitglieder, damit das Maß der Reproduktionsarbeit der Frauen und die Möglichkeit der Regeneration.
Je höher die Belegung der Wohnung, des Wohngebäudes, des Wohngebietes, um so höher der Aufwand für Reproduktionsarbeiten, den die Frauen zu leisten haben, und um so einschränkender zur Erledigung dieser Aufgaben

sind die räumlichen Verhältnisse: zum Beispiel erfordert ein großer Haushalt auf kleiner Wohnfläche mehr Organisation, mehr Aufräumarbeit trotz geringer Fläche, mehr Koordination der Interessen der Haushaltsmitglieder, mehr Bemühungen um Harmonisierung; zum Beispiel erfordert ein mehrgeschossiges Miethaus heutiger Rechts- und Bauform mehr Disziplinierung, das Herauf- und Herunterschleppen von Einkäufen, Müll etc., erschwert das Spiel der Kinder und damit deren Sozialisation.

Der Zuschnitt der Wohnung legt die Funktionsräume fest, verbannt die Kinder in die kleinen Zimmer, die Frau in die Küche und macht damit die Hausarbeit unsichtbar, zementiert (im wahrsten Sinne des Wortes) die Arbeitsteilung in der Familie und zerstört die familiale Kommunikation, die gegenseitige Anerkennung.

- Je schlechter die Ausstattung der Wohnung mit sanitären Einrichtungen, Heizung, Warmwasser, technischen Haushaltsgeräten, um so schwerer und umfangreicher werden die Aufgaben der Hausarbeit, der Reinigung der Wohnung, Wäsche, Kleidung, der Körperpflege, der Vorratshaltung, der Essenszu-, -vor- und -nachbereitung etc..

- Der Preis, der für die Wohnung zu bezahlen ist, die Miete, reduziert den finanziellen Reproduktionsfonds des Haushaltes. Je höher er ist, um so weniger bleibt für die übrigen Erfordernisse zur Reproduktion: Nahrung, Kleidung, Reinigungsmittel, Bildungs- und Unterhaltungsmittel, Urlaub etc..

Mit dem Haushaltsgeld umzugehen, ist Aufgabe der Frauen: sie müssen rechnen, Preise vergleichen, Sonderangebote wahrnehmen. Übersteigt der Anteil der Miete am Reproduktionsfonds das Maß, das die Sicherung der Reproduktion der Haushaltsmitglieder gerade noch gewährleistet, so entsteht daraus der Zwang zu weiterer Arbeit gegen Lohn: entweder durch Überstunden des Mannes, durch vorzeitiges Abbrechen der Ausbildung der Kinder, meist durch Erwerbstätigkeit der Frauen. Die Erhöhung des finanziellen Reproduktionsfonds geht zu Lasten des zeitlichen, die zu erledigende Reproduktionsarbeit bleibt, die Zeit für die eigene Regeneration wir minimiert.

Mit diesen Thesen bewegen wir uns noch weitgehend auf der Erscheinungsebene, die jedoch verdeutlicht, daß das Verhältnis von Frauenarbeit, räumlichen und infrastrukturellen Belastungen und gesundheitlicher Situation und Prävention bei Frauen erst einmal genauer unter folgenden Aspekten untersucht werden muß:

- Wohnbedingungen als Rahmenbedingungen und Belastungsmomente der Reproduktionsarbeit von Frauen,
- Wohnbedingungen als Rahmenbedingungen und Beeinträchtigung der Regeneration von Frauen.

Um Strategien zur Gesundheitsversorgung und Prävention bei Frauen zu entwickeln, was nur Ziel einer engagierten, anwendungsorientierten Forschung sein kann, ist es jedoch auch erforderlich, die Determinanten dieser Wohnbedingungen im einzelnen zu analysieren.

Diese Determinanten sind in den letzten Jahren in mehreren Arbeiten untersucht und als ökonomische und politische herausgearbeitet worden (vgl. u.a. Brede u.a. 1975; Dörhöfer 1978). Keine hat jedoch je die patriarchalischen Interessen, die geschlechtsspezifische Machtverteilung als bestimmenden Faktor für Wohnungsverhältnisse einbezogen. Selbst in der Frauenforschung ist dieser Zusammenhang nocht nicht thematisiert, weil hier vorrangig der Arbeitscharakter von Hausarbeit und Kindererziehung, die den Frauen zugewiesen sind, erst einmal deutlich gemacht werden mußte. Erste Ansätze, den Zusammenhang dieser Reproduktionsarbeit und der Wohnung als Reproduktions- d.h. Arbeitsstätte der Frauen zu untersuchen, widmen sich meist historischen Analysen über die Verfestigung der Funktionszuweisung durch Baustrukturen (vgl. Wahrhaftig 1978; Schulze 1979).

Folglich gilt auch in der Planung der Wohnbereich als Reproduktions-, Erholungsbereich zur Wiederherstellung der andernorts verausgabten (männlichen) Arbeitskraft, nicht als Produktions-, Arbeitsbereich der Frauen. Dieses Planungsverständnis spiegelt sich nicht nur in der Wissenschaft wider, sondern findet auch seinen baulich-räumlichen Niederschlag, hat seine sich stets wiederholenden Auswirkungen auf die Gestaltung der Wohnung, des Wohngebäudes, des Wohngebietes.

Ein Beispiel auch dafür:
Wir haben bereits gesagt, daß die Wohnung der Raum ist, der zugleich der Erholung und der Arbeit dient, die dieser Erholung vorausgesetzt ist und von Frauen geleistet werden muß. Die Wohnung hat also zwei Funktionen, die im Widerspruch zueinander stehen. Dieser Widerspruch - wie alle Widersprüche - wird zugunsten der Interessen jener entschieden, die die Macht haben, d.h. unter geschlechtsspezifischen Aspekten zugunsten der Interessen der Männer.

R. Becker-Schmidt hat darauf hingewiesen, daß der Produktionsbereich, die betriebliche Sphäre, nach männlichen Lebensbedingungen organisiert ist, d.h. so, daß davon ausgegangen wird, daß ihre Reproduktion zu Hause gesichert ist (vgl. den Beitrag von R. Becker-Schmidt). Für Frauen gilt das nicht, denn sie haben weder diese Sicherung, sie müssen sie im Gegenteil noch für andere gewährleisten. Diese Aussage läßt sich auf den Reproduktionsbereich übertragen, auch er ist so organisiert, daß er der Sicherung der Reproduktion der männlichen (und zukünftigen) Arbeitskraft dient: die Erholungsinteressen der Männer bestimmen die Gestaltung der Wohnung. Der Arbeitsplatz der Frauen reduziert sich auf die immer kleiner werdende, immer rationaler gestaltete Küche.

Das ist die dritte räumliche Verbannung der Frauen und der von ihnen geleisteten Reproduktionsarbeit:
1. die Wohngebiete an den Peripherien der Städte,
2. die Abgeschlossenheit und Anonymität der Wohnungen in den Mietshäusern und
3. die Reduzierung auf die Kleinstküchen innerhalb der Wohnung
isolieren die Frauen und geben der gesellschaftlichen Ignorierung der Reproduktionsarbeit, ihrer Unbezahltheit, auch räumlichen Ausdruck, machen sie unsichtbar. Die Funktionalisierung und Fremdbestimmung der Frauen wird dadurch um so leichter, ein kollektiver Widerstand jedoch um so schwerer. Die als "Grüne Witwen-Symptome" bezeichneten Erscheinungen in Wohnsiedlungen sind ein Ausdruck dafür.

Setzt man voraus, daß Prävention nicht nur Krankheit verhindern (d.h. Arbeits- und Funktionsfähigkeit erhalten), sondern größerem Wohlbefinden dienen soll, hat sie im Vorfeld von (kurativer) Medizin anzusetzen: bei den sozialen Ursachen und Bedingungen physischer und psychischer Beeinträchtigungen. Ziel von Prävention im Rahmen von Frauengesundheitsforschung ist daher neben dem Abbau akuter regionaler und infrastruktureller gesundheitlicher Belastungen (z.B. durch bauliche, räumliche und ökologische Maßnahmen, die Frauen die Reproduktionsarbeit und ihre eigene Regeneration erleichtern) langfristig die Aufhebung der Funktionalisierung von Frauen durch geschlechtsspezifische Rollen- und Arbeitszuweisung.

Ausgehend von diesen Thesen und der genannten Zielsetzung ergeben sich folgende Fragestellungen und Forschungsansätze (1):
- Untersuchung regionaler Krankheitsunterschiede und ihrer Determinanten (Stadt-Land, Innenstadt-Randstadt, Mietskasernenviertel-Villenviertel etc.).
- Untersuchung des Zusammenhangs zwischen Naturzerstörung und Reproduktionsaufwand
- Untersuchung von Neubauwohngebieten, den Leitlinien "familiengerechten Wohnens", ihrer staatlichen Förderung und Planung
- Vergleich der Lebensbedingungen von Frauen in Altbauwohngebieten und Neubauwohngebieten unter Berücksichtigung ausgewählter Sozialstrukturen (alleinstehende Frauen, alleinstehende Frauen mit Kindern, Frauen im mittleren Lebensalter, nichterwerbstätige Frauen etc.)
- Untersuchung und Erprobung alternativer Ansätze in Wohnung und Wohngebiet zur Begegnung der Reproduktionsbelastungen bzw. Verbesserung der eigenen Regeneration von Frauen (kollektive Wohnformen, autonome Selbsthilfegruppen im Stadtteil etc.).

Anmerkung:
1 Diese Fragestellungen und Forschungsansätze sind auch Resultat aus der Diskussion einer Gruppe von Wissenschaftlerinnen, die im Bereich von Gesundheits- und Wohnungsversorgung unter frauenspezifischen Aspekten arbeiten. Vgl. dazu Arbeitspapier vom 12.12.1979 "Regionale und infrastrukturelle Belastungen".

HELGA BILDEN
PSYCHO-SOZIALE BELASTUNGEN IN DER PERSÖNLICHEN, FAMILIALEN
UND BERUFLICHEN SITUATION DER FRAU IM MITTLEREN ALTER

Im Rahmen der Arbeitsteilung zwischen den Autoren dieses Buches schreibe
ich über die Belastungen einer Phase weiblichen Lebens, an deren Schwelle
ich selbst stehe. Es widerstrebt mir. Vor allem stört mich, daß ein solches
Unterfangen im Vergleich zu den konkreten lebensgeschichtlichen Erfahrungen und Situationsbewältigungen lebendiger Frauen immer abstrakt und generalisierend ist.
  Zunächst möchte ich unterscheidend feststellen:
a) Frauen zwischen 40 und 50 Jahren haben schon jahrzehntelang unter kumulierenden Dauerbelastungen der widersprüchlichen weiblichen Lebenssituation gelebt, sich eingerichtet, gelitten, sich beschränkt, aber in deren
Bewältigung möglicherweise auch Stärke und Selbstbewußtsein entwickelt
(s. Becker-Schmidt in diesem Band). Vielleicht sind sie von diesen Belastungen erschöpft, können oder wollen sie nicht mehr ertragen.
b) Das 5. Lebensjahrzehnt ist eine Zeit mehr oder weniger einschneidender
Veränderungen im weiblichen Lebenszusammenhang, Veränderungen sozialer, physischer und psychischer Art, eine Phase von notwendigen Umorientierungen. Veränderungen der bisherigen Lebens- und Erfahrungsbereiche
und der Selbstdefinition ergeben sich teils zwangsläufig, teils muß die Frau
sie selbst herbeiführen, um im weiteren einigermaßen befriedigende Lebensmöglichkeiten zu finden.
  Die Veränderungen, mit denen sich Frauen im 5. Lebensjahrzehnt auseinandersetzen müssen, sind üblicherweise:
- körperliche Veränderungen des Älterwerdens, Beginn des Klimakteriums,
  Ende der Gebärfähigkeit;
- Ablösung der Kinder vom Elternhaus, Notwendigkeit von seiten der Mutter,
  die Kinder loszulassen und zu unterstützen, evtl. Großmutter werden, Enkelbetreuung;
- Neudefinition der ehelichen Beziehungen, häufig auch Angst vor Verlassenwerden, Trennung, Scheidung, Krankheit (oder Tod) des Partners;
- Altwerden, Krankheit, häufig Tod der Eltern oder Schwiegereltern, das
  bedeutet emotionale und meist auch Arbeitsbelastung für die Frau;
- Verschleißerscheinungen durch berufliche Belastungen, Angst vor Arbeitslosigkeit oder tatsächliche (Dauer-)Arbeitslosigkeit;
- Umschulung, Weiterbildung, Wiedereintritt in den Beruf (oder die Entscheidung, nicht wieder berufstätig zu werden);
- die von vielen sehnsüchtig erwartete Möglichkeit, nach Entlastung von familiärem Eingebundensein mehr für sich zu tun, autonomer zu sein, sich
  über den häuslichen Kreis hinaus zu bewegen.
Es gibt allerdings eine Menge Frauen, deren Biographie anders verläuft als
"normal": Alleinstehende mit Kindern oder ohne; "späte Mütter", die in
diesem Alter kleine Kinder zu betreuen haben (s. den Beitrag von Beck-

Gernsheim); Frauen, die nach Scheidung oder Trennung sozialhilfeabhängig in Obdachlosenwohnungen landen (Stoltenberg 1979); Frührentnerinnen usw.
c) Manche dieser Veränderungen zerstören Alltagsroutine der Frauen und stellen ihre bisherigen Lebenssinn-Konstruktionen infrage (oder die Frauen antizipieren dies). Dadurch ist dies eine Zeit des mehr oder weniger expliziten Nachdenkens, wie ihr Leben verlaufen ist und welche Zukunftsaussichten sie erwarten.

Sie fragen sich, was sie "vom Leben gehabt" bzw. daraus gemacht haben, ob sie ihre Bedürfnisse weiter hinter denen anderer (Kinder, Ehemann) zurückstellen wollen, - und ob sie den Rest ihres Lebens so weiterleben können oder wollen. Oft machen Frauen dabei beklemmende Feststellungen: daß sie in 15 oder 10 Jahren Ehe immer mehr eingeengt worden sind, daß sie sich verausgabt haben, als billige Putzfrau und unbezahlte Prostituierte ausgebeutet wurden, daß sie sich mit ihren Männern nichts mehr zu sagen haben und die sexuelle Beziehung für sie ohne Befriedigung, oft aber voller Gewalt war, daß sie selbst schon kaum noch existieren.

Die Frage nach der Zukunft, nach befriedigenderen oder einfach anderen sinnvollen Lebensmöglichkeiten als ältere Frau, die nicht mehr vor allem Mutter, nicht mehr "jugendlich" ist, konfrontiert mit den sehr beschränkten objektiven, materiellen Möglichkeiten der meisten älteren Frauen, Hausfrauen, Frauen unterer Einkommensschichten, Frauen auf dem Land, aber mindestens ebenso mit den subjektiven, individuellen Beschränkungen an Aktivitätspotential, realitätsfähiger Phantasie (Prokop 1976), an Selbständigkeit, Selbstbewußtsein, an "Zivilisationstechniken" und Handlungsfähigkeit in außerhäuslichen Bereichen. Sie stößt an die Schranken der Angst vor Neuem, dem Gerede der Nachbarn und den Einschüchterungen der angepaßten Freundinnen.

Hier bestehen große Differenzen zwischen den Frauen. Die Pfarrersfrau, die mit 43, unterstützt durch ihre Kinder und einen Erziehungsberater ("Sie müssen sich als Mutter Ihrer Kinder erhalten"), ausbricht (Meinhold u. Kunstmüller 1978, S. 43 ff.), tut den Schritt unter anderen Bedingungen als die Postangestellte und Mutter dreier Kinder (im Film "Lena Rais"). Eine Arbeiterin mit Kindern steht dagegen bei einem Ausbruch vor der Alternative, ihre Kinder ins Heim geben oder von Sozialhilfe leben zu müssen. Schwierig, konfliktreich und ungewiß im Ausgang ist auch der Versuch, sich in der Ehe selbständiger zu machen, Veränderungen für sich durchzusetzen (Beispiel Meinhold u. Kunstmüller, S. 70 ff.).

Persönliche Situation

Frauen sind in dieser Zeit stark mit dem Problem des Älterwerdens, des Verlusts von Jugendlichkeit und sexueller Attraktivität konfroniert, das im Nachlassen physischer Kraft und Gesundheit, in Falten und im Beginn des Klimakteriums unübersehbar wird. Das ist jedoch nicht nur eine Frage körperlicher Prozesse, sondern fast noch mehr der sozialen Definition und

Bewertung: 40 sein, 5. Lebensjahrzehnt - das gilt in unserer auf "jugendliche Dynamik" und Leistungsfähigkeit (bei Männern, im Beruf) und "Attraktivität" (bei Frauen) fixierten Kultur ganz besonders für Frauen als ein Synonym für Verblühen, Unattraktivwerden, sich dem Zustand der "nutzlosen alten Frau" nähern. Auch wenn manche Frauen eher schöner, aktiver usw. werden, muß sich jede Frau mit diesem sozialen Stereotyp (Schneider 1974, S. 65 ff.) und den körperlichen Veränderungen auseinandersetzen.

Das Klimakterium, die eindeutigste körperliche Veränderung, erleben Frauen in unserer Kultur und im interkulturellen Vergleich offenbar sehr unterschiedlich (Neugarten et al 1963); auch hier dürfte die sozial bedingte individuelle Bedeutung für die Frauen entscheidend dafür sein, ob diese Zeit mit großen physischen und psychischen Beschwerden, mit Leiden und Trauer, wie es die meisten jüngeren Frauen erwarten (Troll u. Turner 1979; Lehr 1978), durchmachen, teils sogar mit schweren psychischen Störungen. Tatsächliche Beschwerden können nicht, wie medizinischerseits üblich, einfach den physischen Prozessen bzw. überhaupt dem Klimakterium zugeschrieben werden, da andere Belastungen und Umorientierungen, wie hier beschrieben, gleichzeitig zu verarbeiten sind (Lévy 1977, S. 67 ff.).

Besonders hart trifft es Frauen, die noch unerfüllte Kinderwünsche haben, und die vielen Alleinstehenden, Geschiedenen, die seit langem aus Paar- und Familiengeselligkeit ausgeschlossen sind, bei denen Sexualität oft nicht mehr stattfindet. Ihre Aussicht auf einen Partner, auf Anerkennung als Frau sinkt rapide.

Die positive Aussicht auf die weitere Zukunft wird durch das gesellschaftliche Schreckbild der "häßlichen, unnützen, geschlechtslosen, einsamen alten Frau" und die massenweise Realität der armen, einsamen, abgeschobenen Frauen versperrt. Dem gilt es, eine positive Phantasie und die praktischen Anfänge eines sinnvollen Lebensentwurfs entgegenzusetzen - bisher eine individuelle Leistung ohne soziale Unterstützung.

Familiäre Situation

Die Literatur charakterisiert die Situation von Frauen mittleren Alters mit Begriffen wir Nachkinderphase, Entlastung von familiären Pflichten einerseits, Weggehen der Kinder, "empty nest"-Problematik (Bart 1971) andererseits. Die Entlastung von der Muterrolle geschieht jedoch nicht immer so früh und kaum reibungslos: 40- bis 50jährige Frauen haben oft noch Kinder im Schulalter und Berufsanfang, wo Hilfe bei Schularbeiten, Belastung durch Schulstreß, psychosoziale Probleme in der Pubertät die Mutter nicht weniger beanspruchen, sondern psychisch eher mehr belasten als früher. Die konfliktreichen Abgrenzungen pubertierender Kinder, der Prozeß ihrer Ablösung von den Eltern, vor allem der Mutter, allmähliches Loslassen, dann Unterstützung beim oft schnellen Erwachsenwerden der Kinder sind besonders für "Nur"-Hausfrauen und Alleinstehende hochgradig belastend.

Daher soll die Antizipation des Weggehens der Kinder schwieriger, depressionsanfälliger sein als die Zeit danach (Lévy 1977, S. 67 ff.). Jedenfalls steht für sehr viele Frauen das Verlieren, nicht der Verlust, der aktiven Mutterrolle in diesem Alter im Mittelpunkt. Die Nachkinderphase erfordert von Müttern eine Neuordnung ihres Lebens(sinnes). Für die von Bart (1971) beschriebenen schweren "empty nest"-Depressionen scheinen "Supermütter", d.h. Frauen, die in ihren Kindern ihren einzigen Lebenssinn gesehen haben und sie nicht loslassen können, besonders anfällig zu sein. Viele Frauen erwarten jedoch den Weggang der Kinder, die Entlastung sehnsüchtig, um mehr Zeit und Freiraum für sich zu haben (Troll u. Turner 1979). Trotzdem wird der Übergang, die Konstitution neuer sinngebender Aktivität - und befriedigender Muße -, auch außerhalb der Familie oft nicht ohne Schwierigkeiten sein, z.T. abhängig auch vom Ehemann. Für die Frauen, die jetzt mehr Autonomie, mehr für sich selbst tun wollen, ist es häufig ein Problem, daß die ausgezogenen Kinder (Auszug in USA durchschnittlich mit 18, bei uns der Tendenz nach auch) die Eltern, insbesondere die Mütter, mit tausenderlei Bedürfnissen, Hilfswünschen usw. beanspruchen (Troll u. Turner, ebd.). Manche Frau findet sich stolz oder auch plötzlich "alt" als Großmutter wieder und gerät vielleicht wegen des Ansinnens der Kinderbetreuung für berufstätige Töchter in den Konflikt zwischen Unabhängigkeitsstreben und weiblich-familiärer Selbstdefinition bzw. familiärer Solidarität.

Eheliche bzw. Paarbeziehungen, eheliche Machtverhältnisse, Ehekrisen - davon ist der Alltag jeder nicht alleinstehenden Frau durchzogen - bestimmen ganz entscheidend Wohlbefinden oder Belastung und die Verarbeitungsmöglichkeiten der Frauen, auch das Hineingleiten bzw. -gedrängtwerden in die Rolle der Kranken, Depressiven. In Paarbeziehungen entstehen Rollenaufteilungen, Selbst- und Fremdbild-Konstruktionen, die nach 15, 20 Jahren Ehe, manchmal auch früher, relativ verfestigt sind. Sie folgen meist den Linien der Geschlechtsrollen, Männlichkeits-/Weiblichkeitsstereotype und drängen Frauen leicht dahin, sich als Kranke, Schwache, Leidende, Passive zu verstehen und zu verhalten bzw. werden sie von ihren Männern so gesehen und behandelt (mit dem Erfolg, daß diese die narzißtisch befriedigendere, sozial besser honorierte, wenn auch anstrengende Komplementärrolle für sich in Anspruch nehmen können (Maack u. Beckmann 1979). Häufig leben Elemente auch wie Feinde nebeneinander. Über die Entwicklung der ehelichen Machtverhältnisse, über die Geschichte der Ehe und Familienphasen hinweg läßt sich wenig Allgemeingültiges sagen. Held (1978, S. 162 ff.) meint, aufgrund der Abschätzung der jeweiligen "Rollenperformanzen", daß in mittleren und höheren Schichten die Männer durch ihren wachsenden Statusvorsprung vor der Hausfrau-Ehefrau an Macht gewinnen, während in unteren Schichten die Männer, die ihre Alleinernährerrolle immer weniger erfüllen, zugunsten der Frauen an relativer Macht verlieren. Ein wichtiger Faktor in der ehelichen Situation als dauernder Belastungs- oder Unterdrückungszusammenhang (seltener als Quelle von Befriedigung) ist die Sexualität. Sexualität in der Ehe dient oft der Befriedigung männlicher sexueller Bedürfnisse ohne viel Rücksicht auf diejenigen der Frau (Masters u. Johnson 1979; Benard u.Schlaffer 1978; vgl. a. Heinritz u. Thiele 1979; Irigaray 1976; Schwarzer 1975). Implizite oder offene eheliche Gewalt ist dabei an der Tagesordnung. Häufig ist der Hintergrund eine für die Frau insgesamt unbefriedigende eheliche Beziehung und Kommunikation. Frauen bleiben daher massenweise "frigide" (Kronberg 1979); besonders viele Frauen unterer sozialer Schichten berichten, daß sie nie oder selten "Spaß daran" gehabt hätten (Fransella u. Frost 1977, S. 136 ff.). Das 5. Lebensjahrzehnt bringt Veränderungen in der sexuellen Situation, die die Frauen verarbeiten müssen. Ihre sexuelle Attraktivität als "alternde Frauen" für den Partner (oder dessen Potenz) sinkt wahrscheinlich; das kann für die Frau Entlastung von einer lästigen Pflicht, von der Demütigung erzwungenen Geschlechtsverkehrs, von der Angst vor Schwangerschaft bedeuten, aber auch Verlust des Selbstbewußtseins als Frau, ein Gefühl des Vernachlässigtwerdens, ständige Angst vor einer jüngeren Rivalin. Jedenfalls endet hier für viele Frauen, da sie auf heterosexuell-genitale Sexualität fixiert sind, das Sexualleben (Troll u. Turner 1979).

Veränderungen der Partnerbeziehung stehen jetzt an: Sie könnte wieder enger werden, die beiden müßten sich gegenseitig etwas anderes bedeuten als in der "Kinderphase". Für die Beziehung ist meist die Frau "zuständig", besonders wenn sie nach einer eher traditionellen Beziehung jetzt mehr Selbständigkeit und Befriedigung für sich realisieren möchte. An beide werden jedoch hohe Anforderungen gestellt, was Kommunikation, Veränderungsbereitschaft und -fähigkeit und Solidarität anbetrifft. Andernfalls scheitert die Frau, resigniert, paßt sich wieder an oder die Ehe zerbricht. Nicht selten ist es auch das Interesse des Mannes an anderen, meist jüngeren Frauen und/oder die Angst der Frau davor, oft auf dem Hintergrund schwelender, aber "wegen der Kinder" unterdrückter Krisen, was die Ehe gefährdet und zu Trennung und Scheidung führt.

Die Lösung aus einer Ehe, gegen den Widerstand des Partners oder gegen den eigenen, stellt eine extreme Belastung dar, ebenso, wenn auch andersartig, wie der relativ frühe Tod des Ehemannes. Scheidung, Trennung bedeuten für Mütter, daß sie erst einmal mittellos dastehen oder sich in sehr schlechter finanzieller Situation arrangieren, Wohnung und Arbeit finden oder Sozialhilfe beantragen müssen sowie oft völliges Alleinsein, Ausschluß aus bisherigen Bekanntenkreisen. Plötzlich müssen sie Kompetenzen entwickeln, die viele nie hatten oder verlernt haben. Daneben oder danach gibt es die Trauer, um den Verlust zu verarbeiten, ohne depressiv zu werden ...

Frauen mittleren Alters sehen sich oft in Hilfsverpflichtungen gegenüber körperlich abbauenden, krankwerdenden Eltern oder Schwiegereltern hineingezogen und fühlen sich zwischen verschiedenen Verpflichtungen hin- und hergerissen. In diese Zeit fällt häufig der Tod mindestens eines Elternteils. Das konfrontiert sie zusätzlich mit dem eigenen Tod. Die Auseinandersetzung damit findet bei uns kaum soziale Unterstützung, da gesellschaftliche Deutungsmuster fehlen: das Thema Tod unterliegt der gesellschaftlichen Verdrängung (Schneider 1974, S. 157 ff.).

Berufliche Situation

Wegen der unterschiedlichen Situationen ist es kaum möglich, in Kürze und allgemein etwas über die Belastungen von Frauen dieser Altersstufe im Zusammenhang mit ihrer Berufstätigkeit auszusagen. Die meisten Frauen arbeiten auf wenig qualifizierten Arbeitsplätzen; auch Frauen mit abgeschlossener Lehre sind, unabhängig davon, ob sie ihre Berufstätigkeit unterbrochen haben, häufig da gelandet (z. B. Montagearbeiterinnen, Packerinnen, Datentypistinnen ...). Gerade wenn sie, wie es häufig der Fall ist, trotz ihrer Kinder durchgehend oder mit geringer Unterbrechung berufstätig waren (Schöll-Schwinghammer 1979), macht sich in diesem Alter der Verschleiß durch die physische und nervliche Dauerbelastung am Arbeitsplatz wie auch durch die jahrelange Doppelbelastung als psycho-physische Beeinträchtigung bemerkbar: Krankheiten, Verminderung von Kraft und Wohlbefinden sowie der beruflichen Leistungsfähigkeit. Insbesondere die Hetze, die Zeitnormen, die auf Jüngere zugeschnitten sind, machen ihnen zu schaffen. Unter der (illusorischen) Perspektive, ihre Berufstätigkeit sei zeitlich begrenzt (Eckart u.a. 1979), haben sie mit ihrer Arbeitskraft nicht hausgehalten. Jetzt müssen sie von Akkordarbeitsplätzen auf weniger gut bezahlte ausweichen. Der Konkurrenzdruck durch Jüngere steigt. Die Älteren müssen, da sie nicht mehr auf Kraftreserven zurückgreifen können, andere Mechanismen zur Bewältigung der Arbeit und Erhaltung ihrer Position entwickeln.

Als Unqualifizierte, als Frauen, als "ältere Arbeitnehmer" unterliegen sie dreifach erhöhtem Risiko, ihren Arbeitsplatz zu verlieren und auf lange Zeit arbeitslos zu werden. Die Angst davor dürfte sich auf ihren Umgang mit beruflichen Belastungen und Zumutungen auswirken; manche Frauen werden aber auch gerade jetzt kämpferisch (Eckart u.a. 1979). Von keiner Statistik erfaßt, "verschwinden" auch Frauen, die den Anforderungen nicht mehr gewachsen sind, die dauerarbeitslos sind, vom Arbeitsmarkt zurück in die Familie, ohne Rente oder Sozialhilfe. Alleinstehende, die durch ihren Verdienst Kinder unterhalten müssen, gehören zu den niedrigsten Einkommensgruppen. Arbeitsplatzverlust ist für sie eine existentielle Bedrohung.

Ausführungen über Frauen mittleren und hohen Qualifikationsniveaus müssen hier aus Platzgründen entfallen. Angemerkt sei nur, daß berufliche Rehabilitationsmaßnahmen aus gesundheitlichen Gründen bei den Rentenanstalten wegen der meist schlechten Arbeitsmarktchancen der älteren Frauen nur schwer zu erreichen sind.

Hausfrauen, die nach längerer Unterbrechung jetzt erst überlegen oder versuchen, wieder im Beruf Fuß zu fassen, sind, wenn sie nicht Hilfsarbeiten machen oder putzen gehen wollen, mit schlechtesten Aussichten konfrontiert. Eine versäumte Lehre ist praktisch nicht mehr nachzuholen. Umschulungen und Auffrischungen ihres Könnens werden vom Arbeitsamt nur in engem Umfang finanziert. Die Wiederanpassung an berufliche Bindungen ist nicht leicht, auch wenn die Frauen mit viel Enthusiasmus und Hoffnungen daran gehen - aber als Hausfrauen haben sie ja gelernt, sich anzupassen ... Viele müssen Dequalifizierungen hinnehmen. So viele Belastungen die berufliche Situation für die Frauen bringt, so hilft sie ihnen doch auch, angesichts der familiären Veränderungen ein Gefühl von Anerkanntsein, von eigenem Wert, Nützlichkeit und Leistung zu behalten oder zu entwickeln (Schöll-Schwinghammer 1979, S. 148), (mehr) Unabhängigkeit zu erlangen und außerfamiliäre Kontakte und Erfahrungen zu machen.

Beruf ist in meinen Ausführungen relativ zu kurz geraten; mein Wissen ist
hier sehr beschränkt. Untersuchungen von Lehr (1978 a, b) weisen allerdings
auch darauf hin, daß für die meisten Frauen - nur für Frauen höherer Schichten gilt das weniger - familiäre Ereignisse die wichtigsten Einschnitte und
Übergangspunkte in ihrem Lebenslauf darstellen, daß sie Beruf eher von der
Perspektive der Familie her sehen (bei Männern war das Zentrum erwartungsgemäß der Beruf). Die meisten erlebten Einschnitte bezogen sich allerdings auf ganz persönliche Erlebnisse.

Veränderungen und subjektive Verarbeitungskapazität

Als Belastungen für die Frauen habe ich sehr Verschiedenes verstanden,
sowohl Beanspruchungen und Verschleiß des physischen Organismus der
Frauen, besonders durch Arbeitsbedingungen, als auch Daueranstrengungen
durch jahrzehntelange Bewältigung widersprüchlicher Anforderungen, latent
gehaltene Unzufriedenheit und insbesondere einschneidende Veränderungen
im weiblichen Lebenszusammenhang.
  Der Akzent lag auf den Veränderungen. Sie erfordern von den Frauen Umorientierungen, aktive Aneignung und Erschließen neuer Handlungs- und Er-
fahrungsbereiche. Weibliche Sozialisation und weiblicher Lebenszusammenhang haben nun mit einiger Wahrscheinlichkeit Beschränkungen und Selbstbeschränkungen der Frauen in der Fähigkeit hervorgebracht, sich selbst
und ihre Situation aktiv zu verändern (Bilden 1980; Prokop 1976; Psychologinnengruppe 1978). Probleme im Interesse eigener Weiterentwicklung
unabhängig von Normen und Werten der Umwelt anzugehen, wird Frauen,
die gelernt haben, sich anzupassen und für andere dazusein, schwerfallen.
So werden die notwendigen Umorientierungen zu "Orientierungskrisen"
(Gleiss 1980, S. 117 ff.). Gerade wenn bzw. weil entnervende Dauerbelastungen, Verschleiß- und Alterserscheinungen und Veränderungen zusammenkommen, gelingt es vielen Frauen nicht, die Situation für sich weiterführend zu bewältigen. Ungeeignete Bewältigungsversuche und Vermeidungsstrategien, etwa durch Aufputsch- und Schlafmittel, durch Tranquilizer,
und psychische und physische Symptome, die medikamentös bekämpft werden,
führen häufig zu Abhängigkeiten und damit zu neuen Problemen.

Grundsätzliches zur Forschung

Ich bin bei meiner Vorstellung von Belastungen (und dem Konzept von Beschwerden, Störungen im Kopf) von der Einheit von physischem, psychischem
und sozialem Leben einer Person ausgegangen und dabei bewußt "theoretisch
unscharf" geworden. Die psychischen und physischen Beschwerden von
Frauen scheinen mir oft deutlich austauschbare Reaktionen auf ihre Gesamtsituation zu sein. Meine These ist, daß Frauen von ihrer Arbeit her nicht so

perfekt sind im Aufspalten zwischen diesen Dimensionen, welche unsere
männlich dominierte Kultur, vor allem die Wissenschaft, isoliert; denn sie
sind durch ihre Reproduktionsaufgaben für körperliches und psychisches
Wohlbefinden und für zwischenmenschliche Beziehungen in einem zuständig,
sie sind ideologisch, qua Definition von Weiblichkeit, Repräsentantinnen,
des "Menschlichen", von Natur, Körperlichkeit, Sexualität. Daher wird mir,
wenn es um Frauen geht, für Forschung wie für Prävention und Behandlung
die arbeitsteilige Aufspaltung in Wissenschaften und zuständige Insitutionen
zum Hindernis und Ärgernis. Sozialwissenschaftliche Verabsolutierung sozialer Beziehungen bei Negation des Körpers; medizinische Verabsolutierung
der entseelten, entsinnlichten, a-sozialen Körpermaschine; die Psychologie,
je nach natur- oder sozialwissenschaftlicher Ausrichtung, entsprechend verkürzt - das bedeutet die Institutionalisierung einer "männlich" naturbeherrschenden bzw. sozialtechnologischen Weltsicht, welche die Ganzheit, die
Identität der Betroffenen als Faktum, als Problem und als Syntheseleistung
negiert bzw. voraussetzt. Bei der Forschungsplanung sollten daher Ansätze,
die dieser Aufspaltung theoretisch entgegenzutreten versuchen, Vorrang
haben; interdisziplinäre Addition von Wissenschaften, Methoden usw. genügt
nicht!

Nachzutragen wäre noch, daß meine Aussagen über Belastungen von
Frauen zwischen 40 und 50 stark Vermutungscharakter haben und sich noch
auf wenig bzw. wenig verläßliche Forschung stützen können: Z.T. sind die
Untersuchungen recht alt und/oder in USA durchgeführt, die hier angesprochene Altersgruppe ist selten exakt herausgehoben. Die Frauen- und
die Lebenslaufforschung befinden sich in den Anfängen.

Was praktisch völlig fehlt, ist fundiertes Wissen, sind Untersuchungen
über die <u>Bedingungen, die den Frauen erleichtern, mit den notwendigen Umorientierungen für sich neue Lebens- und Erfahrungsbereiche zu erschließen
und eine befriedigende Perspektive zu entwickeln.</u>

Veröffentlichungen wie Meinhold u. Kunstmüller (1978) und Troll et al.
(1977) geben dafür einige Hinweise - und vielleicht den Betroffenen Vorbilder
und Mut. Voraussetzungen für die produktive Lösung der Krisen dieser Zeit
sind insbesondere:
- psychophysische und soziale Aktivität im bisherigen Leben (Neugarten 1968),
  Fähigkeit, sich zu entwickeln;
- bewußte Abweichung von der "normalen" weiblichen Biographie bzw. Unabhängigkeit von den Werten und Normen der Umgebung;
- kreative Phantasie, ein positives Bild von sich als älterer Frau, in anderen Rollen, auch in anderer, unsicherer Umgebung, zu entwickeln;
- Vorbilder dafür im persönlichen Umkreis (die Medien könnten da einiges
  tun);
- Sichfreimachenkönnen von materiellen Sicherungen, von beruhigender
  Routine, starke Risikobereitschaft;
- Alleinseinkönnen;
- relativ gute Gesundheit;
- unterstützende Freunde, Freundinnen, Frauengruppe, die aktiv zu suchen
  sind.

Unter den materiellen Bedingungen ist die wichtigste wohl
- der eigene Beruf: Wiederaufnahme und nicht unterbrochene oder möglichst früh wieder aufgenommene Berufstätigkeit gibt materielle Selbständigkeit (wenn auch oft nahe dem Existenzminimum) und stützt Aktivität und Selbstbewußtsein. Am günstigsten dürfte die Situation für Frauen sein, die bei höherem Qualifikationsniveau sehr flexibel, auch nach "unten" sind. Dann:
- überhaupt die finanzielle Lage der Familie, der Frau, evtl. Ressourcen aus ihrer Herkunftsfamilie;
- die "soziale Reichweite": Bekanntenkreis, "Beziehungen", Informationsgrad der Frau, ihres Mannes, ihrer Familie, die Gelegenheiten für außerhäusliche Betätigung, Nebenerwerb, neuen Job vermitteln; auch sie dürfte schichtabhängig sein.
- Vermutlich auch Leben in der Stadt: mehr Arbeits- und sonstige Betätigungsmöglichkeiten, weniger normatives Eingebundensein, mehr Chancen, bei "abweichendem" Verhalten einen sie akzeptierenden Bekanntenkreis zu suchen (aber auch größere Gefahr der Einsamkeit!).

Und last not least: eine gute Partnerbeziehung, ein solidarischer, veränderungsbereiter Ehemann.

SABINE BARTHOLOMEYCZIK
WEGZUG DES LETZTEN KINDES AUS DEM HAUS

Auszug des jüngsten Kindes

Für eine Frau, deren jüngstes Kind aus der elterlichen Wohnung auszieht, findet mit diesem Zeitpunkt die Mutterfunktion, die in unserer Gesellschaft als der Lebensinhalt der Frau schlechthin betrachtet wird, ihr sichtbares Ende. Im folgenden soll dargestellt werden, welche Faktoren das Erleben und die Bewältigung dieses Ereignisses unterstützen oder behindern; ob die Frau damit die Chance nutzen kann, ihre eigenen Bedürfnisse zu erkennen und zu befriedigen, oder ob sie "einsam, unnütz, sinnlos und ohne Kraft, sich zu helfen" (RICHTER 1974, S. 307) vor dem neuen Lebensabschnitt steht.

Es gibt bisher wenig Untersuchungen, die sich speziell mit dem Problem der Frauen beim Wegzug ihres jüngsten Kindes beschäftigen (MUDRICH 1978, S. 3). Auf empirische Ergebnisse kann kaum zurückgegriffen werden. Es lassen sich aber Hypothesen darüber aufstellen, welche Möglichkeiten Frauen vor dem Hintergrund ihrer allgemeinen Lebenslage haben, die nachelterliche Phase (Empty Nest) zu verarbeiten.

Die Entwicklung zur Kleinfamilie

Vor allem durch die gesellschaftlichen Auswirkungen der industriellen Revolution hat sich die Struktur der Familie - vornehmlich in den letzten zwei Jahrhunderten - gewandelt. Vor der Industrialisierung bildete die Großfamilie eine Produktions- und Reproduktionseinheit, wie sie in Einzelfällen heute noch in ländlichen Gegenden oder bei selbständigen Handwerkern zu finden ist. Da die Produktion im eigenen Haus oder Hof stattfand, war die Frau auch als Mutter kleiner Kinder nie ganz davon ausgeschlossen. Oft war sie sogar aktiv daran beteiligt, während die Kinderbetreuung mit von Großmüttern oder unverheirateten Schwestern übernommen wurde.

Dagegen überwiegt heute - besonders in Großstädten - die Kleinfamilie, die aus den Eltern mit ihren nicht erwachsenen Kindern besteht. Wohn- und Arbeitsort sind getrennt, die Familie hat sich von der Produktions- zur Konsumgemeinschaft gewandelt (KOLIADIS 1978, S. 17).

Die Thesen "Reduktion zur Kleinfamilie" und "Funktionsverlust der Familie" gelten zwar mit Einschränkungen (BAHRDT 1974, S. 112), können aber trotzdem deutlich die Funktionsveränderung der Frau in der Familie charakterisieren. Durch die Entwicklung zur Kleinfamilie wurde die pädagogische Einflußnahme auf die kleinen Kinder auf die Eltern beschränkt. Durch die Trennung von Wohn- und Arbeitsort bedeutet dies für die Mutter, daß sie die frühkindlichen Erziehungsaufgaben nahezu ausschließlich in der häuslichen Isolation wahrnimmt. Mit der Verbannung in die Privatsphäre sank das Ansehen der Haus- und Erziehungsarbeit. Für die proletarische Frau dagegen entstand durch die industrielle Revolution aus ökonomischen Gründen der Zwang, ihre Arbeitskraft in der Industrie zu verkaufen. Der Frauenlohn lag und liegt heute in manchen Bereichen noch weit niedriger als der der Männer, da er als Zusatzverdienst angesehen wurde (MENSCHIK 1975, S. 44).

Als Gegengewicht zu Problemen und Arbeitsstreß wird die Familie als Hort des Glücks propagiert: "Sie soll all das an Glück und Halt ersetzen, was andere gesellschaftliche Institutionen nicht mehr zu bieten vermögen. Die Überforderung der Familie bedeutet sehr oft eine Überforderung der Ehefrau, die ... selbst dann, wenn sie erwerbstätig ist, die Hüterin der häuslichen Gemeinschaft sein soll." (BAHRDT 1974, S. 122).

Die Frau in der Kleinfamilie muß also das emotionale Gleichgewicht in der Familie stabilisieren und vor allem den Arbeitsstreß des Ehemannes kompensieren. Durch die Normen und Werte unserer Gesellschaft wird ihr auch die überwiegende Verantwortung für die Kindererziehung übertragen, was durchaus im Interesse des Staates liegt. Wie sie allerdings diese Aufgaben erfüllt, das bleibt ihr Privatproblem.

Krankheiten und Beschwerden

Wenn man davon ausgeht, daß eine vierzigjährige Frau eine durchschnittliche Lebenserwartung von fast 38 Jahren hat (Statistisches Bundesamt 1979), dann hat sie, wenn das jüngste Kind aus dem Elternhaus auszieht, noch gut 30 Lebensjahre vor sich. Noch vor 100 Jahren war die Lebenserwartung der Frau so gering - sie wurde kaum 50 Jahre alt -, daß sie das Erwachsensein des jüngsten Kindes nicht mehr lange erleben konnte. Durch viele Schwangerschaften und schwere körperliche Arbeit war sie eher physisch verbraucht, bekam aber auch weiterhin in der großen Familie beanspruchende Aufgaben zugewiesen (PROSS 1975, S. 211). Heute dagegen ist der physische Erschöpfungsgrad durch weniger Kinder, eine insgesamt kleinere Familie in einem Haushalt mit technischen Hilfsmitteln sehr viel geringer. Andererseits sind es gerade die Frauen im 5. und 6. Lebensjahrzehnt, die durch eine Häufung von psychosomatischen Störungen und starken Depressionen auffallen. Gerade die Depressionen werden im Zusammenhang mit der Antizipation und dem tatsächlichen Verlust der Mutterrolle genannt (BART 1971), während die Berufstätigkeit einen gewissen Schutz vor schweren und behandlungsresistenten Depressionen darzustellen scheint (Psych. Gruppe 1978, S. 238). Selbst Magenbeschwerden, die im allgemeinen überwiegend von Männern genannt werden, treten bei Frauen ab Mitte 40 häufiger als bei Männern auf (RICHTER 1974, S. 295). Nicht berücksichtigt sind hierbei alle Beschwerden, die in das Fachgebiet der Gynäkologie fallen und dem Klimakterium zugerechnet werden.

Das gehäufte Auftreten von vegetativen Störungen wird zwar als Klagsamkeit bezeichnet, zu der die Frauen eher fähig seien als die Männer und die sie vor "richtigen" Krankheiten sogar noch schütze. Es wird also versucht, diese Beschwerden als nicht so schwerwiegend hinzustellen und damit auch nicht ernst zu nehmen. Diese Symptome haben aber, ob sie nun in die herkömmliche Schulmedizin passen oder nicht, ihre gravierenden Ursachen und auch Folgen. Wenn eine Frau wegen dieser Beschwerden einen Arzt aufsucht, ist dieser mit seiner naturwissenschaftlich ausgerichteten Ausbildung in der Regel überfordert. Schätzungen gehen dahin, daß 30 - 50 % der Patienten (in einzelnen Gruppen auch noch sehr viel mehr), die die verschiedensten Insitutionen des Gesundheitswesens (mit Ausnahme der Psychiatrie) aufsuchen, dies aus psychosozialen Beweggründen tun, also nur in den seltensten Fällen auf den geeigneten Therapeuten treffen werden (SPEIDEL 1972, S. 147). Über spezielle Anteile von Frauen, insbesondere zwischen 40 und 60 Jahren, sind keine näheren Angaben bekannt (BARTH u.a. 1980, S. 37). Im Zusammenhang mit der geschilderten Häufung psychovegetativer Störungen ist anzunehmen, daß mehr als die Hälfte der Patientinnen im mittleren Lebensalter beim praktischen Arzt primär keine somatische Behandlung benötigt.

Zur Linderung werden den Frauen mit den beschriebenen Beschwerden üblicherweise Medikamente verabreicht, die zuerst einmal Erleichterung bringen, die zugrundeliegenden Probleme aber nicht lösen. So kommt es mit großer Wahrscheinlichkeit nach einiger Zeit zu erneuten Beschwerden, die wiederum mit Chemotherapie angegangen werden. Dieser Mechanismus kann sich endlos lange fortsetzen und zu psychischer Abhängigkeit und rein somatischen Störungen aufgrund des verordneten Medikamentenmißbrauchs führen. So scheinen jedenfalls mehr Frauen mit psychosomatischen Beschwerden regelmäßig Medikamente einzunehmen als Patientinnen mit anderen Störungen (BARTH u.a. 1980, S. 51 u. 84).

Mutterfunktion und Berufsmöglichkeiten

Der Auszug des jüngsten Kindes aus der elterlichen Wohnung stellt sich für die Mutter je nach Lebenslage sehr unterschiedlich dar.

Je jünger die Mutter ist, desto eher wird sie fähig sein, sich auf andere Lebensinhalte zu besinnen, desto eher wird sie noch als aktive und auch auf dem Arbeitsmarkt gut einsetzbare Frau angesehen.

Wenn sie schon länger nicht mehr berufstätig und älter ist, sind größere Probleme mit der Bewältigung der Umstellung auf eine neue Lebensphase sehr wahrscheinlich. Das physische Alter wird bei Frauen oft über die Gebärfähigkeit definiert. Sie gehören somit 10 - 15 Jahre früher zu den "Ausgedienten", als das im allgemeinen Männern zugeschrieben wird (LEHR 1978, S. 10). Das wirkt sich auf ihre Chancen zur Rückkehr ins Berufsleben aus: Frauen über 40 haben wenig Möglichkeiten, eine befriedigende berufliche Tätigkeit zu finden, weil sie als zu alt gelten. Dagegen wird dieses Alter

bei den Männern als Phase der Reife angesehen, als Zeit, in der größere
Verantwortung im Beruf übernommen werden kann. Frauen ohne berufliche
Ausbildung, die aus familiären Gründen ihre Erwerbstätigkeit aufgegeben
haben, wollen kaum mehr an einen außerhäusigen Arbeitsplatz zurück. In
der Regel ist es wohl auch eher so, daß Frauen entweder völlig aus der beruflichen Tätigkeit ausscheiden - dies betrifft insbesondere diejenigen aus
schlechten sozialen Verhältnissen -, oder sie legen nur eine vergleichsweise
kurze Pause ein und kehren bald wieder in das Berufsleben zurück (PROSS
1975, S. 207). Die Chancen, nach einer längeren Unterbrechung wieder den
Weg in den Beruf zurückzufinden, steigen ganz erheblich mit besserer Ausbildung. Je qualifizierter die Berufstätigkeit ist, desto länger war im Durchschnitt die Dauer der Unterbrechung der Erwerbstätigkeit (HOFBAUER 1969,
S. 721).

Gerade weil die Mutterfunktion als Lebensaufgabe der Frau angesehen
wird, besuchen Mädchen die Schule nicht so lange wie Jungen, erhalten keine oder eine weniger qualifizierte Berufsausbildung, werden als Erwerbstätige schlechter bezahlt, und ihre Berufstätigkeit konzentriert sich besonders auf Dienstleistungsberufe mit wenig Aufstiegschancen. Dadurch bedingt
sind Frauen auch stärker von Arbeitslosigkeit betroffen. Trotz hoher Motivation kommt es auch bei Modellversuchen zur beruflichen Qualifizierung
und Wiedereingliederung von Frauen zu einer hohen Abbruchquote (HEGELHEIMER 1979, S. 341). Neben den Problemen der Lernungeübtheit, der
Kenntnisdefizite und den familiären Verpflichtungen als Gründe für die
zahlreichen Abbrüche wirken sich hier zweifellos einige Momente der weiblichen Sozialisation aus.

Weibliche Sozialisation

Wesentliche Merkmale, die als typisch weiblich gelten, erschweren es der
Frau, sich in der nachelterlichen Phase befriedigende Aufgaben zu schaffen.
Während üblicherweise den Männern Eigenschaften wie objektiv, aktiv, rational, unnachgiebig, unabhängig, emotional kontrolliert und überzeugt zugeschrieben werden, heißt es von Frauen, sie seien subjektiv, intuitiv,
passiv, zart, gefühlvoll, nachgiebig, einfühlsam und abhängig (BARDWICK
1971, S. 100). Die als männlich geschilderten Eigenschaften sind gefordert
bei der Durchsetzung von Interessen, besonders natürlich im Berufsleben.
Überspitzt wird die weibliche Sozialisation sogar als "Einweisung in ein beschränktes und abhängiges Handlungsfeld und als Einübung in Selbstbeschränkung und Abhängigkeit" interpretiert (Psych. Gruppe 1978, S. 229).
Jedenfalls werden bei Mädchen eher Autonomie- und Selbständigkeitsbestrebungen unterdrückt als bei Jungen.

Zusammen mit der mehr an Personen als an Sachen ausgerichteten Wertorientierung gestattet dies der Frau später eine leichtere Unterordnung unter die Ansprüche des Ehemanns und der Kinder. Die ständige Rücksichtnahme auf die Bedürfnisse anderer führt zu dem Gefühl, in den eigenen Ansprüchen zu kurz zu kommen, sich sozial nur mangelhaft entfalten zu können. Es entwickelt sich bei der älteren Frau ein negatives Selbstkonzept, Passivität und damit eingeschränkte Möglichkeiten der Vertretung eigener Interessen (RICHTER 1974, S. 294). Das Konzept der gelernten Hilflosigkeit (SELIGMAN 1979) als wesentliche Ursache von Depressionen findet hier seinen exemplarischen Ausdruck. Die gelernte Hilflosigkeit beinhaltet auch, daß Frauen für Mißerfolge eher die Ursachen in sich als in Sachen oder Umständen suchen (internale Mißerfolgsattribution). Gerade diejenigen, die ihre Aufgaben als Frauen in unserer Gesellschaft sehr ernst nehmen und ihre eigenen Ansprüche hinter die der Familie zurückstellen, werden die größten Schwierigkeiten haben, die nachelterliche Phase als Ausweitung ihrer Möglichkeiten verarbeiten zu können. Es ist eher anzunehmen, daß sie sie als Lebensverarmung wahrnehmen.

Noch schwieriger wird die Loslösung der Kinder vom Elternhaus, wenn die Mutter zur Entschädigung für mangelhafte Erfüllung durch Haushalt, evtl. Beruf und Ehe sich übermäßig auf die Kinder konzentriert, wenn sie an ihnen ihre Enttäuschungen abreagiert. Die Kinder werden schwierig oder krank, was von der Mutter noch mehr "Aufopferung" erfordert (RICHTER 1974, S. 306).

Auch das Verhältnis der Ehepartner zueinander beeinflußt die Bewältigung des Empty Nest durch die Frau. Gerade Frauen, die sich sehr ihrer Hausfrauen- und Mutterrolle verpflichtet fühlen, haben in den Augen ihrer Ehemänner von dem wirklichen Leben keine Ahnung und werden als unselbständig empfunden. Durch die Unterschiedlichkeit der Arbeitsbereiche und Interessen kann die Beziehung leicht auseinanderbrechen. Die Frau erscheint dem Mann mit der Zeit unattraktiv und uninteressant. Aus seiner Situation heraus wird er die nachelterliche Phase als peripheres Problem erleben. Er wird es kaum als das Ereignis, das es für die Frau sein kann, wahrnehmen können; die mögliche Reaktion der Frau in Form von Krankheiten können die eheliche Beziehung endgültig zerstören.

Berufstätige Mutter

Von allen Frauen zwischen 15 und 65 Jahren sind 1978 fast die Hälfte, nämlich 47 % erwerbstätig. Der Anteil der Erwerbstätigen an den Frauen mit Kindern unter 18 Jahren liegt mit 42 % nur wenig niedriger. Immer noch ein Drittel aller Frauen mit Kindern unter 6 Jahren sind erwerbstätig (34 %, Statistisches Bundesamt 1979).

Das Leben einer berufstätigen Mutter ist in anderer Art und Weise als schwierig zu charakterisieren als das der ausschließlich als Hausfrau tätigen: Die Aufgaben der Kindererziehung, der emotionalen Stabilisierung der Familie und der Hausarbeit müssen auch hier vorwiegend von der Frau erfüllt werden. Hinzu kommt das von den meisten berufstätigen Frauen verinnerlichte schlechte Gewissen gegenüber den Kindern und dem Mann. Dieses schlechte Gewissen erweitert sich auch auf die Berufstätigkeit, wenn diese wegen der familiären Verpflichtungen - z.B. Pflege eines kranken Kindes - zurückstehen muß. Es entsteht sehr leicht die Vorstellung, jede Entscheidung müsse partiell falsch sein. Die in der weiblichen Sozialisation oft erzeugte internale Mißerfolgsattribution erschwert die Problemlösungsmöglichkeiten, obwohl die Anforderungen im Beruf die teilweise Überwindung dieser Eigenschaft erzwingen können.

Die relative Gegensätzlichkeit von Berufs- und Familienarbeit zeigt sich auch in der Zeitstruktur: Im Betrieb wird rationelles, schnelles und exaktes Arbeiten verlangt nach den Vorschriften des Vorgesetzten, meist ohne eigenen Spielraum und Identifikationsmöglichkeiten mit der Tätigkeit. Emotionale Reaktionen müssen unterdrückt werden. Die Betreuung von Kindern dagegen erfordert viel Geduld, Zeit und emotionale Zuwendung. Die Haushaltsführung erfordert weiterhin organisatorisches Talent, permanente Verantwortlichkeit, in der Regel unter gleichzeitiger Unterordnung unter den Ehemann.

Die Berufstätigkeit kann schon allein durch eine größere ökonomische Unabhängigkeit ein Gefühl der Selbstbestimmung vermitteln, das natürlich je nach Beruf sehr unterschiedlich stark ausgeprägt sein kann. Die Erwerbstätigkeit einer Mutter ist immer mit Problemen und Entscheidungsschwierigkeiten verbunden. Mit diesem Problemlösungspotential wird sie auch Entscheidungen im Zusammenhang mit der Selbständigkeit ihrer Kinder leichter fällen können. Sie wird ebenso schneller eigene Bedürfnisse wieder in den Vordergrund stellen können, weil sie über die isolierende Hausarbeit hinaus über eine erweiterte Lebenserfahrung verfügt.

Mit dem Auszug des jüngsten Kindes aus dem Elternhaus vermindert sich für die berufstätige Frau das Dilemma Beruf - Familie ganz erheblich.

Die geschilderten Konflikte und Probleme können nur durch eine gleichverantwortliche Aufgabenteilung zwischen Mann und Frau sowohl im Produktions- als auch im Reproduktionsbereich gelöst werden.

ELISABETH BECK-GERNSHEIM
NEUE ENTSCHEIDUNGSMUSTER IM WEIBLICHEN LEBENSZUSAMMEN-
HANG: BEISPIEL SPÄTE MUTTERSCHAFT

1. Institutionelle Maßnahmen, um die Lebenschancen der Frau zu erweitern

Seitdem unübersehbar geworden ist, daß die sogenannte "traditionelle" Frauenrolle, die im 19. Jahrhundert entstandene Beschränkung der Frau auf den Privatbereich von Haus und Familie, erhebliche Risiken und Folgeprobleme gebracht hat (Isolation, Abhängigkeit vom Mann, fehlende Zukunftssicherung usw.), seitdem ist die Frage gegenwärtig, wie die Lebenschancen für Frauen erweitert werden können. Politische Forderungen, gesetzliche Reformen, wissenschaftliche Untersuchungen haben sich bisher vorrangig auf die Frage konzentriert, welche <u>institutionellen Veränderungen</u> hierzu notwendig sind, und dabei wiederum, wie über <u>Ausbildung und Beruf</u> mehr Chancengleichheit erreicht werden kann.
 Auf den Bildungsoptimismus der 60er Jahre ist inzwischen freilich eine Phase gewisser Ernüchterung gefolgt. Qualifizierte Ausbildung kann Frauen wohl vor ungelernter Arbeit mit ihren extremen physischen und psychischen Belastungen schützen. Doch wie zahlreiche Untersuchungsergebnisse zeigen, haben Frauen immer noch schlechtere Bezahlung und schlechtere Arbeitsbedingungen, geringere Aufstiegschancen und geringere Arbeitsplatzsicherheit als Männer mit vergleichbarer Ausbildung (zusammenfassend BECK-GERNSHEIM/OSTNER 1978). Daran ist sichtbar geworden, die berufliche Situation der Frau ist immer schon geprägt (und beschränkt) durch die wechselseitige Verschränkung zweier Bereiche, Beruf und Familie, durch das spannungsreiche Neben- und Gegeneinander dieser Anforderungen, die in der Person der Frau zusammengebunden sind. Die berufliche Situation der Frau ist nie unabhängig von ihrer familialen Situation zu begreifen (1). Verbesserungen der beruflichen Situation müssen, so kann man daraus schließen, immer auch die familiale Situation miteinbeziehen. Entsprechend sind Forderungen formuliert worden, die auf eine institutionelle Veränderung beruflicher Strukturen - im Sinne ihrer besseren Vereinbarkeit mit familialen Anforderungen - abzielen: Forderungen nach Arbeitszeitverkürzung, Elternurlaub, qualifizierter Teilzeitarbeit, job sharing usw. gehören hierher.

2. Biographische Ansatzpunkte der Lebenslaufgestaltung: neue Entwicklungen in Ehe und Familie

Doch weitgehend ausgeblendet blieb in der bisherigen Diskussion, wo <u>zusätzlich zu den institutionellen Maßnahmen</u> Veränderungsmöglichkeiten liegen. Im deutschen Sprachraum wurden, anders als in der amerikanischen Sozial-

forschung, kaum Perspektiven entwickelt, die systematisch danach fragen, wo biographische Ansatzpunkte im Lebenslauf der Frau selbst liegen, und ob und wie diese Ansatzpunkte genutzt werden können.
- Eine solche Fragestellung bedeutet freilich für die deutsche, stark akademisch ausgerichtete Sozialforschung eine grundsätzliche Umorientierung: Während sie in ihren beratenden Funktionen bisher vorrangig Institutionen und Politik zum Adressaten hat, was hinlänglich ablesbar ist an ihren Prämissen, Programmen und selbst ihrem Sprachstil - muß sie dann die Annäherung an eine andere Form von Beratung und Praxisbezug versuchen, die viel stärker auch an den einzelnen und seine unmittelbare Lebensgestaltung sich wendet (BECK 1974, 1980).
- Für eine solche Paradigma-Verschiebung spricht, daß der Lebenslauf des einzelnen offener und gestaltbarer geworden ist: nicht mehr wie früher vorgegebenes, in festgefügten Bahnen ablaufendes Schicksal, sondern an zentralen Punkten mit Weichenstellungen, Optionen, Alternativen versehen, damit zumindest teilweise ein vom Individuum selbst "entworfenes Projekt" (BERGER u.a. 1975, S. 68).
- Hier könnte auch für die Frauenforschung eine Perspektivenverschiebung angelegt sein: Die Frau wird dann nicht mehr primär als Leidende und Opfer gesehen, als "Sozialkategorie Frau" zum Objekt für ein Handeln "von oben" gemacht, zum Problemfall und Untersuchungsgegenstand für die Reformen, Resolutionen, Verwaltungsakte und Verordnungen der Politiker, Wissenschaftler, Experten definiert - sondern sie wird bewußt auch als selbst handelndes und entscheidendes Subjekt begriffen.

Sucht man dementsprechend einmal die Ansatzpunkte im individuellen Lebenslauf und seiner Entwicklung, dann stößt man sofort auf das Faktum, daß der "weibliche Lebenszusammenhang" (PROKOP) bislang weitgehend über Ehe und Familie vordefiniert war. Damit stellt sich wesentlich die Frage, welche neuen Entwicklungen in Ehe und Familie denkbar sind, oder in ersten Anzeichen schon sichtbar werden, oder gar in breiteren Gruppen sich schon durchsetzen. Für ein solches Untersuchungsprogramm, das als Ergänzung zu den bislang vorherrschenden Perspektiven zu verstehen ist, sprechen folgende Argumente:
- Es nimmt das Postulat jener "Wechselwirkung" zwischen beruflichen und familialen Anforderungen ernst, aus dem heraus die Lebenssituation der Frau zu begreifen ist.
- Es geht realistisch von der Unzulänglichkeit und Langwierigkeit institutioneller Veränderungen aus: Der entscheidende Mangel aller Forderungen nach Arbeitszeitverkürzung, job sharing, qualifizierter Teilzeitarbeit usw. liegt darin, daß sie zum gegenwärtigen Zeitpunkt nicht verwirklicht sind.
- Es setzt deshalb dort an, wo die Frau von institutionellen Maßnahmen weniger abhängig ist: im Privatbereich Familie, wo die Entscheidungsmöglichkeiten bei ihr liegen, direkt und konkret in der eigenen Verfügung.

Tatsache ist, daß gerade im Bereich von Ehe und Familie der Lebenslauf offener und gestaltbarer geworden ist. Denn im Gegensatz zu vielen früheren Epochen gibt es keine gesetzlichen Heiratsbeschränkungen mehr; auch keine Normen, die vor- und außereheliche Sexualität strikt tabuisieren; Ehe gilt nicht mehr als alleiniges Lebensziel und wesensmäßige Bestimmung der Frau; Ehe ist nicht mehr praktisch unauflösliche Bindung; Kinderhaben ist nicht mehr biologisches Schicksal, religiöses Gebot, ökonomische Notwendigkeit. Diese grundlegenden Veränderungen werden bis in die demographischen Daten sichtbar, die in den hochentwickelten Industrieländern praktisch durchgängig folgende Trends feststellen: weniger Eheschließungen und Geburten - mehr Alleinstehende, unverheiratet Zusammenlebende, Scheidungen.

Weil im Bereich von Ehe und Familie derart eine Reihe von Alternativen aufgebrochen sind, scheint es sinnvoll und notwendig zu untersuchen, welche Konsequenzen darin für die Lebenschancen der Frau angelegt sind. Ich werde im folgenden an einem ausgewählten Beispiel eine solche Fragestellung entwickeln, und zwar am Verhaltensmuster "späte Mutterschaft", verstanden als bewußtes und planmäßiges Aufschieben des Kinderwunsches. Dies Beispiel scheint aus folgenden Gründen naheliegend:
- Dies Entscheidungsmuster ist historisch neu:
Ledige, geschiedene, kinderlose Frauen hat es auch schon früher gegeben. Aber diese Art der Familienplanung ist erst seit wenigen Jahren möglich geworden, seitdem zuverlässige Mittel der Empfängnisverhütung allgemein zur Verfügung stehen.
- Über dies Entscheidungsmuster ist noch wenig bekannt:
Über Hausfrauen-Existenz, Doppelrolle, Drei-Phasen-Modell gibt es eine breite Diskussion. Aber das Thema "späte Mutterschaft" ist bisher noch völlig ausgeblendet geblieben - oder genauer: im deutschen Sprachraum (2) erst von den Massenmedien und Frauenzeitschriften entdeckt (3).
- Zunehmend wird Mutterschaft zum zentralen "kritischen Punkt" in der weiblichen Normalbiographie:
Früher war Heirat der Zeitpunkt, wo die meisten Frauen die Erwerbstätigkeit aufgaben (wenn sie nicht lebenslang "mitverdienen" mußten). Heute dagegen bleiben die meisten Frauen auch nach der Heirat berufstätig, erst bei der Geburt eines Kindes werden die Berufsmöglichkeiten stark zurückgenommen oder ganz aufgegeben, und die Rückkehr zur "traditionellen" Arbeitsteilung zwischen Mann und Frau nimmt ihren Lauf. Ich zitiere das Resümee bevölkerungswissenschaftlicher Untersuchungen:
"... Partnerschaftlichkeit in der Ehe ist das Standardideal unserer Jugend", aber "Kinder sind Konkurrenten der Partnerschaftlichkeit. Je mehr Kinder da sind, desto mehr lebt auch anstatt der Partnerschaftlichkeit das alte patriarchalische System in der Ehe wieder auf" (JÜRGENS 1978, S. 2140 f.).
- Die meisten Frauen wollen dennoch nicht lebenslang gegen Kinder sich entscheiden:
Immer noch ist es eine Minderheit von Frauen, die zeitlebens allein bleiben und zeitlebens kinderlos bleiben wollen. Für die Mehrheit der Frauen lautet die Frage nicht ob, sondern _wie_ sie Mutterschaft am besten mit ihren eigenen Lebens- und Zukunftsplänen vereinbaren können, _wann_ das am ehesten ist, und ganz direkt oft: wie _lange_ sie noch warten können.
Vor dem Hintergrund dieser Überlegungen ist das Beispiel "späte Mutterschaft" gewählt worden, und die Leitfrage wird im folgenden lauten:

Inwiefern bietet das Verhaltensmuster "späte Mutterschaft" der Frau die
Möglichkeit, die Spielräume, Entscheidungsmöglichkeiten, Chancen ihrer
eigenen Lebensgeschichte aktiv zu erweitern? Und mit welchen Risiken und
Folgeproblemen ist dabei zu rechnen?

3. Späte Mutterschaft - Diskussion eines neuen Entscheidungsmusters

3.1 Späte Mutterschaft - nur ein Thema für hochqualifizierte Frauen?

Nach bisherigen Berichten scheint späte Mutterschaft vorwiegend ein Verhaltensmuster qualifizierter bis hochqualifizierter Frauen, deren Lebensplan "erst Karriere, dann Kind" lautet (4). Daraus drängt sich leicht die Schlußfolgerung auf, dies Entscheidungsmuster sei irrelevant für die Mehrheit der Frauen, die nur eine mittlere, ja oft gar keine Ausbildung haben. Dabei bleiben aber eine Reihe von Argumenten außer acht, die deutlich machen, warum dies Thema gerade für die weniger privilegierten Frauen wichtig ist bzw. wichtig sein kann:
- Nach vorliegenden Untersuchungen stammen Frauen, die sehr früh ein Kind bekommen - bevor sie 20 sind -, meist aus sozial benachteiligten Schichten und haben keine oder nur mangelhafte Ausbildung (5). Wie diese Untersuchungen weiter zeigen, bringt frühe Mutterschaft fast immer schwere Belastungen für die Frauen: erhebliche Risiken für die eigene Gesundheit und die Gesundheit des Kindes; für die Beziehung zum Kind wie zum männlichen Partner; für Ausbildung, Beruf, ökonomische Sicherung, allgemeine Lebenschancen. Dabei verweisen die medizinischen Risiken zum guten Teil zurück auf sozial benachteiligte Herkunft und entsprechende Lebensumstände, nicht auf das Alter per se, aber die Auswirkungen sind in allen Bereichen fatal. So ein viele Untersuchungen zusammenfassender Bericht:
"Der Zeitpunkt der ersten Mutterschaft ist von entscheidender Bedeutung im Leben junger Frauen. Denn die Sorge für die Bedürfnisse eines Kleinkindes schränkt massiv die Chance ein, Möglichkeiten nutzen zu können, die zur Verbesserung ihrer Lebenssituation beitragen könnten. Für eine schwangere Jugendliche ist die Lebensgeschichte zum guten Teil schon geschrieben - abgebrochene Ausbildung, hohe Fruchtbarkeit, schlechtbezahlter Job oder Arbeitslosigkeit, Muß-Ehe und wenig stabile Ehe ...
Zu den typischen Problemen der Frühehen gehört das Gefühl, beraubt zu sein um Jugend, Ausbildung und Sozialstatus; Mißtrauen gegenüber dem Ehepartner und wechselseitige Schuldzuweisung; geringes Selbstwertgefühl, Depressionen, Rückzugsmuster ... Jugendliche Mütter haben wenig Wissen über den Entwicklungsverlauf bei Kindern; haben unrealistische Erwartungen an Entwicklung und Verhalten des Kleinkindes; erweisen sich als ungeduldig, reizbar und wenig einfühlsam; greifen schnell zu körperlicher Bestrafung" (MCKENRY u.a. 1979, S. 24 f.; Übersetzung EBG).
- Das sind Urteile aus der Außenperspektive der "Experten" und Wissenschaftler. Aber die Frauen selbst, die sehr früh ein Kind bekommen haben,

beschreiben ihre Situation ganz ähnlich. So wurden in ausführlichen qualitativen Interviews Fabrikarbeiterinnen u. a. danach gefragt, was sie in ihrem Leben anders machen würden, wenn sie noch einmal von vorn anfangen könnten. Und bei fast allen der Frauen mit Kindern kam als Antwort: nicht mehr so früh heiraten, nicht mehr so früh Kinder kriegen (Heirat und Mutterschaft waren in ihren Augen unmittelbar zusammengehörig). Durch ihre Äußerungen zieht sich wie ein Grundthema der Gedanke der "verlorenen Jugend" (ECKART u.a. 1979, z.B. S. 108, S. 277, S. 282).

(Frage: Würden Sie denn alles heute nochmal genauso machen?)
"Nee, ich sag's auch, wenn mein Mann dabei ist. Ich tät mit 16 nie mehr heiraten! Nee, gucken Sie mal: Ich war noch nie in meinem Leben allein fortgewesen, garnix. Quasi von meiner Jugend hatt ich garnix. Ich hatt 'nen Mann und hatt ein Kind. Das war alles was ich hatt ... Aber mit 16 heiraten, das sag ich auch immer wieder, wenn er (der Ehemann) dabei ist. Da sag ich immer: ich tät dich wieder nehmen, aber mit vier- fünfundzwanzig" (ebd., S. 108).

- Und die jüngeren Frauen dieser Schicht? Immer noch gibt es junge Mädchen, die sich sehr früh in Mutterschaft und Ehe einbinden und damit wiederholen, was die Älteren den "entscheidenden Fehler" (ebd., S. 277) ihres Lebens nennen. Aber außer Zweifel steht, daß es auch Anzeichen für eine andere, neue Entwicklung gibt. Zunächst zur eben zitierten Untersuchung über Fabrikarbeiterinnen. Die jungen, noch unverheirateten Frauen dieser Gruppe wollen zwar auch heiraten und Kinder haben - aber erst später. Alle haben noch ein paar Jahre Berufstätigkeit geplant, die meisten benutzen Verhütungsmittel, um sich vor Schwangerschaft zu schützen (ebd., S. 208 f.). Und auch die jung verheirateten Frauen schieben das Kinderhaben noch auf, um zunächst eine ökonomische Basis für die geplante Familie zu schaffen (ebd., S. 235 ff.).

"Pläne, was soll ich da sagen? ... Naja, anschaffen eben ..., unsere Wohnung einrichten und so. Und daß wir eben mit den Kindern noch warten wollten. Daß wir es uns eben so noch ein bißchen schön machen können" (ebd., S. 233).

"Mein Mann möchte schon, möchte unbedingt zwei Stück (Kinder) haben. Er hat gesagt, wir warten noch ein paar Jahre ... ich weiß, im Bekanntenkreis, die haben noch jünger geheiratet als wir und gleich ein Kind, und die haben gesagt, es ist schwerer ... Da kommen wir doch besser zurecht. Und da wollen wir jetzt die Wohnung fertigmachen, und in drei bis vier Jahren wollen wir dann mal sehen" (ebd., S. 236).

Ähnlich die Ergebnisse aus anderen Untersuchungen. Junge Frauen in Lehrberufen wollen den Zeitpunkt der Familiengründung hinausschieben, um noch berufstätig bleiben zu können (WELTZ u.a. 1979). Arbeitslose weibliche Jugendliche - früher die klassische Gruppe, die den "Ausweg" in früher Schwangerschaft und Frühehe sucht - zeigen oft einen starken Unabhängigkeitswunsch und denken für die nächsten Jahre nicht an Heirat und Kinder (BILDEN u.a. 1980).

Diese Überlegungen haben zwei Punkte deutlich gemacht. Erstens: Späte Mutterschaft ist kein Thema, das allein für hochqualifizierte Frauen Bedeutung besitzt. Im Gegenteil: Gerade für Frauen mit geringerer Qualifikation ist es entscheidend, zu welchem Zeitpunkt sie ein Kind bekommen. Denn wo sozial benachteiligte Herkunft, mangelnde Ausbildung und frühe Mutterschaft zusammentreffen, da kumulieren die Barrieren und Beschränkungen zu einer fast aussichtslosen Situation.

Zweitens: Geklärt werden muß, wie der - bisher bewußt allgemein gehaltene - Begriff "späte Mutterschaft" genauer zu bestimmen ist. Ab wann zählt eine Frau zur Kategorie der "späten" Mütter? Auf diese Frage wird eine klare Zahlenangabe erwartet, definiert über Lebensjahre der Mutter. Aber genau diese Definition ist wahrscheinlich wenig brauchbar, wenn es darum geht, eine soziologische Perspektive zu entwickeln und späte Mutterschaft als neues Entscheidungsmuster im weiblichen Lebenszusammenhang zu begreifen. Dann ist es sinnvoller, von einem Relations-Begriff auszugehen, der Lebensalter und sozio-kulturelle Lebensumstände zusammenbindet. Späte Mutterschaft kann dann heißen: geplantes Aufschieben des Kinderwunsches - und zwar über die für Frauen dieser Schicht bisher übliche Altersspanne hinaus. Hierher gehören Frauen mit guter bis sehr guter Ausbildung, die bis Anfang oder Mitte 30 warten; und ebenso Frauen in Fabrik oder Büro, die bis Mitte oder Ende 20 warten - auch das ist ein Unterschied von mehreren Jahren gegenüber der vorangehenden Generation.

3.2 Die medizinischen Risiken (6)

Sie betreffen diejenigen Frauen, die den Kinderwunsch bis jenseits der 30 aufschieben. Die Warnungen der Mediziner, durch zahlreiche Statistiken untermauert, führen typischerweise zum Stichwort von der "späten Erstgebärenden", und die bekannten Argumente heißen: genetische Risiken, schwieriger Schwangerschaftsverlauf, Komplikationen bei der Geburt. Das sind schwerwiegende Bedenken. Was gibt es dazu zu sagen?

Ich möchte zunächst ein in der Öffentlichkeit bisher weniger bekanntes Risiko hinzufügen, nämlich das Problem der Unfruchtbarkeit. Mit steigendem Lebensalter verringert sich allmählich die Empfängniswahrscheinlichkeit bei der Frau, die Zeugungsfähigkeit beim Mann, doch sind die Jahre um Anfang 30 von der kritischen Grenze noch weit entfernt. Problematisch wird es nur, wenn erst zu diesem Zeitpunkt entdeckt wird, daß bestimmte physische Probleme einer Schwangerschaft engegenstehen. Hier werden medizinische Tests, Eingriffe, Behandlungen nötig, die manchmal sehr schnell erfolgreich sind, aber manchmal auch langwierig sein können im schlimmsten Fall ist die Altersgrenze der Furchtbarkeit dann schon überschritten.

Dagegen erweisen sich die anderen Probleme als geringer, als nach bislang vorherrschenden Darstellungen zu erwarten ist. Neuere medizinische Berichte zeigen, daß die Risiken für Schwangerschaft und Geburt wahrscheinlich überschätzt wurden. Denn angesichts besserer Hygiene und besserer Ernährung ist der allgemeine Gesundheitszustand der Frauen mit 30 heute besser als früher. Außerdem gibt es heute eine breite Palette von Vorsorgeuntersuchungen, über die sich mögliche Komplikationen leichter erkennen und behandeln lassen. Und da, wie vorliegende Studien zeigen, die älteren Schwangeren solche Untersuchungen besonders gewissenhaft nutzen, ist auch auf diese Weise ein gewisser Abbau der Risiken zu erwarten.

Es bleibt das Problem der genetischen Defekte. Nach bisherigen medizinischen Erkenntnissen treten einige Chromosomen-Anomalien mit steigendem Lebensalter der Mutter (und des Vaters) häufiger auf (bekanntestes Beispiel: Mongolismus-Syndrom). Doch ist zu fragen, ob die vorliegenden Daten nicht ein Stück weit verzerrt sind, und zwar in Richtung der Risikofälle. Denn sie erfassen Frauen, die nicht nur aufgrund ihres Alters, sondern auch aufgrund ihrer allgemeinen Lebensumstände und wahrscheinlich auch ihres Gesundheitszustandes besonders belastet sind (BECK-GERNSHEIM 1980). Darüberhinaus gibt es inzwischen medizinische Tests, die die mit der Variable "Lebensalter" zusammenhängenden Chromosomen-Anomalien im Frühstadium der Schwangerschaft erfassen können. Falls tatsächlich ein Defekt festgestellt wird, kann die Frau sich zum Schwangerschaftsabbruch entschließen. Eine solche Entscheidung ist sicher nicht leicht, ja sie kann tragisch sein für die Frau, die nach Jahren des Aufschiebens sich bewußt auf Mutterschaft eingestellt hat. Aber nur in den seltensten Fällen wird dieser Konflikt überhaupt aufkommen: Auch noch bei der Frau mit 40 ist die Wahrscheinlichkeit sehr viel größer, daß sie ein gesundes, nicht ein krankes Kind erwartet. Denn das ist das Fazit neuerer Untersuchungsberichte: Medizinisch gesehen gelten die Jahre um Mitte 20 als das "ideale" Alter für Mutterschaft, und daran gemessen nehmen die Risiken später (wie auch vor diesem Zeitpunkt) allmählich zu, aber "absolut gemessen ist das Ausmaß des Risikos gering" (DANIELS/WEINGARTEN 1978, S. 39).

Darüber hinaus ist es in gewisser Hinsicht immer schon irreführend, wenn man die Diskussion um medizinische Risiken auf die Variable "Alter" konzentriert. Denn daneben gibt es, wie auch die Untersuchungen über sehr junge Mütter zeigen, eine Vielzahl von Bedingungen in Lebensgeschichte und Sozialhintergrund, die für die Gesundheit einer schwangeren Frau und ihres Kindes von Bedeutung sind - Ernährungszustand, Qualität medizinischer Versorgung, Einkommenslage, Wohnverhältnisse, Familiensituation usw. -, und diese sind oft wichtiger als die bloßen Lebensjahre der Mutter.

"Es kann nicht stark genug betont werden, daß ... jenseits des simplen Zählens der Jahre, Alter ein ungenauer Maßstab für physische Gesundheit und Wohlbefinden ist ... Es gibt zwar eine biologisch bestimmte Verteilung der Risiken bei Schwangerschaft und Geburt: ein hohes Risiko für sehr junge Mütter, auf ein Minimum abfallend während der 20er Jahre, und allmählich wieder ansteigend mit steigendem Lebensalter. Aber dies Grundmuster ist durch eine enorme Variationsbreite gekennzeichnet ... Ein hohes Risiko in einem bestimmten Lebensalter - verglichen mit anderen Lebensaltern - muß nicht unbedingt ein hohes Risiko absolut gesehen bedeuten. Eine 35-jährige Frau der Mittelschicht mit guter Ausbildung und Ernährung, gutem Gesundheitszustand und optimaler medizinischer Betreuung hat bessere Aussichten für eine unkomplizierte Schwangerschaft und Entbindung als eine 20-jährige Frau der Arbeiterschicht, die Übergewicht und erhöhten Blutdruck hat, gleichzeitig ohne Vorsorgeuntersuchungen bleibt, weil sie wegen ihrer genau festgelegten Arbeitszeit nicht die Schwangerschaftssprechstunde in einer weiter entfernten Klinik besuchen kann" (ebd., S. 4 f.; Übersetzung EBG).

3.3 Die biographischen Chancen (7)

Die biographischen Chancen später Mutterschaft liegen zunächst ganz einfach gesagt darin, daß die jungen Mädchen und Frauen Zeit gewinnen. Aber diese Zeit ist in ihrer Bedeutung nicht bloß quantitativ, sondern vor allem qualitativ zu messen. Die Frauen gewinnen ein paar Jahre der Jugend, ein paar Jahre für sich selbst, die sie nutzen können nach ihren Wünschen und Interessen, wobei diese sicherlich schichtspezifisch gefüllt sind (nicht nur Ausbildung und Beruf, sondern auch Ausgehen in die Disko, Reisen, Kleider usw.). Aber wichtig ist, daß sie überhaupt so etwas wie eigene Interessen entwickeln können und daran ein Stück Eigeninitiative, Selbständigkeit, Selbstbewußtsein (etwa Verantwortung für Alltagsentscheidungen, Zeiteinteilung, Verfügung über eigenes Geld).

Hier geht es demnach nicht mehr nur um Zeit, sondern um ein Stück eigene Lebenszeit. Darin angelegt ist fast so etwas wie ein subversives Potential, wenn man an der traditionellen Bestimmung des weiblichen Lebenszusammenhangs mißt. Der war nahtlos vordefiniert auf das "Dasein für andere", damit verbunden Abhängigkeit und Beschränkung, Anpassung und Passivität. Statt dessen wird jetzt ein Zwischen- und Freiraum eröffnet, der - der Möglichkeit nach - Aktivität, Durchsetzung, Selbstbehauptung zuläßt. Die Inhalte des "weiblichen Arbeitsvermögens", einst unverrückbar dem "Wesen" der Frau zugeschrieben, werden eventuell einbezogen in einen historischen Wandlungsprozeß, und die Konsequenzen können in den verschiedensten Bereichen des Alltags spürbar werden.

Freilich gilt dieser Freiraum nur der Möglichkeit nach, nie als fertiges Faktum. Freilich wird die hochqualifizierte Frau der Mittelschicht davon anders Gebrauch machen als die Verkäuferin oder Friseuse. Aber die Frage ist auch, nach welchem Maßstab hier "Nutzung" zu definieren ist - sicher nicht nur nach Mittelschicht-Begriffen wie "Selbstverwirklichung" und "Karriere". Im Lebenszusammenhang der Frau mit Hauptschulausbildung ist es wahrscheinlich genauso wichtig, eine versäumte Ausbildung nachholen zu können - wie für die Abiturientin, daß sie sich statt für ein schnelles Schmalspurstudium für den Zielpunkt "Promotion" entscheidet. Und für hochqualifizierte wie gering qualifizierte Frauen gilt, daß der Spielraum der Möglichkeiten in verschiedenen Bereichen erweitert wird:
- Wo Beruf nicht mehr als kurze "Übergangszeit" zwischen Kindheit und eigener Familiengründung verstanden wird, sondern als wesentlicher und notwendiger Lebensbereich für viele Jahre, da verändert sich auch (wiederum zunächst der Möglichkeit nach) die Einstellung zum und das Verhalten im Beruf. Das kann heißen, daß Frauen eher lernen werden, sich mit dem Berufsalltag, seinen Schwierigkeiten und Chancen realistisch auseinanderzusetzen: eine längere Ausbildung planen, eine versäumte nachholen; sich

nicht einfach "abfinden" mit schlechtem Lohn, schlechten Aufstiegschancen, sondern sich aktiv um bessere Möglichkeiten bemühen (Gespräch mit dem Chef, Weiterbildung, Betriebswechsel, geographische Mobilität usw.).
- Wo Frau und Mann nicht mehr einfach "Nachbarschaftskinder" sind, sondern ihrer Herkunft nach oft weit voneinander entfernt; und wo sie vom patriarchalischen Muster der Über- und Unterordnung loskommen wollen; da braucht es Zeit für die Entwicklung einer Partnerbeziehung, zum Kennenlernen, Abstimmen, Verständigen. Weil dieser Prozeß nicht ohne Auseinandersetzungen und Konflikte abgeht - manchmal auch zur Trennung führt -, ist er erheblich leichter durchzustehen, wenn er nicht noch zusätzlich belastet wird durch die Umstellung auf Elternschaft.
- Die späten Mütter haben mehr Zeit gehabt, in den verschiedensten Bereichen eigene Erfahrungen zu sammeln. Dann erst und umso bewußter entscheiden sich diese Frauen für ein Kind, erleben das Kinderhaben oft als neue und wichtige Erfahrung; und nicht, wie viele der jüngeren Frauen, untergründig mit einem Gefühl des Verzichts und des "Allesverpassens". Wenn sie nicht die traditionelle Mutterrolle übernehmen wollen, allein zuständig fürs Kind, haben sie eher Ausweichmöglichkeiten: mehr Selbstbewußtsein, und mehr Jahre der Versuche um "Partnerschaft" (wenn sie die Zeit entsprechend genutzt haben), um auch den Mann an seine Familienverantwortung zu erinnern; mehr Einkommen (wenn sie die Berufsjahre entsprechend genutzt haben) - damit gegenüber Mann und Umwelt ein handfestes, "legitimes" Argument gegen die Hausfrauenrolle; und mehr Geld auch, um einen Teil der Kinderbetreuung delegieren zu können. Und wenn diese Frauen während der ersten Zeit beim Kind bleiben wollen, muß eine Unterbrechung auch nicht Gefährdung ihrer eigenen Zukunft bedeuten: Sie haben Berufserfahrung, an die sie anknüpfen können - anders als die junge Frau, die gleich nach der Ausbildung ein Kind bekommen hat.
So ist anzunehmen, daß die späten Mütter (in Persönlichkeitsentwicklung, Partnerbeziehung, Beruf) deutlich stabiler sind. Sie sind damit besser vorbereitet auf den biographischen Einschnitt, der mit Mutterschaft kommt. Und sie können deshalb wahrscheinlich auch in der Beziehung zum Kind zufriedener und ausgeglichener sein: Die mütterliche Zuneigung ist weniger begleitet von untergründigen Gefühlen der Verzichtleistung und Resignation; durch Ausbildung, Beruf, sonstige Interessen haben sie eher die Selbständigkeit, um dem Kind Freiraum zu geben und nicht zur überfürsorglichen Mutter zu werden. Durch ihre eigenen Erfahrungen mit der Welt außerhalb der Familie können sie auch das Kind besser auf diese Welt vorbereiten. Mit der Selbständigkeit und Eigeninitiative, die sie im eigenen Leben gelernt haben, können sie auch eher die Verantwortung übernehmen für einen anderen Menschen. Je mehr sie im Alltag ein Stück Unabhängigkeit erworben haben, desto mehr sind sie - und ihre Kinder - auch im Notfall gesichert, nicht mehr hilflos dem "Schicksal" ausgeliefert (Arbeitslosigkeit des Mannes, Scheidung, Tod des Mannes). So gesehen bringt das Aufschieben des Kinderwunsches Vorteile nicht nur für die Lebensgeschichte der Frau, sondern ebenso für das emotionale Grundklima der Erziehung, für stabile Entwicklungs- und Zukunftschancen des Kindes.

Aber auch das zeitliche Aufschieben schafft den Sachverhalt nicht aus der Welt, daß in der Gegenwart ein historisch neues Spannungsverhältnis zwischen Elternschaft und eigener Lebensgeschichte von Frau und Mann aufbricht (BECK-GERNSHEIM 1980). Deshalb sind gesellschaftliche Einrichtungen zur Unterstützung der Erziehungsarbeit dringend erforderlich (Elternurlaub, Arbeitszeitverkürzung, optimal ausgebaute Kinderkrippen und Kindergärten, Tagesmütterbetreuung, Ganztagsschulen usw.). Späte Mutterschaft und institutionelle Unterstützungsmaßnahmen sind keine sich ausschließenden Alternativen, sondern sich wechselseitig ergänzende Programme. Nur wenn beide ineinandergreifen, können die Lebenschancen der Frau erweitert werden.

3.4 Insititutionelle Rückwirkungen

Wenn zunehmend mehr Frauen das Entscheidungsmuster "späte Mutterschaft" wählen, wird das nicht nur ihr eigenes Leben betreffen, sondern auch Rückwirkungen auf die Insitutionen haben. Die Institutionen sind mit der Anforderung konfrontiert, sich umzustellen, flexibel zu reagieren, Veränderungen ihrer eigenen Praxis in Gang zu setzen. Das kann dazu führen, daß an nicht wenigen Punkten die Organisation unserer Alltagswelt erheblich umgestaltet wird - eine "leise Revolution" (vgl. SMITH 1979) in den eingeschliffenen Bedarfsannahmen, Verfahrensregeln, Problemlösungsmustern. Hier nur ein paar Beispiele, unvollständig und unsystematisch:
- Der Abstand zwischen den Generationen wird größer. Mehr Männer und Frauen sterben, bevor ihre Enkel geboren werden. Mehr Kinder wachsen auf, die ihre Großeltern nie gekannt haben. Daraus können gesellschaftliche und sozio-kulturelle Folgeprobleme entstehen (verstärkte Abkapselung und Isolation der verschiedenen Lebensalter, Verlust geschichtlicher Erfahrung, Verständnisschwierigkeiten usw.). Mehr Großmütter fühlen sich den Anforderungen eines Kleinkindes nicht mehr gewachsen, können nicht mehr durch Kinderbetreuung die berufstätigen Frauen der jüngeren Generation entlasten. Der Bedarf an alternativen Betreuungsmöglichkeiten (Au-pair-Hilfen, Tagesmütter, Kindergärten usw.) wächst.
- Weil mehr Frauen genetischen Risiken beim Kind vorbeugen wollen, steigt die Nachfrage nach Chromosomen-Tests für Schwangere, damit auch der Bedarf an entsprechenden Laborplätzen (schon heute ist der Bedarf weitaus größer als das zur Verfügung stehende Angebot).
- Die Betriebe müssen damit rechnen, daß Frauen langfristiger, zielstrebiger, selbstbewußter ihre beruflichen Interessen vertreten. Der "Frauen-Bonus", auf den betriebliche Einsatzpolitik bisher abzielt - Verfügbarkeit einer Arbeitskräfte-Gruppe, "die qualifiziert und damit flexibel einsetzbar, zugleich aber auch bescheiden, belastbar und disponibel ist" (WELTZ u.a. 1979), dieser Bonus wird zunehmend fraglich. Die typischen Frauenarbeitsplätze, bislang auf kurzfristig hohe Nutzung ausgerichtet, passen nicht mehr mit den Interessen und Lebensplänen der Frauen zusammen. Wie wird die betriebliche Einsatzpolitik auf das veränderte Angebot reagieren?

- Diejenigen Hersteller, deren Artikel in der einen oder anderen Form auf die Zielgruppe "Mütter" ausgerichtet sind, ebenso <u>Eltern- und Frauenzeitschriften und Erziehungsberater</u>, sie werden ihre Produkte und Empfehlungen zum Teil umstellen, zum Teil eine neue "Marktlücke" entdecken (8).
- <u>Staatliche Familienpolitik</u> steht dringender denn je vor der grundlegenden Entscheidung, auf welches Modell von Familie sie abzielen soll (SMITH 1979; MARSDEN 1980). Hausfrauen-Ehe, "Wahlfreiheit" zwischen Beruf und Familie oder Berufstätigkeit beider Elternteile - je nach Prämisse ergeben sich andere Regelungen in bezug auf Steuergesetzgebung, Rentenversicherung, Familienbeihilfen (z.B. Mutterschafts- oder Elternurlaub; Erziehungsgeld für nichtberufstätige Eltern oder Unterstützung von Tagesmütter-Programmen).

4. Das Fazit für sozialwissenschaftliche Forschung und Praxis

Die Diskussion des Verhaltensmusters "späte Mutterschaft" hat medizinische Risiken, biographische Chancen, institutionelle Rückwirkungen aufgewiesen. Aus den skizzierten Überlegungen sollen abschließend drei Punkte herausgestellt werden, die einerseits das Selbstverständnis der Sozialwissenschaften, andererseits die Entscheidungssituation von Frauen betreffen.
1. Individueller Lebenslauf und institutionelle Regelungen sind eng aufeinander bezogen. Diese "Verzahnung" von individueller und institutioneller Ebene kann strategisch genutzt werden, wo es um die Lebenschancen, Problemlagen, Benachteiligungen bestimmter sozialer Gruppen geht. Hier muß die Praxisseite sozialwissenschaftlicher Forschung sich nicht darin erschöpfen, an die Institutionen gerichtete Maßnahmenkataloge und Veränderungsvorschläge zu formulieren, die dann in den schwerfälligen Apparat der Verwaltungsvorschriften und bürokratischen Prozeduren eingespeist werden (und oft genug darin hängen bleiben). Zur Ergänzung, Beschleunigung, Aktivierung solcher Vorschläge ist es vielmehr wichtig, umgekehrt auch Perspektiven zu entwickeln, die auf die Betroffenen selbst gerichtet sind, die in deren Lebenslauf Spielräume und Handlungsmöglichkeiten aufweisen. Eine solche <u>"Politik von unten"</u> setzt wiederum die Institutionen unter Entscheidungsdruck: wird zur Herausforderung, bestehende Arrangements zu überdenken und zu verändern. Aber dafür ist auch eine Sozialwissenschaft erforderlich, die in bezug auf ihr eigenes Selbstverständnis lernbereit ist: die aus jener hierarchischen Distanz zwischen "Experten" und "Laien" herausfinden will, welche gesellschaftliche Veränderung eher lähmt als fördert.
2. Wenn es darum geht, eine solche Perspektive auf die Lebenssituation von Frauen zu beziehen, dann wird eine wichtige Grundfrage lauten, welche <u>Konstellationen und Entscheidungsmöglichkeiten in der Familie</u> Aktivität und Entfaltung der Frau in Öffentlichkeit, Beruf, Politik begünstigen. Darin angelegt ist eine Fragerichtung, die z.B. die geringe politische Beteiligung von Frauen nicht allein aus institutionellen Hindernissen (Männer-Herrschaft in

den Parteien, frauenfeindliche Gewerkschaftspolitik usw.) versteht, sondern auch vor dem Hintergrund familialer Konstellationen und der darin je angelegten Spielräume oder Beschränkungen für Frauen. Zur Illustration sei wieder auf Ergebnisse der oben genannten Studie über Fabrikarbeiterinnen (ECKART u.a. 1979) verwiesen: Danach sind diejenigen Frauen, die durch "diskontinuierliche Familienkarrieren" (Scheidung, Tod des Mannes) zur langfristigen Orientierung auf Lohnarbeit gezwungen wurden, am ehesten aktivierbar für eine gewerkschaftliche Interessenvertretung im Betrieb. Analog kann man durchaus fragen, ob die gegenwärtig beobachtbare stärkere Repräsentanz von Frauen in Parteien, Gewerkschaften, Berufsverbänden auch durch neue familiale Konstellationen ermöglicht wurde (mehr alleinstehende, mehr geschiedene, mehr kinderlose Frauen).

3. Aus der Vielzahl neuerer Entwicklungen in Ehe und Familie wurde hier das Beispiel "späte Mutterschaft" gewählt. Dies Entscheidungsmuster kann wahrscheinlich die Lebenschancen von Frauen erweitern, ist freilich auch mit gewissen Folgeproblemen verbunden. Aber auch frühe Mutterschaft ist nicht risikolos, im Gegenteil. In einer gesellschaftlich-historischen Situation, wo biologisch beste Jahre und biographisch beste Jahre auseinanderfallen, da kann es keine "optimale" Lösung geben - nur ein Abwägen der Risiken. Die Frau selbst muß abwägen und entscheiden können, doch dazu ist sie auf Informationen angewiesen - und die sind bisher, sehr eng und sehr einseitig, fast nur von Medizinern gekommen. Jetzt aber ist es an der Zeit, eine Perspektive zu entwickeln, die auch gesellschaftliche und historische Veränderungen, soziale und ökonomische Bedingungen miteinbezieht, die den historisch neuen Konflikt zwischen Mutterschaft und eigener Lebensgeschichte der Frau (BECK-GERNSHEIM 1980) erkennt.

"Zwar gibt es für die ältere Frau gewisse Schwangerschaftsrisiken, die mit ihrem Lebensalter zusammenhängen. Aber diese Risiken können nicht losgelöst von ihrem gesamten Lebenshintergrund betrachtet werden, und das schließt auch all die Gründe ein, warum das Aufschieben des Kinderhabens für sie wichtig oder notwendig ist. Darüberhinaus muß genau dies Wissen um die Risiken Teil ihrer Überzeugung werden, daß sie mehr ist als nur ein passiver Beobachter der Vorgänge von Schwangerschaft und Geburt" (DANIELS/WEINGARTEN 1978, S. 40; Übersetzung EBG).

Ein Wissen über die Chancen und Risiken, die mit verschiedenen Zeitpunkten von Mutterschaft verbunden sind, gibt der Frau die Möglichkeit, <u>ihr Leben nicht einfach geschehen zu lassen, auch nicht den Reformprogrammen der "Experten" zu überlassen, sondern ein Stück Eigeninitiative zu gewinnen.</u> Das allein ist schon ein Schritt, um die traditionellen Beschränkungen der weiblichen Normalbiographie abzubauen.

Anmerkungen
1 Dies Wechselverhältnis beider Bereiche ist ablesbar schon an den Titeln einschlägiger Untersuchungen: "Beruf und Hausarbeit. Die Arbeit der Frau in unserer Gesellschaft" (OSTNER 1978); "Junge Frauen zwischen Beruf und Familie" (WELTZ 1979); "Frauenarbeit in Familie und Fabrik" (ECKART u.a. 1979). Entsprechend lauten auch die in der Einleitung programmatisch formulierten Thesen: "Da Frauen nach wie vor wesentliche Trägerinnen solch unmittelbar reproduktiver Arbeitsprozesse sind, muß ... weibliche Berufspraxis aus der Perspektive privater Reproduktionsarbeit begriffen werden. Für die meisten Frauen dürfte die Auseinandersetzung mit Hausarbeit, ihrem Arbeitsgegenstand und ihren Arbeitsweisen, Fähigkeiten und Werthaltungen, Eigenschaften und Perspektiven bestimmen" (OSTNER 1978, S. 11 f.); "Ziel unserer Studie ist es, die Wechselwirkung zwischen dem beruflichen Engagement der Frauen, ihrem betrieblichen Einsatz und ihren familialen Zielsetzungen aufzudecken" (WELTZ u.a. 1979); und schließlich: "Die Verschränkung der Anforderungen aus dem Produktions- und dem Reproduktionsbereich an die Frauen wird zum Ausgangspunkt der Untersuchung gemacht" (ECKART u.a. 1979, S. 5).
2 Dagegen gibt es in den USA einige einschlägige Arbeiten, die freilich auch noch im Stadium explorierender "pilot studies" sind: DANIELS/WEINGARTEN 1977; FABE/WIKLER 1979; PRICE 1978; SCHULTZ 1979.
3 "Brigitte" Nr. 10/1976 ("Wie lange darf man mit dem ersten Baby warten?"), "Brigitte" Nr. 19/1979 ("Das erste Kind mit 35 - na und?"), "Abendzeitung", 26./27.7.1980 ("Reife Frauen sind bessere Mütter"), "Quick" Nr. 33/1980 ("Mutter werden mit 40").
4 Die Überrepräsentation von qualifizierten Frauen dürfte vielleicht zu einem gewissen Teil auch damit zusammenhängen, daß die befragten Frauen nie über eine repräsentative Zufallsstichprobe ausgewählt wurden. Bei einem unsystematischen Auswahl-Modus geraten sicherlich eher solche Frauen in die Untersuchungsgruppe, die qua Herkunft, Sozialmilieu, Ausbildung den Autorinnen selbst nahestehen.
5 Zum Zusammenhang zwischen früher Mutterschaft und späteren Lebenschancen siehe HOFFERT u.a. 1978; HOFFERT/MOORE 1978, 1979; MCKENTRY u.a. 1979; MOORE u.a. 1978a, 1978b; MOORE/HOFFERT 1978a, 1978b
6 DANIELS/WEINGARTEN 1978, 1979; KIND/EIDENBENZ 1974; sowie die in Fußnote 2 genannte Literatur
7 Die hier entwickelten Thesen zum Stichwort "biographische Chancen" greifen auf zwei Quellen zurück: einerseits vorliegende Materialien über Frauen, die erst jenseits der 30 zum ersten Mal Mutter werden (siehe Fußnote 2); zum anderen auch auf die Untersuchungsergebnisse über sehr junge Mütter (siehe Fußnote 5).
8 Zur Illustration ein triviales Beispiel: In den USA haben Hersteller von Umstandsmoden den neuen Trend schon erkannt und Kleidung entworfen, die in Stil und Farben auch für die "nicht mehr ganz jugendliche" Mutter tragbar ist (PRICE 1978, S. 5).

TEIL 5
PRÄVENTION UND FRAUENGESUNDHEITSPOLITIK

CHRISTINE VOLLMER
ZUR SITUATION DER WIEDEREINGLIEDERUNG VON FRAUEN IN DAS
ERWERBSLEBEN

Mit einem Beschäftigtenanteil von 38 % an der Gesamtbeschäftigung leisten Frauen einen nicht unerheblichen Beitrag zur Volkswirtschaft. Gleichwohl sich das Gesamtniveau weiblicher Erwerbsbeteiligung im Zeitablauf von 1950 - 1976 nur marginal verändert hat, zeichnet sich dennoch seit geraumer Zeit ein verändertes Erwerbsverhalten in bestimmten weiblichen Bevölkerungsgruppen ab. Am nachhaltigsten hat sich das Erwerbsverhalten verheirateter Frauen verändert; es ist von 1950 - 1976 von 34,9 auf 43,9 %, um insgesamt 9 % gestiegen, wobei die stärksten Zunahmen in den Altersgruppen der 20- bis 25jährigen und 30- bis 40jährigen festgestellt werden können. D.h. konkret: zunächst erreicht die Erwerbsbeteiligung verheirateter Frauen in der Altersklasse 20 bis 25 Jahre ihren Höhepunkt, sinkt bis Mitte der 30er Jahre ab, um sich bis etwa zum 50. Lebensjahr zu stabilisieren. Anschließend fällt sie erneut zum Alter hin steil ab (vorgezogenes Rentenalter).

In diesem Kontext kommt jener Gruppe von Frauen zentrale Bedeutung zu, die bislang von der offiziellen Arbeitsmarktpolitik der Bundesrepublik weitgehend unberücksichtigt blieb: Rückkehrerinnen in den Beruf. Sie repräsentieren das Hauptkontingent der "stillen Arbeitsmarktreserve".

Die deutsche Erwerbsstatistik weist nun zwar in zeitlichen Abständen aus, wie viele Frauen wann und aus welchem Grunde aus dem Erwerbsleben ausscheiden, jedoch findet man darin kaum konkrete Informationen, wie viele der Ausgeschiedenen später tatsächlich wieder zurückkehren, wie viele dies wünschen, bzw. wie viele Frauen diesen Wunsch aufgrund der prekären Arbeitsmarktsituation bzw. aufgrund ihrer familialen Situation zurückstellen.

Weibliche Erwerbstätigkeit wird nach dem von Myrdal und Klein (1960) entwickelten "3-Phasen-Modell" so zu erklären versucht, daß der ersten Phase der Berufsausbildung und temporären Berufstätigkeit jene zweite Phase folgt, in welcher die Frau aus dem Beruf ausscheidet (nach Heirat und Entbindung), um in der dritten Phase - nach Erwachsenwerden der Kinder -, die etwa beim 40. Lebensjahr liegen soll, wieder in das Berufsleben zurückzukehren. Auf der anderen Seite gibt es eine große Anzahl von Frauen, die nicht aufgrund einer Familienphase ihre Berufstätigkeit unterbrechen, sondern aufgrund von Arbeitslosigkeit. Dieses 3-Phasen-Theorem vermittelt den Eindruck eines unproblematischen, konfliktfreien Ablaufschemas, das in der Realität kaum eine Entsprechung finden dürfte, denn: 36 % der erwerbstätigen Frauen im Alter von 35 und mehr Jahren mit Kindern haben ihre Erwerbstätigkeit überhaupt nicht bzw. weniger als 1 Jahr unterbrochen, 51 % haben einmal, 13 % zweimal 1 Jahr und länger eine Berufspause eingelegt.

Der Anteil der Frauen mit einer Berufsunterbrechung von 10 Jahren und länger liegt nach Hofbauer (1979) bei folgenden Gruppen über dem Durchschnitt:
- Frauen im Alter von 40 und mehr Jahren
- Frauen mit 2 und mehr Kindern
- Frauen, die als un- bzw. angelernte Arbeiterinnen tätig waren
- Frauen ohne abgeschlossene Berufsausbildung
- Frauen mit einem Haushaltsnettoeinkommen von über DM 1.500.

Hinzu kommt bei längerer Unterbrechung der Berufstätigkeit eine gewisse psychologische Distanz zur Arbeitswelt, und zwar weniger, was die konkrete Tätigkeit selbst anbelangt, als vielmehr zur Sphäre des Berufslebens insgesamt. Die "kritische Schwelle" scheint bei einer Unterbrechungsdauer von etwa 2 bis 3 Jahren zu liegen. Liegen mehr als drei bis zu 10 Jahren dazwischen, verspürt bereits 1/3 der von Hofbauer Befragten keine Lust mehr, wieder zu arbeiten, während bei mehr als 10jähriger Berufsunterbrechung dies für 2/3 der nichtberufstätigen Frauen zutrifft.

Festgehalten werden kann, daß die berufliche Situation nach einer Unterbrechung der Erwerbstätigkeit Schwierigkeiten in sich birgt, ja, daß häufig mit einer Unterbrechung der Erwerbstätigkeit ein Bruch im künftigen Erwerbsleben verbunden ist. So ist der Anteil der nicht ausbildungsadäquat beschäftigten Frauen, die ihre Erwerbstätigkeit unterbrochen haben, etwa dreimal so hoch wie der bei Frauen, die kontinuierlich beschäftigt waren. Auch Berufswechsler sind am häufigsten unter jenen Frauen zu finden, die ihre Erwerbstätigkeit unterbrochen haben.

Die in typischen Frauenberufen Ausgebildeten, wie etwa Schneiderinnen, Köchinnen, Friseusen kehren überdurchschnittlich häufig nach einer Unterbrechung ihrer Berufstätigkeit nicht mehr in ihren alten Beruf zurück, sondern nehmen oftmals eine Tätigkeit als un- bzw. angelernte Arbeiterinnen in größeren Betrieben auf. Dieser Berufswechsel wird notwendig deshalb, weil in diesen Sektoren die Diskrepanz zwischen Ausbildungsplätzen und späteren Beschäftigungsmöglichkeiten besonders krass ist.

Wie Modellversuche zur Wiedereingliederung von Frauen ins Erwerbsleben nach Arbeitslosigkeit und/oder einer längeren Familienphase in Düsseldorf, Rheine, Essen und Frankfurt gezeigt haben (vgl. auch HEGELHEIMER 1979), entstehen für Berufsrückkehrerinnen Probleme vornehmlich aufgrund von:
- fehlendem Berufsabschluß oder mangelnder Berufspraxis
- strukturellem und technologischem Wandel (durch veränderte Qualifika-

tions- und Tätigkeitsanforderungen kein Anknüpfen mehr an einmal erlernte Fertigkeiten und Kenntnisse)
- psychologische Distanz gegenüber der Berufswelt
- Belastungen durch die Arbeit in Familie und Beruf
- gesundheitliche Belastungen/Einschränkungen
- ungenügenden Betreuungsmöglichkeiten für Kinder während der Arbeitszeit

Wichtig erscheint in diesem Zusammenhang, etwas näher auf die gesundheitlichen Einschränkungen von Berufsrückkehrerinnen einzugehen, da diese in einem nicht erwarteten Ausmaß im Rahmen eines Modellversuchs zur Wiedereingliederung von arbeitslosen Frauen in Essen festzustellen waren. (Ich beziehe mich auf ein unveröffentlichtes Manuskript des Berufsförderungszentrums Essen.)

Bei den insgesamt 70 Teilnehmerinnen an dieser Wiedereingliederungsmaßnahme handelt es sich vornehmlich um Frauen, die die Sonderschule besucht bzw. keinen Hauptschulabschluß hatten, wobei anzumerken ist, daß ältere Teilnehmerinnen in der Regel eine bessere Schulbildung als jüngere hatten. Für viele Teilnehmerinnen hatte, den Ergebnissen dieser Untersuchung zufolge, der fehlende Schulabschluß dazu geführt, daß sie Hilfsarbeitertätigkeiten annehmen mußten, die einerseits mit hohem Risiko des Arbeitsplatzverlustes verbunden waren, andererseits häufig Belastungsanforderungen aufwiesen - wie etwa Akkordarbeit, einseitige körperliche Belastungen, Beanspruchungen durch Schmutz, Hitze, Geruchsbelästigungen -, die in der Folge zur Beeinträchtigung des körperlichen Leistungsvermögens führten.

Unter den 50 Frauen mit gesundheitlichen Schädigungen wies ein Teil erhebliche Einschränkungen des körperlichen Leistungsvermögens auf, wobei oftmals Doppel- und Mehrfacheinschränkungen zu verzeichnen waren. Die häufigsten Krankheitsarten waren: Wirbelsäulenerkrankungen, Kreislauferkrankungen, Allergien gegen Chemikalien, Unterleibsoperationen. Diese Krankheiten waren dieser Untersuchung zufolge oftmals die Ursache der Entlassung dieser Frauen gewesen, was umgekehrt die Vermittlung erschwert hatte, da aufgrund der Empfehlung der arbeitsamtsärztlichen Gutachten meist keine entsprechenden Arbeitsplätze gefunden werden konnten.

Häufig und gerade bei erwerbstätigen Frauen, die vielfältigen Anforderungen im Arbeits- und Familienleben ausgesetzt sind, ist es eher die kumulative Wirkung verschiedener aufeinander einwirkender und sich gegenseitig verstärkender Faktoren, die eine Krankheit auslösen können. In der Tat ist die Lebenssituation erwerbstätiger Frauen gekennzeichnet durch Mehrfachbelastungen, die sich aus den unterschiedlichen, z.T. sich widersprüchlichen Anforderungen an die Berufsarbeit und die Arbeit in der Familie ergeben. Erfordert Berufsarbeit idealtypisch Verhaltensweisen wie Durchsetzungsvermögen, Konfliktbereitschaft sowie strategisches Denken, so ist die Arbeit in der Familie stärker auf Konfliktvermeidung, Harmonisierungsbereitschaft, Einfühlungsvermögen bzw. Empathie angelegt. Diese unterschiedlichen Anforderungen führen zu einem Spannungsverhältnis zwischen Familie und Beruf, was schichtenspezifisch unterschiedlich rezipiert und bewältigt

wird. Ist Erwerbsarbeit wesentliches Moment für gesellschaftliche Anerkennung, so impliziert Familienarbeit eine emotionale und soziale Absicherung im Familienkontext, ohne gesellschaftliche Anerkennung.
Folgende Merkmale kennzeichnen die Aussichten, nach einer Berufsunterbrechung wieder eine entsprechende Erwerbstätigkeit aufnehmen zu können:
1. Je geringer die Berufsausbildung, desto größer die Schwierigkeiten bei der Berufsrückkehr.
2. Angestellte und Beamtinnen sind von Berufsumstellungen nach Unterbrechungen seltener betroffen als Arbeiterinnen (s. gesetzl. Regelungen!).
3. Ehemals Selbständige und mithelfende Familienangehörige müssen bei erneuter Erwerbsaufnahme ebenfalls häufig einen Berufswechsel vornehmen.
4. 40jährige und ältere Frauen müssen bei ihrer Rückkehr ins Erwerbsleben häufiger als jüngere Frauen einen Berufswechsel vornehmen.
5. Langjährige Berufspausen sind in der Regel mit beruflichem Abstieg verbunden.
Auf der einen Seite sind Frauen zu einer notwendigen und unverzichtbaren Gruppe für den Arbeitsmarkt geworden, auf der anderen Seite sind sie in zunehmendem Maße - insbesondere Frauen im mittleren Lebensalter - auf eine Erwerbstätigkeit angewiesen. Denn: Rationalisierung und Mechanisierung greifen in zunehmendem Maße auf den Bereich der Hausarbeit über, was in der Folge zu einem Funktionsverlust traditioneller Familienstrukturen im Sinne einer gesellschaftlichen Entwertung von Hausarbeit führt. Der Suche nach Selbstbestätigung außerhalb des Hauses - in der Erwerbsarbeit - entspricht das Bedürfnis nach Anerkennung und vermehrtem Selbstwertgefühl/Selbstbewußtsein. Auf der anderen Seite wird der Erwerbswunsch/ das Erwerbsverhalten verheirateter Frauen in starkem Maße von ihrer ökonomischen Situation geprägt; d.h. konkret: je niedriger das Haushaltsnettoeinkommen, desto höher die Erwerbsbeteiligung verheira teter Frauen. So zeigt sich auch bei der von Hofbauer durchgeführten Untersuchung, daß Mütter, deren jüngstes Kind unter 6 Jahre alt ist, bei einem Haushaltsnettoeinkommen von unter DM 1.250 eine Erwerbsbeteiligung von 65 % aufweisen, während bei einem Haushaltsnettoeinkommen von über DM 2.000 die Erwerbsbeteiligung lediglich nur noch 16 % beträgt. Verheiratete Frauen mit qualifizierter Ausbildung sind überdurchschnittlich stark erwerbstätig. Trotz der verstärkten Einbeziehung von Frauen ins Erwerbsleben werden häusliche und familiale Aufgaben weiterhin weitgehend von Frauen ausgeführt. Daß eine solche Entwicklung der zunehmenden Erwerbstätigkeit verheirateter Frauen im mittleren Lebensalter vor allem auf dem Hintergrund der Mehrfachbelastungen, die sich von den Belastungsanforderungen an Männer in Form, Inhalt und Intensität unterscheiden, gesundheitliche Risiken in sich birgt, liegt auf der Hand. Umso dringlicher ist deshalb die Entwicklung von Präventionsmaßnahmen, die zur beruflichen und familiären Entlastung beitragen. Anstatt das Problem der gesellschaftlichen Ursachen von Krankheiten - wie sie in besonderem Maße bei erwerbstätigen Frauen und Müttern auf der unteren betrieblichen Hierarchie auftreten - zu individualisieren, haben wirkungsvolle Präventionsmaßnahmen dort anzusetzen, wo gesundheitsbeeinträchtigende Lebens- und Arbeitsbedingungen zu verzeichnen sind.

D.h. konkret, das zentrale Interesse kann nicht nur dem Ausbau von Vorsorge- und Früherkennungsmaßnahmen gelten, sondern muß sich vielmehr auf Maßnahmen konzentrieren, die zu einer Veränderung der die Gesundheit beeinträchtigenden Lebensbedingungen führen können. Weibliche Erwerbstätigkeit muß deshalb in Zusammenhang mit der Arbeit in Familie und Haushalt gezielter auf ihre gesundheitsgefährdenden Aspekte hin untersucht werden, ganz ebenso wie auf der anderen Seite sogenannte "Nur-Hausfrauen" (Problem der Unterforderung) einer eingehenden Untersuchung zu unterziehen wären.

Mögliche Ansätze für Präventionsmaßnahmen wären:
A) im beruflichen Bereich:
1. Ergonomisch gestaltete Arbeitsplätze für Frauen (auch für Facharbeiterinnen).
2. Die Entwicklung von Maßnahmen, die ein ausgewogenes Verhältnis des Angebots an Ausbildungsplätzen und späteren qualifizierten Beschäftigungsmöglichkeiten schaffen. Verstärkte Ausbildung in zukunftssicheren Berufen (gewerbl. techn. Bereich).
3. Schaffung von Möglichkeiten, während der Berufspause den Kontakt zur Arbeitswelt aufrecht zu erhalten bzw. an Qualifizierungsmaßnahmen teilzunehmen.
4. Familiengerechte Veränderung der Arbeitszeit im Sinne von Arbeitszeitverkürzung. Entwicklung von Arbeitszeitmodellen unter dem Aspekt der Koordinierbarkeit familialer mit beruflicher Arbeit für qualifizierte Tätigkeiten. Entwicklung von Teilzeitarbeitsmodellen als Übergangslösung für Einstieg bzw. Ausstieg ins/aus dem Erwerbsleben und nicht als Perspektive bzw. Endstation.
5. Stärkere Berücksichtigung von Frauen ohne Berufsausbildung und -praxis durch das Arbeitsförderungsgesetz, in bezug auf:
- breiteres Angebot an Umschulungskursen
- Teilzeit-Umschulung für Mütter mit Kindern
- methodisch/didaktischer Zuschnitt des Umschulungsprogramms auf spezifische Kenntnisse der Umschüler
- Betreuungsmöglichkeiten für Kinder während Umschulung
- Ausbau der sozialpädagogischen Betreuung für alle Umschüler, vor allem im Hinblick auf Mehrfachbelastungen und Nachbetreuung.

B) im familialen Bereich:
1. Entwicklung von Beratungssystemen für Schwangere, Mütter und Väter zur Planung ihrer Erwerbstätigkeit während der Kleinkindzeit.
2. Ausbau des Mutterschutzgesetzes. Einführung von bezahltem Elternurlaub (wahlweise für Väter/Mütter).
3. Entwicklung alternativer Betreuungsformen für Klein-, Vorschul- und Schulkinder.
4. Unterstützung von Selbsthilfegruppen, sowie die Entwicklung von Maßnahmen auf kommunaler Ebene zur Entlastung in Haushalt und Familie.

ULRIKE SCHNEIDER
METHODEN PRÄVENTIVER FRAUENGESUNDHEITSFORSCHUNG

1. Problemstellung

Frauenforschung ist parteiliche Forschung von Frauen für Frauen. Ihr Ziel ist die Analyse der gesellschaftlichen Stellung und persönlichen Lebenssituationen von Frauen. Wissenschaftliche Frauenforschung versteht sich als Mittel zur Veränderung eben dieser Lebensbedingungen von Frauen, sie will ihnen helfen, Strategien zu entwickeln, wie sie ihre Lebensbedingungen verändern können. Wissenschaftliche Frauenforschung und darin gewonnene empirische und theoretische Erkenntnis ist Mittel zur Veränderung von Praxis.

Frauenforschung ist seit ihrer Entstehung eingebunden in politische Bewegungen, deren Ziel die Gleichstellung der Frau war und ist. Inhalte von Frauenforschung sind nicht wertfrei, sondern parteilich an die Interessen von Frauen gebunden. Frauenforschung ist Teil der Frauenbewegung und wird darüberhinaus selbst zum Gegenstand von Frauenpolitik.

In diesem Sinne wenden sich in der hier umrissenen Frauengesundheitsforschung Wissenschaftlerinnen gegen ein bestimmtes Bild der Frau in der herrschenden Medizin; versuchen Frauengesundheitsprojekte im präventiven Bereich praktische Alternativen zur herrschenden Medizin zu entwickeln.

Frauenforschung hat in der wissenschaftstheoretischen Kontroverse um Parteilichkeit versus Wertfreiheit von Wissenschaft Position bezogen. Gegen die Wissenschaftskriterien des kritischen Rationalismus und der analytischen Wissenschaftstheorie, mit ihren Forderungen nach Wertfreiheit und intersubjektiver Überprüfbarkeit, stellt sie ihre eigenen, praxisbezogenen Wissenschaftskriterien: "... die Suche nach einem neuen Wissenschaftsverständnis und einer theoretischen Fundierung und adäquaten Methodologie (erfolgt) nicht losgelöst von den Praxisfeldern ..., in denen Frauen arbeiten und kämpfen. ... die strukturelle Trennung zwischen Theorie und Praxis, Hand-Herz-Baucharbeit und Kopfarbeit (soll) tendenziell (aufgehoben werden)." (Beiträge ... H. 1, S. 12)

Dabei hat die Suche nach solchen Wissenschaftskriterien und einer daraus abzuleitenden Forschungsmethodologie erst begonnen. Positionen dazu sind so vielfältig wie das Septkrum der Frauenbewegung insgesamt. Nicht selten wird wissenschaftlicher Frauenforschung jegliche Legitimation abgesprochen, da sie als wissenschaftliche Arbeit per se praxisfern und damit frauenfeindlich sei. Ich gehe meinerseits in diesem Beitrag davon aus, daß Wissenschaft als Mittel zur Veränderung von Praxis eine wichtige Aufgabe hat, daß aber für die Frauenforschung das "wie?" noch offen ist. Fragen dieser Art sind u.a. solche:
- nach dem Verhältnis von Theorie und Praxis und Wissenschaft und Politik
- nach einer allgemeinen gesellschaftstheoretischen Fundierung der Frauenforschung
- nach einer empirischen Forschungsmethodologie von Frauenforschung und nach den konkreten empirischen Methoden.

Mein Beitrag hier soll sich auf den letzten Punkt beziehen. Im Hinblick auf die Frauengesundheitsforschung sollen einige methodische Vorschläge entwickelt werden. Dies hätte in drei Schritten zu geschehen, die an dieser Stelle jedoch nicht ausführlich entwickelt werden können:
- Darstellung der Ziele der Frauengesundheitsforschung
- Überprüfbarkeit bestehender methodischer Konzepte im Hinblick auf ihre Beziehbarkeit auf diese Ziele
- Entwicklung methodischer Kriterien und Verfahren von Frauenforschung/ Frauengesundheitsforschung.

2. Ziele von Frauengesundheitsforschung

Ziele von Frauengesundheitsforschung sind im ersten Abschnitt dieses Buches dargelegt worden (s.v.a. RODENSTEIN). Ausgehend von der Gesundheitsdefinition der Weltgesundheitsorganisation wird Gesundheit definiert als
- ein Akt der Selbstbestimmung: Frauen entscheiden über ihr Gesundsein; Professionelle über Art und Grad des Krankseins
- Gesundheit und Krankheit sind unterschiedliche Dimensionen von Befindlichkeit. Frau entscheidet auf dem Hintergrund ihrer geschlechtsspezifischen, soziokulturellen und altersmäßigen Standards über ihr subjektives Wohlbefinden.

Hiermit ist eine positive Utopie aufgezeigt. Dahinter steht ein Frauenbild, in dem Frau aufgerufen ist, sich für eine Veränderung ihrer Lebensbedingungen einzusetzen und damit auch ihr Gesundsein/Kranksein als einen von ihr selbst mit beeinflußbaren Prozeß zu begreifen.

HOLZKAMPs Begriff menschlicher Subjektivität gilt in diesem Sinne auch für die weibliche Subjektivität. HOLZKAMP (1977) begreift menschliche und d.h. für ihn gesellschaftliche Lebenstätigkeit in dem Verhältnis von subjektiver Bestimmung und objektiver Bestimmtheit. Menschliche Subjektivität entwickelt sich als doppelseitig bestimmter Prozeß. Dieser Prozeß ist einerseits bestimmt durch die objektive gesellschaftliche Lebenssituation der Frau, d.h. durch ihre soziale und persönliche Diskriminierung. Andererseits erzwingt diese objektive Bestimmtheit jedoch die aktive Veränderung der eigenen und gesellschaftlichen Lebensbedingungen im Rahmen der diesen innewohnenden, widersprüchlichen gesellschaftlichen Entwicklungstendenzen, also den Kampf gegen die Diskriminierung und um die Gleichstellung der Frau.

Für eine präventive Frauengesundheitsforschung bedeutet das, Frauen nicht lediglich als Objekt von Forschung und präventiver Intervention zu begreifen. Die Frau ist selbst Subjekt ihres Gesund- bzw. Krankseins. Als solches hat sie das Recht auf einen selbstbewußten und selbstbestimmenden Umgang mit ihrem Körper, ihren physischen und psychischen Leiden. Sie hat aber auch das Recht auf einen selbstbewußten Umgang mit ihren - gesundheitliche Beeinträchtigungen erzeugenden - Lebensbedingungen. For-

schung und Praxis von Prävention hat damit von einem Verhältnis von objektiven und subjektiven Momenten im Krankheits- bzw. Gesundheitsprozeß auszugehen, in welchem diese beiden Seiten durch das aktive Bewältigungshandeln vermittelt sind.
FRANSSEN zeigt in ihrem Beitrag zu diesem Buch auf, wie im Gegensatz zu diesem Frauen- und Menschenbild die Frau in der Medizin betrachtet und behandelt wird. Frau ist hier passives Objekt von Therapie und medizinischer Forschung. In ihrem Krankheitsgeschehen werden Frauen individualisiert und ihnen die Möglichkeit der aktiven Auseinandersetzung mit ihrer Lebenssituation und ihrem Kranksein beschnitten.

3. Kritik bestehender methodischer Ansätze

Die sich am naturwissenschaftlichen Modell orientierende medizinische Krankheitsforschung, aber auch teilweise psychologische und sozialwissenschaftliche Frauenforschung implizieren gemäß dem skizzierten Frauenbild eine spezifische Forschungsmethodologie - nämlich die herrschende empirisch-analytische Forschungsmethodologie. Kritikpunkte an dieser Methodologie (siehe dazu: BERGER 1974, HOLZKAMP 1972, 1977, MASCHEWSKY 1977, MERTENS 1975, SCHNEIDER 1980) gelten in gleicher Weise auch für eine so verfahrende Frauen- und Gesundheitsforschung.
Positionen der empirisch-analytischen Forschung und Kritikpunkte daran sollen hier nur thesenhaft angerissen werden.
1. Empirisch-analytische Forschung impliziert die Trennung von Theorie und Praxis im Forschungsprozeß. Wissenschaftliche Erkenntnisse sind in ihren Inhalten und Ergebnissen unabhängig vom jeweiligen Erkenntnisinteresse. Umsetzung von Erkenntnissen in die Praxis erfolgt nicht innerhalb des Forschungsprozesses, sondern im Anschluß daran - in der Regel durch andere Instanzen als die der Wissenschaft. Die Freiheit von Wertungen im Erkenntnisprozeß dient dem Ziel der Objektivität der wissenschaftlichen Ergebnisse.
2. Um den Erkenntnisprozeß von Wertungen freizuhalten, muß die strenge Trennung von Forschungssubjekt und Forschungsobjekt aufrechterhalten werden. Die Subjektivität der Erforschten, ihre Interessen und Handlungswünsche sind im Sinne einer Objektivität der Forschungsergebnisse aus dem Forschungsprozeß herauszuhalten.
3. Veränderungen im Forschungsprozeß, Eingriffe in die Praxis, verhindern eine eindeutige Ziel-Wirkungsanalyse. Ursachenforschung - also auch Krankheitsursachenforschung - kann nur betrieben werden, indem sich eindeutig Bedingungen und Variablen isolieren lassen (das ätiologische Krankheitsmodell).
Die oben genannten Autoren weisen in einer immanenten Kritik der empirisch-analytischen Forschungsmethodologie nach, daß diese selbst nicht imstande ist, in der Forschungspraxis diese von ihr aufgestellten methodologischen Normen einzuhalten. In der Konfrontation mit den zuvor dargestell-

ten Zielen von Frauenforschung und Frauengesundheitsforschung wird darüberhinaus die Unvereinbarkeit deutlich:
- Frauenforschung ist durch ihre politischen Zielsetzungen und wissenschaftsimmanenten Wertungen definiert. <u>Objektivität wissenschaftlicher Erkenntnisgewinnung ist nur vom Standpunkt einer engagierten Frauenposition</u> möglich.
- Aufgrund gemeinsamer Betroffenheit von Forscherinnen und Erforschten kann die <u>Trennung von Forschungssubjekt und Forschungsobjekt nicht aufrechterhalten</u> werden. Im Forschungsprozeß arbeiten beide gemeinsam mit dem Ziel, Veränderungen für die Betroffenen zu erwirken.

4. Methodische Kriterien und Verfahren

Aus den Bestimmungen des sozialwissenschaftlichen Gegenstandes und damit auch des Gegenstandes und der Ziele von Frauenforschung lassen sich folgende methodische Kriterien formulieren:
- das Prinzip der historischen Analyse und der Prozeßorientierung
- das Prinzip der Einheit von Theorie und Empirie
- das Prinzip der Einbeziehung der Subjektivität der Untersuchten.
Den Prinzipien lassen sich jeweils Verfahren und Konzepte empirischer Forschung - vor allem alternativer Verfahren - zuordnen. In der Regel setzen diese jedoch nicht an allen Prinzipien an, sondern nur an ein oder zwei.
  Zu den Prinzipien im einzelnen:
  Das erste Prinzip, historische Analyse und Prozeßorientierung, bedeutet zum einen, die historisch gewachsenen Voraussetzungen und Bedingungen des untersuchten Gegenstands in ihren komplexen Wechselwirkungen und Widersprüchen zu rekonstruieren. Prozeßorientierung bezieht sich auf den konkreten Forschungsprozeß. Die empirischen Verfahren sollen die Erfassung der Entwicklungen und Veränderungen des untersuchten Gegenstandes ermöglichen. In den Verfahren und den methodischen Schritten des Forschungsprozesses muß sich die Dynamik des Gegenstandes widerspiegeln können.
  Mit diesem Prinzip ist das herkömmliche Prinzip der Verallgemeinerbarkeit erweitert. Verallgemeinerbarkeit läßt sich nicht reduzieren auf statistische Repräsentanz und Kontrolle störender Bedingungen, sondern ist erweitert um das Prinzip der Adäquatheit der erfaßten inhaltlichen Dimensionen.
  Methodische Verfahren, die an diesem Prinzip ansetzen, sind z.B.: prospektive und Längsschnittstudien, Prozeßanalysen, biographische Methoden, prozeßorientierte Evaluationsforschungen (Begleitforschung).
  Frauengesundheitsforschung hätte in diesem Sinne zum einen historische Analysen anzustellen, die Aufschluß geben über die Entwicklungen und Veränderungen von Belastungen von Frauen auf dem Hintergrund von Veränderungen ihrer Lebenssituation und gesellschaftlichen Lage. Hierhin gehören auch Untersuchungen zur Stellung der Frau im Medizinsystem und das Frauenbild der Medizin.

Zum anderen lassen sich Konsequenzen für den konkreten Forschungsprozeß ziehen. Entwicklungsprozesse von Frauen unter Einschluß der Entwicklung von Gesundheit und Krankheit müssen im Forschungsprozeß rekonstruiert werden (z.B. biographische Ansätze). Veränderungsprozesse sollten auch selbst im Mittelpunkt von Forschungsprozessen stehen (z.B. Beratung und Selbsthilfe).

Zweites Prinzip: Einheit von Theorie und Empirie. In jedem einzelnen Schritt des empirischen Vorgehens verbinden sich theoretische und empirische Momente miteinander. Theorie steht nicht nur am Anfang und Ende des Forschungsprozesses, sondern geht in die Verfahren selbst; die Bestimmung von Beobachtungs- und Befragungsdimensionen, die Wahl der Stichprobe, etc. ein. Die theoretischen Ausgangspunkte und ihre Operationalisierungen sind deshalb im Forschungsprozeß explizit zu machen.

Dieses Prinzip gilt für jede Form empirischer Erfahrungsgewinnung. Für die Frauenforschung bedeutet dies, ihre theoretischen Ansätze darzulegen und ihre konkreten empirischen Fragestellungen auf diese Ansätze beziehbar zu machen.

Drittes Prinzip: Einbeziehung der Subjektivität der Untersuchten. Empirische Verfahren sollen die Untersuchten nicht als quasi-organismische Objekte erfassen, sondern als das, was sie sind - bewußte menschliche Individuen. Als solche besitzen sie einen hohen Grad an Wissen über ihre eigene Lebenssituation - über die der Forscher ja etwas erfahren möchte. Sie setzen sich nicht nur mit ihren eigenen Lebensbedingungen auseinander, sondern tun dies auch bezüglich der konkreten Untersuchungssituation. Als Subjekte sind sie in der Lage, aktiv in den Forschungsprozeß miteinzugreifen. Im Forschungsprozeß sind diese Momente bewußt miteinzuplanen.

Damit ergeben sich jedoch Konsequenzen für die Subjekt-Objekt-Beziehung in der Forschung, bzw. für die Beziehung Forscher - Erforschte. Ihre hierarchische Struktur muß im Sinne einer Kooperationsbeziehung oder mindestens im Sinne eines Diskurses, in dem gegenseitig Ziele und Interessen aufgedeckt werden, aufgelöst werden.

Gerade an diesem Prinzip knüpfen zahlreiche neue Forschungskonzepte an: Kommunikative Sozialforschung (Arbeitsgruppe Bielefelder Soziologen), Formen teilnehmender Beobachtung (BERGER), Empirie des Alltagsbewußtseins (LEITHÄUSER, VOLMERG), hermeneutische Verfahren (BROSE, u.a.).

Für die Frauenforschung ist dieses Prinzip zentral. Wenn oben in den Zielen Gesundheit als Akt der Selbstbestimmung begriffen wurde, dann bedeutet das, dieses Ziel auch im Forschungsprozeß wirksam werden zu lassen. Die erforschten Frauen sollen am Forschungsprozeß selbst aktiv und bewußt teilnehmen.

In einem letzten Punkt soll auf eine Forschungskonzeption eingegangen werden, die versucht, zumindest das erste und dritte Prinzip zum Ausgangspunkt zu nehmen - nämlich die Handlungsforschung.

5. Handlungsforschung - Verbindung von wissenschaftlicher Forschung und Praxis

In der Diskussion um die Methoden von Frauenforschung ist das Konzept der Handlungsforschung bereits mehrfach diskutiert und als mögliche Strategie für Frauenforschung entwickelt worden (MIES 1978). Handlungsforschung ließe sich im besonderen Maße auch für die Gesundheitsforschung nutzbar machen. Im Selbsthilfekonzept kommen bereits Momente einer solchen Strategie zum Tragen.

Die methodischen Prinzipien der Handlungsforschung lassen sich folgendermaßen zusammenfassen:
- Handlungsforschung ist im Sinne der Evaluationsforschung eine Form wissenschaftlicher Begleitforschung. In der Praxis sollen konkrete Handlungsstrategien auf wissenschaftlicher Grundlage entwickelt werden - z.B. sozialtherapeutische Beratungsmodelle, Modelle von Gesundheitsberatung. Diese Strategien werden in Anpassung an die konkreten Feldbedingungen (Zielgruppen, institutionelle Bedingungen, Art der Berater) in der Praxis selbst entwickelt und verändert. Dazu müssen wissenschaftliche Kriterien der Bewertung der Strategien - im Sinne von Prozeßkriterien - entwickelt werden. Forschung und Entwicklung erfolgen also in einem integrativen Prozeß.
- Handlungsforschung will Forschung im Interesse der Betroffenen betreiben. Die herkömmliche Subjekt-Objekt-Beziehung soll deshalb im Sinne des oben genannten 3. Prinzips verändert werden. Die Untersuchten sollen aktiv in den Forschungsprozeß miteinbezogen werden, Ziele und Intentionen der Forschung offengelegt und im Kommunikationsprozeß mit den Betroffenen revidierbar sein. Hypothesen und Operationalisierungen sollen demgemäß im Forschungsprozeß mit den Untersuchten gemeinsam entwickelt werden.

Bezogen auf die Entwicklung präventiver Beratungsmodelle bedeutet das u.a., daß die Beratungsstrategien in gemeinsamer Arbeit der Berater, Betroffenen und Begleitforscher entwickelt werden. In der Selbsthilfe ist dieses Kriterium sicher am weitesten entwickelt.

Die Offenheit des gesamten Forschungsprozesses führt jedoch nicht selten zu einer Vereinseitigung des Prozesses: entweder geht das Prinzip der Forschung verloren, indem nur noch situationsspezifisch Beratung betrieben wird, ohne Kriterien der Verallgemeinerbarkeit zu entwickeln, oder es geht das Prinzip der Praxis verloren, indem Ansprüche der Veränderung und Umsetzung nicht mehr realisiert werden.

Handlungsforschungsprojekte sollten sich deshalb verpflichten, ihre methodischen Prinzipien und Verfahren auszuweisen. Die folgenden Punkte könnten dafür ein Raster bilden:
- Explikation der Forschungs- und Handlungsziele
- Entwicklung eines theoretischen Rahmenkonzepts
- Bestimmung und Analyse der Zielgruppe und der institutionellen Rahmenbedingungen für das Modell
- Entwicklung eines prozeßorientierten Forschungsplans
- Reflexion auf die Funktionsaufteilung zwischen Forschern und Untersuchten

- Entwicklung dem Problem angemessener Untersuchungstechniken (Dokumentations- und Evaluationsinstrumente, Methoden der Rückvermittlung von Informationen an die Untersuchten)
- Entwicklung von Kriterien für verallgemeinerbare und nicht-verallgemeinerbare Ergebnisse
- Entwicklung von Vorschlägen für eine Umsetzung des Modells in einem breiten Rahmen.

Handlungsforschung ist m.E. ein ausgezeichnetes Modell, praxisorientierte Frauenforschung, besonders Frauengesundheitsforschung zu realisieren. Hier bietet sich die Möglichkeit, Frauenforschung von Frauen für Frauen und mit Frauen zu betreiben, indem den erforschten Frauen die Kontrolle über den Forschungsprozeß und seine Ergebnisse ermöglicht wird. Damit erweitert sich die Chance, wissenschaftliche Erkenntnisse zu gewinnen, die eine praktische Relevanz für die Frauen besitzen.

Viele Frauenprojekte haben deshalb diesen methodischen Weg gewählt. Vielleicht hilft nun dieser Beitrag hier, der mehr Allgemeines zur Methodik dargestellt hat, konkreten Frauenprojekten ihr methodisches Vorgehen besser zu systematisieren und zu strukturieren. Damit könnte dann auch solchen Vorwürfen begegnet werden, die den praxisorientierten Frauenprojekten mangelnde Wissenschaftlichkeit und fehlende Methodik vorwerfen. Zum anderen kann es den Frauenprojekten selbst helfen, ihre Ziele und einzelnen Schritte zur Erreichung dieser Ziele genauer zu bestimmen und im internen Rahmen der Projekte allen Beteiligten offenzulegen.

JOHANNA KOOTZ
BEDINGUNGEN FÜR PRÄVENTIVE VERHALTENSWEISEN VON FRAUEN

Die Frage nach vorausschauendem, bewußtem Gesundheitsverhalten von Frauen stellte sich mir zuerst im Rahmen gewerkschaftlicher Frauenarbeit. Gespräche mit Industriearbeiterinnen und Beobachtungen an typischen Frauenarbeitsplätzen machten den ungeheuren Widerspruch zwischen gesundheitlichen und sozialen Risiken industrieller Frauenarbeit und dem Fehlen von kollektiver und individueller Abwehr gegen die Zerstörung des Arbeitsvermögens sichtbar (Brand/Kootz/Steppke 1974).

In einem anderen Erfahrungsbereich, dem 1. Berliner Frauenhaus, konnte ich im Verlauf mehrjähriger Beratungs- und Untersuchungsarbeit zu einer vergleichbaren Feststellung kommen. Auf meist jahrelange physische und psychische Mißhandlung wurde zwar auch mit Gegenwehr reagiert, im Vordergrund standen jedoch immer Versuche durch Anpassung an die Wünsche des Mannes die Situation zu klären, die Familie zu erhalten, Ursachen für die gewaltsamen Auseinandersetzungen am eigenen Verhalten festzumachen.

Ein Ergebnis dieser Untersuchungsarbeit ist, daß das Fehlen eines grundsätzlichen Anspruchs auf körperliches und seelisches Wohlbefinden nicht an die Zugehörigkeit zu einer bestimmten Altersgruppe, sozialen Schicht oder beruflichen Position gebunden ist.

Im folgenden geht es nicht um die Prävention im Hinblick auf spezifische pathogene Faktoren, sondern um die Bedingungen, die präventives Verhalten in unserem Sinne verhindern oder überhaupt erst möglich machen.

Die Zugehörigkeit zum weiblichen Geschlecht als gesundheitliches Risiko

Die vorfindlichen Existenzbedingungen von Frauen erzeugen physisches und psychisches Leiden. Mädchen werden von klein auf dazu erzogen, verletzende und belastende Anforderungen zu antizipieren. Sie erwerben Anpassungs- und Überlebenstechniken, die ihnen zur 'Natur' werden. Bei einer Befragung zum Selbstbild von Frauen kommt Richter (1973, S. 294) zu folgenden Ergebnissen:
"Im Mittel erleben sich Frauen als ängstlicher, depressiver und erotisch gehemmter als die Männer. Sie fühlen sich auch unsicher in der Zusammenarbeit mit anderen. Dabei glauben sie, daß sie sich viel Mühe im Leben schaffen, und sie beschreiben sich als ordentlicher und fürsorglicher als die Männer. Dagegen ist es nach ihrer Auffassung schwieriger für sie, sich in sozialer Konkurrenz durchzusetzen. Zum Unterschied von den Männern glauben sie, daß sie kaum ehrgeizig seien, sich lieber unterordnen und daß sie eher als schwach eingeschätzt würden."

Schwäche, Kränkeln, Hilfsbedürftigkeit sind zugestandene Reaktionen auf schwierige Situationen. Jede Frau zeigt in ihren alltäglichen Verhaltensweisen, daß sie mit Gewalt und Demütigung rechnet (Schlaffer/Benard 1978; Brownmiller 1975). Da die weibliche Identität und Daseinsberechtigung sich immer nur ableiten kann aus Funktionen für andere - Sexualobjekt, Hausfrau, Mutter - ist das Selbstwertgefühl von Frauen dem Wechsel von Anerkennung und Ablehnung unterworfen, die ihnen von Männern zugestanden werden. Die tägliche Erfahrung des Scheiterns bei dem Versuch, allen Aufgaben gegenüber dem Mann, den Kindern, dem Beruf gerecht zu werden, läßt das Gefühl des Versagens, der Unfähigkeit stetig anwachsen. Nicht umsonst haben Frauen große Angst, verrückt zu werden, die Balance zu verlieren oder schon verrückt zu sein. Viele mißhandelte Frauen haben uns erzählt, daß der Mann ganz bewußt diese Angst benutzt hat, um sie an einer Strafanzeige oder dem Verlassen der Beziehung zu hindern.

In der Regel begegnen Frauen nur Frauen, denen es genauso geht (1). Das Selbstverständliche als in sich widersprüchlich zu begreifen, setzt Lern- und Erfahrungsprozesse voraus, die in der Lebensplanung von Frauen nicht vorgesehen sind - bzw. vorerst eine Ausnahme darstellen. Der politische und soziale Status aller Frauen gibt jeder einzelnen Recht, wenn sie sich nicht in der Lage sieht, sich gegen vorherrschende Verhaltenszumutungen zu wehren.

Diese Entfremdung von einer selbstbewußten und eigenständigen Bewertung des eigenen Befindens hat eine anerkannte und ausgenutzte Flexibilität zur Folge: Indikator für Belastungsgrenzen sind nicht irgendwelche Symptome, sondern die jeweils zu bewältigende Aufgabe. Absehbar risikoreiche Anforderungen werden durchgestanden, wie z.B. die Verantwortung für Verhütung, Austragen ungewollter Schwangerschaften, überlange Arbeitszeiten. Weder Hausarbeit und Kindererziehung, noch die für Frauen üblichen Berufstätigkeiten führen zu Prestige und ausreichender sozialer Sicherheit. So kommt es dazu, daß gerade das Aushalten von extremen Belastungen, das Bewußtsein, daß ein Mann das alles gar nicht schaffen würde, Frauen ein Gefühl des Stolzes und der Stärke gibt (s.a. Brandt/Kootz/Steppke 1975, S. 136 ff.).

Der Zwang, einander widersprechenden Anforderungen gerecht zu werden, dem Umgang mit dem Überdruß einen Sinn zu geben, verlangt von Frauen permanente Anpassungs- und Abwehrmanöver, die in der Regel durch Rücksichtnahme und Passivität gekennzeichnet sind.

Diese Anstrengungen drücken sich nicht zuletzt in der Art und dem Umfang der spezifischen Frauenleiden aus, wie hier am Beispiel der vegetativen Dystonie.

"Eine von Kontrasten durchsetzte vitale Verstimmung leichten bis mittleren Grades bildet den Grundzug des Beschwerdebildes. Innere Getriebenheit und unstete Reizsuche sind mit Leistungsnachlaß und -unlust, mit dem Gefühl des Nicht-mehr-Könnens, des 'Am Rande' - oder 'Fertig-Seins', mit ungewohnter Erschöpfbarkeit und Reizüberempfindlichkeit gepaart. Schlafstörungen gesellen sich heute zu übermäßigem Gähnen, zu Gedankenträgheit und Einfallslosigkeit: die andertags aktuelle Stim-

mung des Gehetztseins und des Gedankenjagens korrespondiert mit Konzentrationsschwierigkeiten und Desinteressement; außergewöhnliche Gliedschwere am Morgen kann sich in die Belästigung durch 'unruhige Beine' (...) zu Beginn der Nachtruhe verwandeln. Die Gespanntheit überwachen Antriebs vermag in einer körperlichen Abgeschlagenheit wie nach langer Krankheit keine rechte Befreiung oder Lösung zu finden. Kopfdruck, periodisch oder dauernd, wechselt ab mit Schwindelgefühlen, Herzklopfen, Parästhesien oder Magen- und Darmbeschwerden. Die Haut kann als trocken oder, häufiger, als zu feucht und zugleich als zu kalt empfunden werden; bisher ungewohnte Schweißabsonderungen sind lästig oder wirken beängstigend. Mehr noch als ein rascher Wechsel der subjektiven Klagen findet sich die Schilderung von wochen- oder monatelangen Perioden, in denen einmal diese, einmal jene Unbehaglichkeit angegeben wird."
(Schwenkel-Omar 1980, S. 44/45)

Offensichtlich korrespondieren diese Beschwerden mit Verhaltensweisen, die Frauen sowieso zugeschrieben werden. Sie erlauben zudem über lange Zeit das 'Weiterfunktionieren' bei gleichzeitigem Anspruch auf ein wenig mehr Rücksichtnahme und Zuwendung. Die Erscheinungsweisen und Ausdrucksformen der Symptome bestätigen das Gefühl der eigenen Schwäche, des eingeschränkten Handlungsvermögens, der Unzuverlässigkeit der eigenen Kräfte.

Im Rahmen der Frauenberatung wird immer wieder bestätigt, daß die Bemühungen, die Befindlichkeitsstörungen in das tägliche Leben zu integrieren, für die meisten Frauen realistischer ist, als der Versuch, sie zu heilen. Typische Reaktionen waren: 'ich kann mir das jetzt nicht leisten' - das Auskurieren einer Krankheit, einen Kuraufenthalt; die wahllose Einnahme aller Medikamente, die vorübergehende Linderung erwarten lassen; völlige Ablehnung jeder Heilbehandlung, weil es sich nicht lohnt, weil die Beschwerden schon immer da waren, in der Familie üblich etc.

Von Industriearbeiterinnen konnten wir eine genaue Aufzählung zukünftiger Beschwerden erhalten, die ihnen von Kolleginnen mit längerer Betriebszugehörigkeit bekannt waren. Sie sprachen über ihren aktuellen gesundheitlichen Zustand, indem sie schon vorhandene Symptome den genannten Krankheiten zuordneten.

Die anspruchslose Einstellung, die in diesem Umgang mit der eigenen Person deutlich wird, ist ein Ausdruck der Tabuisierung der zerstörerischen Lebensumstände, denen Frauen unterworfen sind.

Aufforderung zur Prävention muß schließlich Angst und Ohnmachtsgefühle hervorrufen, weil die Wahrnehmung nachlassender körperlicher Funktionstüchtigkeit und Attraktivität dem Verlust weiblicher Existenz-Identität gleichgesetzt wird.

"Da die einzige Qualifikation die Funktionstüchtigkeit des Körpers und der Nerven ist - Geschicklichkeit der Hände, das ungestörte Sehvermögen, die Ausdauer beim Stehen, die kontinuierliche Belastung der Muskulatur, das gleichmäßige Konzentrationsvermögen - wird die Bindung an den Arbeitsplatz mit zunehmendem Alter, das heißt vom dreißigsten Lebensjahr an, immer stärker." (Brand/Kootz/Steppke 1975, S. 136 f.).

Ebenso nimmt die Bindung an die vorfindlichen Verhältnisse in Ehe und Familie zu, je mehr die sexuelle Attraktivität in bezug auf die männlichen Ansprüche im allgemeinen abnimmt.

Die grundsätzlich negative Bewertung des Älterwerdens - spätestens ab dem dreißigsten Lebensjahr -, die ständige Angst vor zukünftigen Verlusten, kann eine Lähmung aller Entfaltungsbedürfnisse und -möglichkeiten hervorrufen. So haben wir immer wieder von Frauen zwischen 20 und 25 Jahren gehört, daß sie zu alt seien, um noch einmal neu anzufangen, um etwas zu lernen etc.

Die sogenannte mittlere Lebensphase (30 - 60 Jahre) kann aber auch als Zäsur wirken, die eine realistische Wahrnehmung der eigenen Existenzbedingungen erzwingt und damit Kräfte freisetzt, die bisher durch Symptomverleugnung und Anpassungsbemühungen gebunden waren. Die Kumulation negativer Folgen bisheriger Kompromißbereitschaft wirkt desillusionierend, es lohnt sich nicht mehr, das Scheitern zu verheimlichen. In dieser Situation wächst die Bereitschaft zur Auseinandersetzung und zur Beanspruchung von Hilfe. Es wird möglich in Beratungsgesprächen und bei Frauentreffs,über die Machtverhältnisse in der Ehe/Beziehungen zu reden, Versuche werden diskutiert, wie es möglich ist, der Isolation, Kontrolle und Abhängigkeit zu entgehen und welche Funktion den Befindlichkeitsstörungen in diesem Zusammenhang zukommt.

An dieser Stelle sollen die Einflüsse ärztlichen Handelns auf die Entwicklung präventiver Verhaltensweisen angesprochen werden.

Medizinische Forschung und Versorgung als Behinderung präventiven Verhaltens

Ich gehe davon aus, daß die Wahrnehmung von Beschwerden sich weitgehend an dem orientiert, was von Ärzten als behandlungswürdig und -möglich angesehen wird. Die Erforschung der weiblichen Morbidität und Mortalität liegt in den Händen von Fachmännern, die damit auch die Existenzbedingungen der weiblichen Bevölkerung nach Kriterien bewerten, die sich vorwiegend an den Möglichkeiten der kurativen Medizin, allenfalls noch an Früherkennungsprogrammen, ausrichten.

Die Entfremdung des Körpers durch das ärztliche Definitionsmonopol in bezug auf Gesundheit und Krankheit, Normalität und Anormalität sowie den angemessenen Umgang mit dem Leiden ist für Frauen besonders folgenreich.

"So wie in anderen soziokulturellen Bereichen hat auch in der Medizin das männliche Vorurteil zur Relativierung des Geschlechtsunterschiedes geführt. Es dominiert die Tendenz, Frauen nur als verkleinerte, schwächere und passive Ausgabe des Mannes einzuschätzen und ihre Besonderheiten im Gesundheits- und Krankheitsverhalten lediglich als unmittelbare Folgen ihrer biologischen Abweichungen vom Mann zu bewerten." (Richter 1972, S. 293)

Die biologischen Geschlechtsunterschiede werden immer noch als quasi natürliche Basis geschlechtsspezifischer Arbeits- und Machtverteilung begriffen. Nur so kann erklärt werden, daß ärztliche Forschung das 'Dreiphasenmodell' stützt, Doppelbelastung als selbstverständlich nur für die Frauen voraussetzt und gleichzeitig permanente Überforderung, immer früher auftretende Verschleißerscheinungen, Frühinvalidität etc. diagnostiziert. Bei der Durchsicht arbeits- und sozialmedizinischer Untersuchungen konnten wir in erster Linie Veränderungsvorschläge finden, die eine bessere Bewältigung gegebener Belastungen zum Ziel hatten.

"a) Die Erziehung und Bildung der Frau sollte mehr als bisher ihrer Doppelnatur gerecht werden: man muß die familiäre und berufliche Leistung der Frau gleich ernst nehmen und für beide eine adäquate Vorbildung schaffen.

...

c) Man sollte gerade im Zusammenhang mit der Mütterarbeit stärker als bisher den Kompromiß anstreben, eine in den Wirtschaftsprozeß zurückstrebende Frau mit Halbtagsarbeit zu beschäftigen.

d) Man sollte Wege suchen, wieder Heimarbeit zu vergeben." (Schaefer/ Blohmke 1972, S. 35)

Als Beispiele können ebenfalls die Schutzbestimmungen dienen, die sich nur auf die Gebärfunktion beziehen, oder Versuche, Arbeitsvollzüge und -zeiten so einzureichen, daß sie für Mütter mit schulpflichtigen Kindern gerade noch zu schaffen sind, ohne daß die Verantwortung für das Wohl der Kinder eingeschränkt werden muß.

Ärzten und Psychologen muß ein entscheidender Anteil an der Bildung und Aufrechterhaltung von Vorurteilen zugeschrieben werden, die das patriarchalische Frauenbild stützen und bestätigen. Als Beispiel können hier die Untersuchungen genannt werden, die die sogenannte Monotonieunempfindlichkeit der Frauen feststellen und sie damit für besonders geeignet für repetitivmonotone Teilarbeit erklären. Die physischen und psychischen Beeinträchtigungen in der Folge solcher Arbeitsanforderungen sind bekannt. Zu den weitreichendsten gehören die Beeinträchtigung der Lernfähigkeit, psychosomatische Krankheiten, die aus ständiger Behinderung von Selbstentfaltung entstehen, irreversible und einseitige Verschleißerscheinungen.

Obwohl wir davon ausgehen müssen, daß die meisten mißhandelten Frauen ärztliche Hilfe beanspruchen, z. T. auch ausdrücklich auf Verletzungen und Krankheiten als Mißhandlungsfolgen hinweisen, haben bisher medizinische Veröffentlichungen über die Gewaltverhältnisse in Ehen/Beziehungen keinen Beitrag zum Thema Frauenmißhandlung geleistet, es ist so gut wie aussichtslos, überhaupt statistische Angaben zu erhalten. Frauen können eher davon ausgehen, daß sie Medikamente (Psychopharmaka) verschrieben bekommen als eine Beratung, die ihnen hilft, ihre Lebenssituation zu verändern(2). In diesen Rahmen gehört auch die Tatsache, daß Ärzte selten die Wünsche der Frauen in bezug auf Schwangerschaftsabbruch oder Sterilisation respektieren, sondern sich das Recht nehmen, die Lebensplanung von Frauen nach ihren Vorstellungen zu beeinflussen.

Wir konnten nicht feststellen, daß Ärzte generell ihren Anteil an der Produktion und Reproduktion von 'Frauenkrankheiten' reflektieren. Da das weibliche Gesundheitsverhalten als Teil des normgerechten Verhaltens gelten kann, von dem das Versorgungssystem und die Forschung profitieren, können diesen Institutionen bzw. ihren Vertretern keine Initiativfunktionen zugesprochen werden. Autonomiebestrebungen von Patientinnen werden meistens diskriminiert, höchstens aber geduldet. Sich unabhängig machen von vorfindlichen Definitionen, das eigene Befinden selbst beschreiben und beurteilen lernen, ist jedoch eine wichtige Bedingung präventiven Verhaltens. Eine weitere ist es, Krankheit als eine Ausdrucksmöglichkeit von Leiden zu begreifen, die sich gegen die eigene Person in der Weise richtet, daß sie sie ganz oder zeitweise von der aktiven Auseinandersetzung mit pathogenen Lebensbedingungen entlastet.

Entwicklung präventiven Verhaltens als emanzipatorischer Prozeß

Einübung präventiven Verhaltens ist Teil des Sozialisationsprozesses - bei Frauen Emanzipationsprozesses von systemkonformer Geschlechtsrollenidentifikation.

Frauen müssen sich gegen eingeübte Verhaltensweisen und selbstverständlich erscheinende Lebensbedingungen wenden, ihr Selbstbild als Fremdbild wahrnehmen. Diese Anforderungen sind bedrohlich und angsterregend, weil sie in jedem Fall den Verlust bedingter Sicherheit und Orientierung bedeuten (s.a. Haug 1980).

Es wird nötig sein, sich alternative Lebensläufe vorzustellen, die über Ehe, Mutterschaft, hetero-sexuelle Beziehungen, Doppelbelastung etc. hinausgehen, obwohl die eigene Geschichte und die Geschichte der Frauen im allgemeinen dafür wenig Anhaltspunkte und Vorbilder gibt. Die Aufarbeitung der eigenen Geschichte selbst in die Hand zu nehmen, z.B. die Rolle der Frauen in der Heilkunde, ist eine Möglichkeit, sich zukünftiger Aufgaben zu vergewissern und Mißerfolge zu analysieren. In der eigenen Biographie entdecken viele Frauen rückblickend Phasen, in denen sie gewohnt waren, für sich zu entscheiden, für sich zu leben. Im nachhinein können sie als Stärke bezeichnen, was ehemals als erzwungenes Durchsetzungsvermögen empfunden wurde.

Erst wenn die Umstände, unter denen Frauen üblicherweise isoliert leben und einander begegnen, wenigstens zeitweise aufgehoben sind, können Veränderungen in der eigenen und gegenseitigen Wahrnehmung wirksam werden. Ausschlaggebend ist dabei, daß gemeinsame praktische Erfahrungen ansatzweise möglich sind, die eine Überprüfung und Beurteilung eigener Wünsche und Fähigkeiten erlauben.

Frauenhausprojekte, Beratungs- und Forschungsarbeit in Frauenhäusern (3) bieten, wenn auch unter vielen Einschränkungen, grundsätzlich diese Möglichkeit. Am Beispiel der Frauenhausarbeit und -forschung soll dargestellt werden, unter welchen Bedingungen Frauen beginnen, Mißhandlungserfahrungen zu verarbeiten und sich gegen zukünftige physische und psychische Mißhandlung zu schützen.

Projekte der autonomen Frauenbewegung gehen davon aus, daß ihre Arbeit parteilich ist, daß es eine prinzipielle Übereinstimmung der Projektkonzeptionen mit einer wissenschaftlichen Begleitung gibt. Dementsprechend will die Frauenhausarbeit zwar der akuten Notlage der mißhandelten Frauen und Kinder gerecht werden, sieht aber eine adäquate Reaktion auf die Gewalt gegen Frauen nur in der Verbindung der Projektarbeit mit politischer Aufklärung und Aktivierung. Die Parteilichkeit der Forschungsarbeit soll sich im Untersuchungsprozeß ebenso ausdrücken wie sie Bestandteil der Arbeitsweise und Organisation des Frauenhauses ist.

Das bedeutet: hilfesuchende Frauen sind weder Fälle in der Beratungsarbeit noch Objekte der Forschung; in den Arbeits- und Forschungsprozeß bringen sie sich nicht als Problemfälle oder Merkmalsträger ein, sondern als Personen mit ihrer jeweils individuellen Geschichte und der Kompetenz, ihre eigene Situation zu bewerten. Ihre Subjektivität strukturiert und beeinflußt den Forschungsprozeß. In die Entwicklung der einzelnen Erhebungsinstrumente gehen theoretische Annahmen und Begriffe ein, die zuvor in der praktischen Arbeit herausgebildet, bzw. überprüft werden.

Die Untersuchungsarbeit wurde als Interaktions- und Kommunikationsprozeß begriffen. Die gleichberechtigte Wahrnehmung aller Arbeitsaufgaben durch die Mitarbeiterinnen der Forschungsgruppe und die Beteiligung der Frauenhausmitarbeiterinnen bei der wissenschaftlichen Begleitung hat es erst ermöglicht, ein Vertrauensverhältnis zu schaffen, das Voraussetzung für die Anwendung biographisch-prozeßorientierter Verfahren ist. Das impliziert, daß eine Forscherin, der lebensgeschichtlich bedeutsame Ereignisse anvertraut werden, zugleich als Mitarbeiterin/Beraterin angesehen wird. Dieser Kommunikationszusammenhang kann nur zwischen Frauen hergestellt werden, weil sie ihre persönlichen Erfahrungen auf der Basis gemeinsamer, bzw. vergleichbarer gesellschaftlicher Lebensbedingungen austauschen können. Es gibt weder männliche Mitarbeiter im Frauenhaus noch in der Forschungsgruppe, da das dringendste Problem der hilfesuchenden Frauen nicht ihr negatives Männerbild, sondern ein negatives Selbst- und Frauenbild ist. Die Tatsache, daß eine Einrichtung wie das Frauenhaus von Frauen initiiert wurde, daß Verwaltung und Organisation, Beratungsarbeit und Außenvertretung allein in den Händen gleichberechtigter Mitarbeiterinnen liegt, hat viele Frauen zu eigenem Engagement ermutigt.

Frauenforschung findet dort statt, wo Frauen und Kinder geschützt sind vor direkter Bedrohung und Verletzung (4), wo sie ihr tägliches Leben ohne Bevormundung und Kontrolle selbst organisieren. Für alle befragten Frauen gehörte es zu den wichtigsten Erfahrungen, daß es möglich war, sich gegenseitig zu schützen und zu helfen in Situationen, denen sie allein früher nicht gewachsen waren. Dies gilt sowohl für Auseinandersetzungen mit dem Ehemann/Freund, wie auch im Umgang mit Behörden, Anwälten etc.

Viele Frauen erfahren erstmals, daß sie nicht allein betroffen sind. Der gemeinsame Austausch von Erfahrungen, die Möglichkeit, Verhaltensweisen zu vergleichen, unterschiedliche Reaktionen auf ähnliche Erlebnisse offen zu diskutieren, trägt dazu bei, daß Bewertungsmaßstäbe sich verändern, die Angst vor Normverletzungen abgebaut wird. Ehemalige Frauenhausbewohnerinnen berichteten, wie schwer es ihnen gefallen ist, sich nicht mehr allein verantwortlich für das Scheitern der Ehe/Beziehung zu fühlen, wie mühsam es war, Aggression und Wut gegen den Mißhandler zuzulassen, kein Mitleid für ihn zu empfinden. Nur mit Hilfe der anderen Frauen war es möglich, die eigenen Pläne ernst zu nehmen und nicht wieder zugunsten von Mann und Kindern auf eigene emotionale und intellektuelle Entfaltungsmöglichkeiten zu verzichten.

Die Definition dessen, was als Mißhandlung und Gewalt begriffen werden muß, wurde oft erst während des Frauenhausaufenthalts gemeinsam entwickelt. Im Verlauf der Mißhandlungsbeziehung haben viele Frauen ihre Schmerzen ignoriert, ihre Bedürfnisse nach Erholung und Genesung verdränkt. Nach dem Einzug ins Frauenhaus und mit Unterstützung der ärztlichen Mitarbeiterinnen konnte die aktive Bemühung um die eigene Gesundheit als Voraussetzung für einen neuen Anfang begriffen werden.

Insgesamt berücksichtigen Beratungsangebot und Forschungsweise möglichst den Prozeßcharakter von Selbstfindung und Selbsthilfe. Dazu gehört daß Gesprächsmöglichkeiten nicht an feste Termine gebunden sind, daß ein kontinuierliches Beratungsangebot während und nach dem Frauenhausaufenthalt besteht, ebenso die Selbstbestimmung der Aufenthaltsdauer und die Möglichkeit wiederholter Aufenthalte. Die Untersuchungsfragebögen und Interviewleitfäden wurden so konzipiert, daß sie dem Interesse an der Aufarbeitung der Mißhandlungsgeschichte und der Klärung der nächsten Zukunft gerecht werden konnten.

Informationen, konkrete Unterstützung werden so gegeben, daß die Frauen möglichst schnell unabhängig von professioneller Hilfe werden, bzw. diese gezielt für sich in Anspruch nehmen können. Gemeinsames Selbstbehauptungstraining, die Teilnahme an einer Sportgruppe, die Öffentlichkeitsveranstaltungen und vor allem die Vorbereitung und Durchführung von Festen hat vielen erstmals die Erfahrung vermittelt, daß es überhaupt möglich ist, mit Frauen etwas zustande zu bringen, sich gemeinsam wohlzufühlen.

Von großer Bedeutung für die Zeit nach dem Frauenhausaufenthalt ist die z. T. erzwungene Einübung in das offene Austragen von Kontroversen und den Umgang mit Konflikten in den Zimmergemeinschaften und Selbstverwaltungsgremien.

Aufgrund nachgehender Gespräche und z. T. zufälligen Begegnungen mit ehemaligen Bewohnerinnen wissen wir, daß es vielen inzwischen gelungen ist, ihre Fähigkeit im eigenen Interesse zu nutzen, sich - oft mit Unterstützung oder zusammen mit anderen 'Frauenhausfrauen' - eine neue Existenz aufzubauen.

Anmerkungen
1 Besonders betroffen von Isolierung und Ghettoisierung sind Ausländerinnen und Hausfrauen in Neubeugebieten (s. a. Dörhöfer/Steppke, in diesem Band)
2 Im Frauenhaus konnten wir bei mehreren Frauen eine Tablettenabhängigkeit feststellen, die durch die immer neue Verschreibung von Psychopharmaka

entstanden war, welche den Frauen bei der Bewältigung ihrer familialen Situation helfen sollten.
Vgl. Deppe 1973, S. 134 ff. zum Tablettenkonsum bei Industriearbeiterinnen.
3. Grundlage dieser Darstellung sind die Erfahrungen im 1. Berliner Frauenhaus im Rahmen der Beratungs- und Forschungsarbeit zwischen 1976 und 1980 und die Ergebnisse der Wissenschaftlichen Begleituntersuchung, die im Auftrage des BuMi J.F.G. als Bestandteil der Modellförderung von der AG sozialwissenschaftliche Frauenforschung durchgeführt wurde.
4 Selbst wenn die Angst vor weiteren Mißhandlungen für die Mehrzahl der Frauen berechtigt ist, so sind sie während des Frauenhausaufenthalts sicher, daß sie Unterstützung gegen den Mißhandler finden.

CORNELIA KLING-KIRCHNER
FRAUENSPEZIFISCHE PRÄVENTION IM BEREICH MEDIZINISCHER
BASISVERSORGUNG - NOTWENDIGKEIT, MÖGLICHKEITEN

In diesem Beitrag möchte ich ein Praxisfeld vorstellen, in dem krankheitsunspezifische Prävention mit Frauen dringend nötig und auch möglich erscheint. Gezielte Forschungsüberlegungen in diesem Zusammenhang werde ich nicht entwickeln, weil dies für mich (und Kolleginnen) beinhaltet, Fragen zu stellen, die weiter als solche gehen, die in der täglichen Praxis auftauchen und dort beantwortet werden müssen. Forschungsfragen also erst dann, wenn sie sich wirklich lohnen, wenn sie nicht nur versprechen, daß daraufhin die Praxis mehr unterstützt und die gesundheitlichen Voraussetzungen von Frauen eher verbessert werden, sondern auch tatsächlich aufgegriffen und durchgeführt werden können.

Die präventionsorientierte Beratungs- und Sozialarbeit (1) mit Frauen im Gesundheitszentrum Gropiusstadt Berlin (GZ) weist einige Besonderheiten auf, die ich als erstes nennen will:
- sie findet im Rahmen eines freien Trägers (Diakonisches Werk) und in relativ enger Verknüpfung mit der medizinischen Versorgung durch niedergelassene Ärzte statt (2);
- diese Verknüpfung stellt zum einen 'Restbestand' eines Konzepts integrierter sozialer, medizinischer und psychologischer Arbeit im GZ dar. Es beruhte auf der Erkenntnis, daß in Ursache und Bewältigung von Krankheit immer auch starke soziale und psychische Komponenten mitwirken und richtete sich gegen die Dominanz der kurativen gegenüber der präventiven Medizin und der Zersplitterung sozialer und medizinischer Dienste; es mußte aus wirtschaftlichen Gründen bald modifiziert werden (vgl. Kater 1980, S. 337 ff.);
- diese Verknüpfung entspricht zum anderen aktuellen politischen Interessen an der Kostendämpfung in der Krankenversicherung, die Maßnahmen im Sinne einer wirksameren Prävention fordern (3).
- Ferner: die Zielgruppen der Beratungs- und Sozialarbeit sind weitgehend (nicht nur im GZ) auch die medizinischen Risikogruppen (4). So zum Beispiel die Frauen, mit denen wir unter primär präventiven Gesichtspunkten arbeiten: erwerbstätige Frauen, die allein für sich und ihre Kinder sorgen, Hausfrauen und Mütter der unteren Schichten oder sozialhilfeabhängige Frauen im Alter über 20 bis Anfang 50 - sie leiden vermehrt unter allgemeinen Erschöpfungszuständen, sog. Organneurosen, oder funktionellen Störungen (5). Und sie unterliegen bekanntermaßen einer erhöhten Chronifizierungsgefahr (6);
- gegenüber diesen Zielgruppen erhalten präventive sozialarbeiterische Strategien besonderes Gewicht. D.h. drohen sie in reine Kostendämpfungsstrategien umzuschlagen, dann geht das vor allem zu Lasten derjenigen, die, wie die oben genannten Frauen, aufgrund ihrer sozialen Situation nach meiner Erfahrung nicht in die Selbsthilfe- und alternative Gesundheitsbe-

wegung ausweichen. Lediglich im Interesse einer Kostendämpfung wäre beispielsweise, wenn wir uns gegen Ansprüche der Ärzte, Entlastungs- und Hilfsfunktionen zu übernehmen (7), nicht abgrenzen würden, um stattdessen Vorgehensweisen zu entwickeln, die einen breiteren Zugang zu den Problemen von Patientinnen, mehr Alltagsnähe bzw. weniger Expertengläubigkeit ermöglichen.

Das Gesundheitszentrum selbst wurde 1976 in der randstädtischen Neubausiedlung Gropiusstadt errichtet, die komplexe Hochhausbebauungen und rund 50.000 Bewohner aufweist; 93 % leben dort im Sozialen Wohnungsbau, etwa die Hälfte zählt zu den Angestellten- und Beamtenhaushalten. Rund 40 % der Frauen im erwerbsfähigen Alter ist berufstätig. Seit Eröffnung des GZ sind ca. 27.000 als Patientinnen und Patienten aufgenommen worden, die vorwiegend aus Gropiusstadt und Umgebung kommen. Mehr als 70 % derer, die die Praxen aufsuchen, sind Frauen (8). In die Beratungsstelle im GZ kommen, teilweise direkt durch die Ärzte vermittelt, zu ungefähr 90 % Frauen (9).

Rita S., 34, erhält seit ihrer Scheidung vor 2 Jahren Sozialhilfe. Sie wird im Sozialamt laufend gedrängt, in eine billigere, kleinere Wohnung zu ziehen und mindestens halbtags arbeiten zu gehen. Sie sucht auch fast täglich. Sie möchte wieder in ihren Beruf zurück (Datenverarbeitung), aber nicht ganztags; sie befürchtet, daß ihre Älteste in die Drogenscene gerät, vielleicht schon geraten ist. Sie fühlt sich stark isoliert; ihre Magenschmerzen gehen nicht zurück. Im Sozialamt hat man sie nicht darüber aufgeklärt, daß sie zusätzlich z.B. regelmäßig Geld für Bekleidung oder Beihilfen zur Wohnungsrenovierung, für größere Reparaturen, usw. bekommen kann ...

Barbara K., 36, wollte ihre Krankschreibung nochmals verlängern lassen, aber der Arzt hat sie erst einmal an die Beratung verwiesen. Sie arbeitet als Sekretärin. Trinkt in letzter Zeit heimlich. Ihr Sohn, 15, verschließt sich ihr gegenüber immer mehr. Ihr Freund drängt darauf, zu heiraten oder endgültig auseinanderzugehen. Ihr wird angst bei dem Gedanken ans Alleinsein, aber auch bei dem an eine weitere Ehe ...

Monika Sch., 39: ihr Mann hat in ihrer Abwesenheit das letzte Geld aus der Haushaltskasse und Essensvorräte mitgenommen. Sie war heute nicht zur Arbeit, sondern beim Arzt, um Verletzungen am Rücken und Handgelenk behandeln zu lassen, sie bekam auch Beruhigungstabletten. Es ist jetzt Freitagnachmittag, und sie weiß nicht, wovon sie und ihre 4 Kinder übers Wochenende leben sollen. Sie wartet seit Monaten auf den Gerichtsbeschluß über die Exmittierung ihres Mannes. Die Scheidung hatte sie bereits ein paar Mal beantragt, aber wieder zurückgezogen. Sie arbeitet ganztags und bezieht zusätzlich Sozialhilfe. Arztbesuche betrachtet sie als 'Luxus', holt sich Schmerzmittel meist direkt aus der Apotheke ...

Martina B., 27, hat Schwierigkeiten mit ihrem Arbeitgeber, weil er die Mutterschutzbestimmungen nicht einhält. Sie arbeitet als Schmuckverkäuferin, will sich weder dauernd krankschreiben lassen, noch riskieren, daß ihr nach der Geburt des Kindes bzw. dem Mutterschaftsurlaub gekündigt wird ...

Eva R., 23, ist im 8. Monat schwanger, hat die Sozialhilfe inzwischen bewilligt bekommen, sucht dringend eine Wohnung. Wegen der Erstausstattung für das Kind mußte sie jetzt mehrere Ämter aufsuchen, ohne diese bisher vollständig zu erhalten. Die Sachbearbeiterin argumentierte, daß ja eine Totgeburt nicht auszuschließen sei. Sie hatte kurz vor der Schwangerschaft wegen Ärger am Arbeitsplatz gekündigt (Lagerarbeiterin). Ihr Freund verließ sie im 3. Monat. Aber ihr war 'klar', daß sie auf ein Wunschkind nicht warten darf, weil bei ihr 'die günstigsten Umstände für ein Kind' nie eintreten würden; trotzdem wird sie das Kind lieben, verbindlich und zuverlässig sein können. Sie leidet unter übermäßiger Gewichtszunahme, zu hohem Blutdruck, raucht ...

Helga T., 25, fragt, was durch eine Trennung oder Scheidung auf sie zukäme. Ihre Berufsausbildung hatte sie wegen ihres ersten Kindes aufgegeben. Ihr Mann, Facharbeiter, verdient relativ gut. In Konflikten reagiert er schnell gewalttätig. Sie leben seit 3 Jahren in der Siedlung bzw. in Berlin. Sie hat weder Verwandte noch Freunde hier. Sie hält sich mit ihren beiden Kindern nahezu den ganzen Tag in der Wohnung auf, im 14. Stock. Sie kam mit ihrem Mann zum Arzt, der wollte, daß sie sich einmal gründlich untersuchen läßt. Sie bricht laufend 'grundlos' in Tränen aus, hat zunehmend Angst davor, allein wohin zu gehen, hat Unterleibsschmerzen, mag sich von ihm nicht mehr 'anfassen' lassen ...

Sabine F., 45, Hausfrau, 2 heranwachsende Töchter, hat ihren Mann nach schwerer Krankheit verloren, fragt, was sie jetzt regeln und in die Wege leiten muß. Sie fühlt sich 'gelähmt', die Tabletten machen sie müde ...

Gisela H., 53, schafft es nicht mehr allein, ihre gebrechliche Mutter zu pflegen. Sie selbst ist wegen klimakterischer Beschwerden in Behandlung, aber im Grunde schleppt sie diese schon jahrelang mit sich herum. Ihre 3 Kinder sind aus dem Hause ...

Sie sieht sich kurz davor, 'durchzudrehen', will 'den ganzen Kram hinschmeißen': Anne S., 34; ist im Postdienst beschäftigt und versorgt zuhause Mann und zwei Kinder; das jüngere ist behindert ...

Ulla N., 41, Hausfrau: der Arzt hat ihr dringende Erholungsbedürftigkeit attestiert. Sie zögert, entsprechenden Antrag zu stellen. Sie weiß nicht, wie sie die notwendigen Vorbereitungen bewältigen soll; auch ginge zu Hause möglicherweise alles 'drunter und drüber' (4 Kinder). Sie ist während ihrer 18jährigen Ehe nicht mehr alleine verreist ...

Hanna M., 30, wollte, daß der Arzt ihr eine Krankenhauseinweisung ausstellt; der organische Befund erfordert dies nicht. Sie muß einer schwierigen Situation zuhause entkommen, einmal ausschlafen und wieder zu sich selbst kommen können ...

Aus den Erfahrungen der Beratungsarbeit mit diesen Frauen und ähnlich gelagerten Problemen und der Zusammenarbeit mit den Ärzten, sind für uns hinsichtlich präventiver Schritte leitende Gesichtspunkte geworden:
1. Die Alltagsbelastungen und Konflikte von Frauen dürfen nicht mehr, wie es die kassenärztlichen Abrechnungspositionen immer wieder erzwingen, auf eine bloß medizinische oder psychologische Problematik reduziert werden; sie dürfen auch nicht mehr auf dem Hintergrund allein männlich identifizierter Vorstellungen von der Frau behandelt und korrigiert werden.
2. Frauen sollen mehr Raum und Möglichkeiten bekommen, Widerstand zu leisten gegen sie belastende Lebenssituationen, ohne an diesem Widerstand

selber krank zu werden und sich dadurch bessere Voraussetzungen für ihr Wohlbefinden verschaffen zu können.

In letzter Zeit hat sich die Bereitschaft der Ärzte, Patientinnen an die Beratungsstelle weiterzuleiten, vermindert. Einzelgespräche, Therapiestunden bei Ärzten und Anwendung isolierter gruppentherapeutischer Techniken bestimmen immer mehr das Bild. Gerade da (auch wenn sie von Männern, die das nicht von sich annehmen, oder von Frauen durchgeführt werden) fließt, wie sich immer wieder gezeigt hat, die geschlechtsspezifisch negativ gegenüber den Männern abgegrenzte Vorstellung von der Frau als Abhängigere, nicht so Aggressive, Unsachlichere und Klagsamere ein. Zudem ist die soziale Distanz, im Vergleich zu anderen Berufen, zwischen Ärzten und (Unterschicht-)Frauen und die daraus resultierende soziale Kontrolle am höchsten (vgl. Geissler/Thoma 1975, S. 354 f.). In weitere Verunsicherung geraten Frauen durch den oftmals krassen Widerspruch zwischen ihrem schlechten Befinden und den medizinischen Befunden. Der Arzt, der Mann, die Kinder oder Arbeitskollegen zum Beispiel, müssen ihnen 'glauben'. Das Recht auf Entlastung, Rücksichtnahme und Zuwendung, das sie sich erst durch eine organische Krankheit erwerben können, steht ihnen so nur bedingt zu. Merken Frauen es, daß ihre emotionale, soziale und körperliche Situation nicht ernstgenommen werden kann?

Oft fühlen sich Frauen, die vom Arzt in die Beratung vermittelt werden, abgeschoben. Sie erleben ihre sozialen und emotionalen Probleme als persönliches Versagen, das potentiell negative Sanktionen nach sich zieht und möglichst geheimzuhalten ist. Sie sind darauf angewiesen, daß ihnen Krankheit bzw. Schonungs- und Erholungsbedürftigkeit bescheinigt wird. Sie tragen gesellschaftlich die Hauptverantwortung für das tägliche Wohlbefinden anderer, ohne selbst für diese Arbeit emotionale und körperliche Versorgung beanspruchen zu können.

Der klassische Ansatz in der Sozialarbeit ist, sich an die Frau zu wenden, ihr materielle und psychische Hilfen in der Weise zu geben, daß sie die familiale Reproduktion verstärken und aufrechterhalten kann. Demgegenüber stellen wir in unserer präventiven Arbeit die Selbstreproduktion der Frau in den Vordergrund. Dies hat, über die unmittelbare Beratungsarbeit hinaus, vielfältige praktische Konsequenzen. Davon will ich einige abschließend anführen:

- Zusammenarbeit mit den Arztpraxen: während vom Diakonischen Werk bisher keine Kontrolle ausgeübt wurde, findet sich aufseiten einzelner Ärzte deutlich das Bedürfnis, zu entscheiden, welche Patientin die Beratung wahrnehmen soll und in der Hand zu behalten, was mit ihr in unserer Arbeit 'passiert'. Es wäre wichtig, daß sie den Frauen, die noch zu ihnen in Behandlung kommen, nicht in erster Linie mit Mißtrauen und Skepsis gegenüber der Frauenarbeit begegnen. Während schwieriger Prozesse (vor allem in den Gruppen) suchen Frauen manchmal den Arzt auf, um sich zu beschweren. Eine solidarische Diskussionsatmosphäre könnte diesen Frauen eine Basis bieten, auf der auch konfliktreichere Zeiten durchzuhalten sind. Neuerdings orientieren sich einige Ärzte stärker an 'Überweisungskriterien', die wir vorschlagen. Diese beziehen sich auf eng abgegrenzte Versorgungspro-

bleme von Frauen und mögliche Konfliktthemen mit Behörden. Wesentlich ist uns an diesen Kriterien, daß sie für alle Beteiligten durchschaubar sind, Patientinnen nicht diskriminieren und vermeiden, daß jeweilige'soziale Kompetenzen' zur Diskussion gestellt werden. Wir selbst geraten sonst in Vermittlungszwänge und in Rechtfertigungen, was die soziale Situation, die Lebenspraxis und den Leidensdruck von Frauen (und generell Unterschichtangehörigen) betrifft, die leicht blockierend wirken.
- Kooperation mit der Volkshochschule: die VHS finanziert mittlerweile kontinuierlich 3 Frauengesprächsgruppen im GZ, die zielgruppenspezifisch arbeiten und 'Hilfe zur Selbsthilfe' als Hauptanliegen definieren. Diese Finanzierung ermöglicht Frauen, sich nicht, wie für eine Therapie, erst als krank zu verstehen, um etwas für das eigene Wohlbefinden erreichen zu können. Sie werden in ihren Lernbedürfnissen und eigenen therapeutischen Fähigkeiten angesprochen (10). Sie vergleichen ihre isoliert gemachten Erfahrungen miteinander, korrigieren und verallgemeinern sie und arbeiten daran ihre besondere soziale Situation auf. Sie entwickeln ihren Bedürfnissen und Möglichkeiten gemäß neue Bewältigungsstrategien, die - weil sie im gleichen Stadtteil wohnen und ähnliche Lebenszusammenhänge haben, auf praktische Probleme im Alltag übergreifen. So unter anderem, wenn sie sich gegenseitig in der Kinderbetreuung (auch abends) entlasten, sich in der Pflege gebrechlicher Angehöriger abwechseln oder gemeinsam etwas unternehmen, um aus ihrer Isolation auszubrechen. Durch die 3stündige Dauer einer Sitzung werden nicht nur persönliche Probleme besprochen, sondern es entstehen reale Beziehungen zwischen einzelnen Frauen. Diese Beziehungen erleben Frauen zu Anfang oft als wenig lustvoll. Bisher haben die Frauen in den Gruppen noch nicht genau herausgefunden, was die meisten mit großer Ausdauer zum wöchentlichen Treffen hintreibt. Ihre eigene Situation beschreiben viele seither als konfliktreicher. Manche Ehemänner bezeichnen die Frauengruppe als 'Emanzenklub', oder sie wurden schon gefragt, ob sie eine 'Macke' haben, weil sie in die Gruppe gehen.
- Arbeitsgruppe 'Sozialhilfeberatung': hier sammeln wir gemeinsam mit Kolleginnen und Kollegen aus Ämtern und anderen Beratungsstellen im Umkreis Informationen über Vorgänge und Rechtsprobleme im Sozialhilfebereich. Nirgendwo werden rechtliche Ansprüche so sehr mißachtet wie auf diesem Gebiet. Auf unsere Anregung hin haben sich außerdem 17 Frauen zusammengefunden, die allein mehrere Kinder versorgen, oder gegenwärtig schwanger sind. Sie treffen sich 14tägig im GZ, um sich gegenseitig zu unterstützen und ihre Erfahrungen zu Themen auszutauschen, die sie beim letzten Mal festgelegt haben, wie: einmalige Beihilfen bei Umzug oder für Reisen usw., oder wenn das Sozialamt z.B. Schulden übernehmen soll. Dazu befragen sie auch die anwesenden Sozialarbeiter/innen.
- Fraueninitiative 'Haus im Grünen': zusammen mit Frauen aus den Gesprächsgruppen und aus umliegenden Beratungsstellen suchen wir ein Haus mit Garten, das gesundheitsgefährdeten Frauen und Müttern, mit oder ohne ihre Kinder, vorübergehende Unterkunft, Erholung und neue Erfahrungsmöglichkeiten bietet. Dieses 'Haus im Grünen' soll zum Beispiel vermeiden helfen, daß Frauen sich in ein Krankenhaus einweisen lassen, damit sie

Abstand von zuhause gewinnen, einmal ausschlafen und wieder zu sich selbst finden können. Unruhe, was währenddessen aus den Kindern wird, und der Klinikbetrieb, verhindern dies aber oft.
Das Diakonische Werk will inzwischen die Miete finanzieren.

Anmerkungen
1 Auch in den übrigen Teilbereichen der Beratungs- und Sozialarbeit, als 'Nachsorge' und 'soziale Rehabilitation' bezeichnet, spielen für uns präventive Gesichtspunkte eine Rolle, allerdings unter anderen Vorzeichen. D.h. mehr persönliches Wohlbefinden auch für chronisch Kranke, Behinderte, usw., das wesentlich mit der jeweiligen sozialen Situation zusammenhängt.
2 Im Gesundheitszentrum arbeiten, neben vielen Mitarbeiterinnen in medizinischen 'Hilfsberufen', 13 Ärzte, die 6 verschiedene Fachrichtungen vertreten, in 7 Praxen in Form einer Gruppenpraxis; 1 Ärztin praktiziert im Haus separat. In der neurologisch-psychiatrischen und der allgemein-medizinischen Praxis arbeiten zusätzlich je zwei Psychologen über Krankenscheinabrechnungen. Die Beratungsstelle im GZ wird etwa zur Hälfte aus kassenärztlichen Einnahmen, zur anderen vom Diakonischen Werk finanziert und nach außen als bezirkseigene Beratungsstelle geführt.
3 Vgl. 'Gemeinsame Erklärung der Sozialpartner zur Kostendämpfung in der Krankenversicherung' vom 21.4.71, und: Hauptvorstand der Gewerkschaft ÖTV, 1977; Programm der Bundesregierung zur Förderung von Forschung und Entwicklung im Dienste ..., 1978-81
4 Also die chronisch Kranken, seelisch und körperlich Behinderten, die mit psychovegetativen, psychosomatischen oder degenerativen Erkrankungen, bzw. die Alten, Erwerbsunfähigen, die mit geringem oder ungesichertem Einkommen, die unter sogenannter Doppel- und Dreifachbelastung leben, usw..'Risikogruppen' sind sie auch deshalb, weil sich ihre Probleme einer medizinischen Behandlung meist weitgehend entziehen.
5 Im Sinne von psychovegetativen Beschwerden und psychosomatischen Erkrankungen vor allem im Herz- und Magenbereich, im gynäkologischen oder rheumatischen Bereich. Oft werden in diesem Zusammenhang 'nebenher' die Folgen von körperlichen Mißhandlungen und Vergewaltigung (in der Ehe) ärztlich behandelt, aber diagnostisch nicht eigens aufgeführt.
6 Ihnen sind nur wenige Möglichkeiten zugestanden, eigene Wünsche und Ansprüche wahrzunehmen und erst recht zu verwirklichen, was nicht nur ihr Selbstwertgefühl und ihr Wohlbefinden beeinträchtigt, sondern zu Konflikten führt, die seelische und körperliche Störungen einleiten und unterhalten, chronifizieren können - lassen sich nicht rechtzeitig eigene Kräfte und Hilfsquellen mobilisieren ...
7 D.h. Aufgaben, die den Praxisablauf stören, übermäßig belasten, oder wenn es um Infragestellung einer Krankschreibung z.B. geht. Zum Bei-

spiel stellt das Kassenarztsystem auf Einzelleistungen und deren höchstmögliche Effizienz ab, d.h. die Ärzte müssen die weniger gut bezahlten bzw. zeitintensiven Tätigkeiten entsprechend delegieren. Bringt die Delegation jedoch, z.B. an die Sozialarbeiter/in oder Psychologen, Auseinandersetzung mit sich, dann kann es effektiver sein, diese zu unterlassen, was die Existenzgrundlage der Psychologen z.B. bedroht.
8 Der Frauenanteil gerade in allgemeinmedizinischen und internistischen Praxen scheint, nach bestätigten Beobachtungen, generell in Neubausiedlungen so hoch zu liegen.
9 Dieser Prozentsatz findet sich auch in anderen vergleichbaren Beratungsstellen und z.B. in der Familienfürsorge, was mit der Hauptverantwortlichkeit der Frau für die familiale Reproduktion zu tun hat.
10 Diese therapeutischen Fähigkeiten von Frauen - für die Kinder, den Mann, Pflegebedürftige oft existentiell notwendig - können sie für sich selber und für andere Frauen erst mobilisieren, wenn das Oben-Unten-, Mann-Frau-, Arzt-Patientin-, Sozialarbeiterin-Laiin-Verhältnis (durch gleiche Betroffenheit) durchbrochen wird.

BARBARA MAREWSKI/SYLVIA HEYER/DAGMAR SCHULTZ
FEMINISTISCHES FRAUEN GESUNDHEITSZENTRUM E. V.
VORSCHLÄGE ZUR WISSENSCHAFTLICHEN BEGLEITUNG VON PRAKTIZIERTEN PRÄVENTIVEN VERANSTALTUNGEN DES FFGZ IM FRAUENGESUNDHEITSBEREICH +)

Wir begreifen uns als ein Projekt, das Information zur Situation der Frauen im Gesundheitsbereich erarbeitet und vermittelt. Unsere Arbeit setzt sich mit folgenden Bereichen im präventiven Katalog besonders auseinander:
- Kritische Betrachtung bestimmter Aspekte der Schulmedizin;
- Analyse der gesellschaftlichen Funktionalisierung und Reduzierung von Frauen auf ihre Gebärfähigkeit und der damit zusammenhängenden Familien- und Bevölkerungspolitik;
- Bedingungen für die Entwicklung von Körperbewußtsein und damit verbunden eine Stärkung des Selbstbewußtseins der Frau;
- Anwendung und Auswertung alternativer Behandlungsmethoden mit der Voraussetzung eines ganzheitsmedizinischen Ansatzes, der sich auf die allgemeine Lebensweise - wie Sexualität, Ernährung, Erholung etc. - auswirkt.

Wir erstellen keine Diagnosen und führen keine medikamentösen Therapien durch.

In unserer Darstellung wollen wir uns auf die Aspekte unserer Arbeit beziehen, die sich mit Prävention und Abbau von Streßfaktoren befassen.

Zur Gründungsgeschichte des FFGZ

Nach dreijähriger theoretischer und praktischer Vorarbeit in engem Zusammenhang mit amerikanischen Frauengesundheitszentren (mehrmonatige Trainings in den USA und intensiver brieflicher Kontakt), eröffneten wir Ende 1977 das FFGZ e. V. in Berlin-Lichterfelde.

Zur selben Zeit entstanden in internationaler Zusammenarbeit ähnliche Gesundheitszentren für Frauen in Australien, in der Schweiz, in Frankreich und in Italien. Sie unterschieden sich allerdings von dem deutschen FFGZ durch ihre Möglichkeit, aufgrund der nationalen liberalen Gesetzgebungen, auch Schwangerschaftsabbrüche durchführen zu können.

Die Mitarbeiterinnen unseres Projektes setzen sich größtenteils aus Soziologinnen und Medizinerinnen zusammen, die, abgesehen von zwei zeitlich begrenzten ABM-Stellen, unbezahlt arbeiten.

Die Unkosten des Projektes werden vorwiegend aus Spendenbeiträgen gedeckt.

+) Da keine Aussicht bestand, für die Überarbeitung unseres Tagungsbeitrages bezahlt zu werden, haben wir uns entschlossen, ihn in der damaligen Form zu veröffentlichen.

Ziele unserer Arbeit

Hervorgehend aus der Bewegung gegen den § 218 setzten sich die ersten Selbsthilfegruppen (SHG) dafür ein, den Bereich 'Frau und Gesundheit' auf einer breiteren Basis anzugehen als nur im Verhütungsbereich und Schwangerschaftsabbruch.

Aufgrund der Notlage der Frauen blieb dieser Themenbereich aber lange Zeit Schwerpunkt unserer Arbeit: Die Schulmedizin klärt Frauen nicht nur ungenügend auf, sondern empfiehlt trotz vorliegender negativer Forschungsergebnisse weiterhin schädliche Verhütungsmittel. Im Laufe dieser Arbeit setzte sich die Wichtigkeit des ganzheitsmedizinischen Aspektes durch.

Von Anfang an sahen wir die Auseinandersetzung mit der gesellschaftlich genormten peniszentrierten Sexualität mit ihren psychischen und physischen Folgen für Frauen als grundlegende Voraussetzung für notwendige Veränderungsprozesse. Die Entwicklung einer selbstgewollten Sexualität hängt eng zusammen mit der Entwicklung von Selbstbewußtsein und autonomer Lebensfähigkeit.

Zu einem positiven Körperbewußtsein, das wir als Voraussetzung für Gesunderhaltung begreifen, gehören zum Beispiel grundlegende Kenntnisse über körperliche Vorgänge, bewußte Ernährung und gezielte Entspannung.

Im Gegensatz zur Schulmedizin begreifen wir den Menstruationszyklus der Frau als einen von körperlichen, psychischen und gesellschaftlichen Bedingungen beeinflußten Rhythmus, und sehen hier eine Wechselwirkung zwischen den Lebensbedingungen von Frauen und ihrer Beziehung zu ihrem Zyklus, wie zu den begleitenden potentiellen Beschwerden. Die Nichtbeachtung dieses Zusammenhangs verhindert unseres Erachtens nach das Erkennen von Ursachen krankmachender Faktoren. Wir begreifen also die Auseinandersetzung der Frauen mit ihrem Zyklus und ihrer Sexualität bereits als eine präventive Maßnahme im Frauengesundheitsbereich.

Ein weiterer wichtiger Aspekt von Sexualität, den wir gerne auf Forschungsebene untersuchen würden, ist der Zusammenhang von Sexualnormen und Streßentwicklung bei Frauen. Wir gehen dabei von der These aus, daß die angebliche 'sexuelle Befreiung', die seit der Entwicklung von Pille und Spirale bis in die Gegenwart laut propagiert wird, erneut durch die nun möglich gewordene ständige sexuelle Verfügbarkeit zu neuen Zwängen und Streß geführt hat. Diese Faktoren wirken sich auf alle Lebensphasen von Frauen aus, - eine Tatsache, die wir in unserer Arbeit mit Mädchengruppen und mit älteren Frauen ständig erfahren.

Unsere praktische Arbeit mit präventiver Wirkung

Das FFGZ führt Beratungen, Selbsthilfekurse und Volkshochschulkurse durch. Eine Reihe von Kursen wendet sich an bestimmte Zielgruppen wie Mädchen, Frauen in den mittleren Altersgruppen, Frauen mit Krebserkrankungen und lesbische Frauen. Alle Arbeit führen wir in Gruppen durch, um folgende Prozesse zu fördern:

- Abbau von Symptomfixierung;
- Erkennen der gemeinsamen Situation im psychischen, körperlichen und sozialen Bereich;
- Aufbau eigengeschlechtlicher Identität und Förderung von gegenseitigem Vertrauen innerhalb eines gemeinsam gewollten Veränderungsprozesses.

Der Erfahrungsaustausch beruht auf eigener Betroffenheit und schließt auch die Frauen des FFGZ mit ein, was für die Entwicklung von praxisnahen Forschungsmethoden von Bedeutung ist.

Beratung

Wir führen Gruppenberatungen zu Themen wie Verhütung, Sexualität, Infektionen, alternative Ernährung, Krebs etc. durch. Diese Beratungen werden von Frauen in Anspruch genommen, die mit der Schulmedizin und dem Arzt-Patientinnen-Verhältnis negative Erfahrungen gemacht haben.

Eine eindeutige präventive Maßnahme innerhalb unserer Verhütungsberatung ist die Infragestellung schädlicher Verhütungsmittel und die gemeinsame Suche nach unschädlichen Methoden.

Unsere Beratung ist nicht symptomfixiert, sondern will sich gerade mit den - nicht bewußten - verursachenden Faktoren von Krankheit auseinandersetzen und eine gezielte Prophylaxe entwickeln.

Selbsthilfe-Kurse

Während wir die Beratung als Maßnahme für akute Probleme begreifen, können in den SH-Kursen langfristige Veränderungsprozesse eingeleitet werden.

Die Auseinandersetzung mit der gynäkologischen Geschichte einerseits und den häufig horrenden Erfahrungen, die Frauen mit Gynäkologen gemacht haben, andererseits, führen zu neuem Problembewußtsein und zu dem Bedürfnis, mit dem eigenen Körper anders umzugehen.

Hierzu gehört auch, daß Frauen ihre Passivität im Gesundheitsbereich und ihre Autoritätsgläubigkeit den Experten gegenüber abbauen, um zu einer eigenen sachlichen Einschätzung der Notwendigkeit eines Arztbesuches zu gelangen. Wir wollen ein erhöhtes Verantwortungsbewußtsein für unsere eigene Lebensweise schaffen.

In den SH-Kursen lernen Frauen u.a. die vaginale Selbstuntersuchung, die ihnen ermöglicht, über längere Zeit ihren Zyklus zu beobachten, sowie ein direkteres Verhältnis zu ihren eigenen Geschlechtsorganen zu entwickeln.

Wir machen ständig die Erfahrung, daß gynäkologische Symptome, mit denen die Frauen zu uns kommen, begleitet sind von Schwierigkeiten im psychischen und sozialen Bereich, was sich auch besonders in ihrem Verhältnis zur eigenen Sexualität ausdrückt. Diese Erfahrungen in den SH-Kursen tragen dazu bei, daß Frauen die Fähigkeit entwickeln, eigene Bedürfnisse und Interessen zu formulieren und durchzusetzen und Veränderungen in ihren krankmachenden Lebensbedingungen zu erkämpfen. Wir sehen in diesem wachsenden geschlechtsspezifischen Selbstbewußtsein eine wesentliche präventive Funktion im Frauengesundheitsbereich.

Volkshochschulkurse

Mit unseren VHS-Kursen versuchen wir, eine breitere Zielgruppe zu erreichen. Damit tragen wir die präventiven Aspekte unserer Arbeit auch an Frauen heran, die nicht direkt zu unserem Zentrum kommen. Wir erreichen hier mehr erwerbstätige Frauen, deren Problemgewichtung häufig eine andere ist als die von Frauen, die in die unmittelbar im Zentrum organisierten Kurse kommen. Wir treffen hier auf größere Informationslücken und intensivere Abhängigkeitsgefühle von Autoritätsstrukturen.

Mädchengruppen

Wir arbeiten mit Jugendzentren in verschiedenen Bezirken sowie mit kirchlichen Gemeinden zusammen. Die Mädchen werden in einer Altersgruppe (12 bis 18 Jahre) angesprochen, in der sie in einer Umbruchsphase leben. Ihre körperlichen Funktionen verändern sich, und sie werden mit der männerzentrierten Sexualität konfrontiert. Nach der üblichen frühkindlichen, ihren Körper negierenden Sozialisation von Mädchen, werden sie in dieser Phase ihrem Körper systematisch entfremdet durch ihre Statusveränderung von Neutrum Mädchen zur gebärfähigen Frau - und damit auch zum Sexualobjekt.
    Der präventive Aspekt begreift die Entwicklung einer positiven Beziehung zum eigenen weiblichen Körper und die Verhinderung einer totalen Übernahme des männerbestimmten Frauenbildes.
    An einem Beispiel ausgeführt bedeutet dies, Kenntnis und Bewußtsein ihres Menstruationszyklus und eigener Bedürfnisse innerhalb ihrer Sexualität zu entwickeln. Damit streben wir eine Enttabuisierung und Entmythologisierung der Menstruation und der nur 'hingebenden Liebesbeziehung' an.
    Diese Kurse verdeutlichen die Zusammenhänge zwischen psychischen, sozialen und körperlichen Ursachen von Menstruationsstörungen und -beschwerden. Die Mädchen erhalten konkrete Hinweise, wie sie solche Probleme bearbeiten können und sich in Selbsthilfe körperbewußter verhalten können mit Methoden wie Massage, homöopathische Mittel, Entspannungsübungen etc..
    Bei dieser Gruppe halten wir Gruppenarbeit für besonders wichtig, da sie zum Abbau von Konkurrenzverhalten zwischen Mädchen führt und ihre Vereinzelung verhindert. Die Mädchen haben so Gelegenheit, in einem entschei-

denden Zeitpunkt ihres Lebens - bevor sie dauerhafte Beziehungen mit Männern aufnehmen - ein autonomes Verhältnis zu ihrem Körper zu entwickeln.

Frauen in den Wechseljahren

Die körperlichen Veränderungen der Frau in den Wechseljahren fällt zusammen mit sozialen Veränderungen. Die körperlichen Beschwerden und die gesellschaftliche Tabuisierung dieser Lebensphase führt häufig zu persönlicher Verunsicherung der Frauen. Wir gehen diese Problematik an, indem wir Frauen Kenntnisse über die körperlichen Zusammenhänge vermitteln und ihnen ermöglichen, ihre Erfahrungen miteinander auszutauschen, um so zu einer anderen Einschätzung ihrer Situation (Auflösung von Symptomfixierung) zu kommen.

Gleichzeitig führen wir mit den Frauen Diskussionen über traditionelle Therapieformen und den Umgang mit alternativen Heilmethoden.

Krebs-Gruppe

Unsere Krebs-Gruppe, die von einer betroffenen Frau durchgeführt wird, wendet sich an alle Altersgruppen. Durch den Gruppenzusammenhang erfahren die Frauen eine Stärkung in einer lebensverändernden Krisensituation. Die gegenseitige Unterstützung im Umgang mit Körperveränderungen, vor allem durch Operationen an Brüsten und Gebärmutter, hat sich als sehr wichtig erwiesen.

Gleichzeitig befassen sich die Frauen mit einer kritischen Betrachtung der traditionellen Krebs-Diagnose und -Therapie und vermitteln sich Informationen über alternative Behandlungsmethoden, wie zum Beispiel die Bedeutung von Ernährung als präventivem und unterstützendem Faktor.

Die Verhinderung von Streß und seinen Folgen scheint eine wesentliche präventive Notwendigkeit in der Krebsvorsorge zu sein (wirkliche Vorsorge, statt nur Früherkennung!)

Die Krebsgruppe ist keine ausgesprochene Präventivgruppe. Wir versuchen aber Öffentlichkeitsarbeit zu einer krebsverhindernden Lebensweise zu machen (siehe auch CLIO, periodische Zeitschrift des FFGZ).

Lesben-Gruppen

Lesbische Frauen sind im Bereich der gynäkologischen Infektionen weniger gefährdet. Aufgrund der gemeinsamen Sozialisationsgeschichte haben lesbische Frauen ähnliche Körperbewußtseinsprobleme. Hinzu kommen als streßverstärkende Faktoren die gesellschaftliche Negierung lesbischer Lebenszusammenhänge und die Feindlichkeit, hervorgerufen durch die lesbische Verweigerung der Übernahme der 'normalen' Frauenfunktion als Gebärende und Familienarbeiterin.

In Gruppengesprächen versuchen wir, eine lesbische Identität aufzubauen und zu verstärken, um dem gesellschaftlichen Diskriminierungsstreß entgegenzuwirken. Damit treten wir gleichzeitig den immer noch herrschenden Vorstellungen entgegen, daß Homosexualität eine Krankheit sei.

Einige Vorschläge für relevante Forschungsthemen

In unserer praktischen Arbeit haben sich verschiedene Problembereiche herausentwickelt, die wir bisher aufgrund mangelnder Mittel nicht erforschen konnten. Forschungsergebnisse könnten uns ermöglichen, greifendere Präventionsmaßnahmen durchzuführen.
- Wie verändert sich das Verhalten der Frauen nach einem SH-Kurs gegenüber ihren Gynäkologen? Führt dies zu einer bewußteren und damit eventuell reduzierteren Beanspruchung von Krankenhäusern und Ärzten, die im Rahmen der anerkannten Kriterien für Vorsorge und Behandlung vertretbar und wünschenswert ist?
- Inwieweit verändert sich durch unsere Arbeit das Verhalten der Gynäkologen?
- Was sind die körperlichen und psychischen Auswirkungen der verschiedenen Verhütungsmittel (Pille, Spirale, chemische Mittel, Diaphragma)?
- Welche Veränderungen ergeben sich im sexuellen Verhalten der Frauen bei Anwendung des Diaphragmas? Gibt es Unterschiede zwischen Frauen, die vorher gar keine Verhütungsmittel benutzten und denen, die Dauerverhütung betreiben (Pille, Spirale, Sterilisation?)
- Die SH-Kurse bieten die Möglichkeit, Veränderungsprozesse über längere Zeiträume zu beobachten, mit der Fragestellung nach einer geschlechtsspezifischen Identität durch ein verändertes Körperbewußtsein.
- Führen SH-Kurse für Mädchen zu langfristigen Veränderungen im Sexualverhalten?
- Zieht eine selbstbestimmte Sexualität eine Reduzierung von Streßerscheinungen und damit erhöhtes körperliches Wohlbefinden nach sich?
- Auswirkungen von Streßfaktoren für lesbische Frauen: Führt die Infragestellung der Gebärfunktion durch lesbische Frauen zu besonderen Menstruationsproblemen?
- Hat der Kontakt mit einem von Frauen durchgeführten Gesundheitsprojekt bewußtseinsverändernde Wirkung?

ILONA KICKBUSCH
DIE FRAUENGESUNDHEITSBEWEGUNG - EIN FORSCHUNGSGEGENSTAND?

"Von Anfang an fragten die Feministinnen nicht nur: wieviel? für wen? unter wessen Kontrolle? Sondern: was ist Gesundheitsversorgung? Was sollte sie sein? Was könnte sie sein?" (Marieskind/Ehrenreich 1975)

Die Entdeckung der Selbstuntersuchung

Die faszinierendste Entdeckung und die wichtigste Strategie der Frauengesundheitsbewegung ist die Selbsthilfe. Im April 1971 hatte in einem Buchladen von Los Angeles aufgrund eines spontanen Einfalls von Carol Downer die erste Selbstuntersuchung stattgefunden: Frauen betrachteten durch ein Spekulum ihre eigenen Geschlechtsorgane. Für die Frauengesundheitsbewegung war damit der zentrale Schritt von der Medizinkritik hin zur Selbstbehandlung getan worden - das Spekulum in der Hand der Frauen wurde zum Symbol einer Unabhängigkeitsbewegung vom männlich dominierten medizinischen System, insbesondere vom "gynäkologischen Imperialismus". Die politische Bedeutung dieses Ereignisses wurde von den etablierten Kräften in Gestalt von polizeilicher Überwachung des Feministischen Frauengesundheitszentrums in Los Angeles gewürdigt, und schließlich drang im September 1972 die Polizei mit einem richterlichen Durchsuchungsbefehl in die Räume des Zentrums ein und beschlagnahmte Material, Karteien, Instrumente, Arzneien und Joghurt. Zwei Mitglieder des Kollektivs, Coleen Wilson und Carol Downer, wurden unter Anklage gestellt, Medizin ohne Zulassung praktiziert zu haben. Coleen hatte Diaphragmas angepaßt, Carol hatte Unterricht in Selbsthilfe gegeben und Pilzinfektionen mit Joghurt behandelt. Carol Downers Prozess wurde berühmt, Frauen aus dem ganzen Land nahmen Stellung und schickten Geld zur Unterstützung. Das Urteil lautete auf Freispruch - aber der Prozeß hatte klarer als viele feministische Aktionen und Pamphlete den anstehenden Machtkampf verdeutlicht. Jeanne Hirsch kommentierte:
"Welcher Mann würde sechs Monate unter Polizeiaufsicht gestellt werden, weil er seinen Penis betrachtet hat? Welcher Mann müßte 20 000 Dollar bezahlen und zwei Monate lang vor Gericht erscheinen, weil er den Penis seines Bruders betrachtet hat? Diese Verhandlung hat die Stellung der Frau in der amerikanischen Gesellschaft eindeutig klar gemacht - den Weg, den wir zurücklegen müssen und die Hindernisse, die wir überwinden müssen, um FREI zu werden." (Ruzek 1978, S. 58)
In der Bundesrepublik kam es zwar nicht zu spektakulären Gerichtsverhandlungen, aber doch zur massiven Gegenwehr etablierter Kräfte. Kurse in Selbstuntersuchung wurden als Lehrveranstaltungen in lesbischer Liebe diffamiert, feministische Zeitschriften kamen auf die Liste staatsgefährdender Periodika und ein Artikel im Ärzteblatt scheute sich nicht, die femini-

stische Gesundheitsbewegung zur Terrorszene zu rechnen. Auch hier zeigte
sich, daß der Anspruch der Frauen auf Selbstbestimmung über ihren Körper
- der damit beginnt, ihn überhaupt erst einmal kennenzulernen - auf vehementen Widerstand etablierter gesellschaftlicher Kräfte stößt.

Die organisatorische Entwicklung der Bewegung in USA und BRD

Wie hatte es angefangen?

1969 traf sich während eines Feministinnen-Kogresses in Boston, USA, die
erste Frauengruppe, um das Thema "Frauen und Gesundheit" zu diskutieren. Es wurde deutlich, daß die Thematik weit über die bisher geführte Abtreibungsproblematik hinauswies, und eine Gruppe von Bostoner Frauen beschloß, an den neu aufgeworfenen Fragen weiterzuarbeiten. Sie diskutierten,
recherchierten und schrieben Papiere über ihre Erfahrungen mit und ihre
Erkenntnisse über das medizinische System, soweit es Frauen betraf. Das
Ergebnis war 1970 die erste mimeographierte Ausgabe von "Our Bodies -
Ourselves" des Boston Women's Health Collective. Bis Januar 1973 war
dieses Frauengesundheitshandbuch in elf Auflagen erschienen, und die Bostoner Frauen mußten aus organisationstechnischen Gründen Druck und Vertrieb des Handbuchs an einen größeren Verlag übergeben, behielten aber
das Copyright und andere Bestimmungsrechte. Die erste Auflage des Handbuches bei Simon und Schuster war bis 1976 in einer Million Exemplaren
verkauft worden. Das Kollektiv nimmt Verhandlungen für Ausgaben in anderen Sprachen auf, und inzwischen ist das Handbuch in Spanisch und Deutsch
(Boston Women's Health Collective 1980) erschienen, jeweils auf die Gegebenheiten in den betreffenden Ländern abgestimmt. Das Bostoner Kollektiv aktualisiert das Handbuch durch einen regelmäßig erscheinenden newsletter, der inzwischen ebenfalls fast Buchformat erreicht. Bis Ende der
siebziger Jahre erscheinen in den USA cirka 50 Zeitschriften und Periodika
zum Thema Frauen und Gesundheit. In der Bundesrepublik erscheint 1976
die erste Ausgabe von CLIO, einer Selbsthilfezeitschrift für Frauen, und 1975
das erste Frauengesundheits-Handbuch "Hexengeflüster" - wie Clio von Berliner Frauen gemacht -. Das erste deutsche Feministische Frauen-Gesundheitszentrum eröffnet im November 1977 in Berlin, Selbsthilfeläden und
Selbsthilfegruppen aber bestehen schon in vielen deutschen Städten, meist
in den Frauenzentren, die seit Mitte der siebziger Jahre aus dem Boden
schiessen. In Rom findet 1977 der erste Internationale Feministische Gesundheitskongreß statt, 1980 organisieren deutsche Frauen den zweiten in
Hannover (Clio, 1980), der dritte wird 1981 in Genf abgehalten werden, organisiert von ISIS, einem internationalen Informationsdienst für Frauen mit
Sitz in Genf und Rom, sowie der Dispensaire des Femmes, einem feministischen Beratungs- und Behandlungszentrum für Frauen, das seit 1979 in
Genf arbeitet. Auf dem Alternativen Forum der Weltfrauenkonferenz in
Kopenhagen im Juni 1980 organisieren das Bostoner Kollektiv und ISIS

workshops über ihre Arbeit, zeigen einem Frauenpublikum aus aller Welt Filme zur Selbstbehandlung und Selbstuntersuchung und diskutieren Themen, die inzwischen im Vordergrund ihrer Tätigkeit stehen: medizinische Behandlung von Frauen in der Dritten Welt, gesundheitsschädliche Arbeitsplätze von Frauen, Arzneimittelmißbrauch. Diese Veranstaltungen verdeutlichen, wie weit das Feld geworden ist, mit dem sich die Frauengesundheitsbewegung inzwischen auseinandersetzt - ganz besonderen Vorrang haben präventive Maßnahmen und besonders hier wird weiterhin die Bedeutung der Selbsthilfe und Selbstuntersuchung betont.

Die Umorientierung der Werte: Körperpolitik

Die Körperpolitik der Frauen und die damit verbundene Kritik der medizinischen Versorgung wurden zu einem der Hauptgegenstandsbereiche der feministischen Bewegung. Der zentrale und radikale Unterschied zu sowohl anderen Konsumentenbewegungen im Gesundheitssystem wie zu linken Kritikern des medizinisch-industriellen Komplexes lag in der praktischen Entwicklung des feministischen Selbsthilfekonzeptes. Sicher spricht die Frauengesundheitsbewegung allgemein bedeutsame Probleme des Gesundheitswesens an: das Bedürfnis nach humaner Behandlung im medizinischen System, die Forderung nach Selbstbestimmungsrecht für Patienten, die Bestrebungen nach gerechter Verteilung medizinischer Dienstleistungen, der Widerstand gegen die Medikalisierung sozialer Probleme. Ihre Ansätze und Aktionen können Modell sein für andere medizinische Bereiche und sind auch stark in das Alltagswissen der allgemeinen Selbsthilfebewegung eingegangen (1). Ihre Errungenschaften können Mut machen und verdeutlichen, wie eine soziale Bewegung auf verschiedenen Ebenen der Gesellschaft sozialen Wandel herbeiführen kann. Und doch liegt in der Verbindung mit dem allgemeinen Befreiungsanspruch der Frauen ein mehr - eine Ausrichtung, für die das medizinische System nur ein besonders treffender, komprimierter Ausdruck der Situation der Frau in der Gesellschaft ist, eine Art Brennglas, das damit zugleich eine Schlüsselfunktion für die weibliche Befreiung erhält.

Das kann nur verstanden werden, wenn die zentrale Bedeutung des Körpers in der feministischen Bewegung verstanden wird. Galt es zu Beginn der Bewegung noch, dezidiert gegen den biologischen Determinismus zu argumentieren, der Frauen zum schwächeren und nährenden Geschlecht reduziert hatte und ihnen jahrhundertelang weder Geist noch Sexualität zugestanden hatte - so wurde es zur Identitätsgewinnung immer wichtiger, die Besonderheit des eigenen Körpers zu erfahren. Weibliche Schönheit sollte ähnlich dem "black is beautiful" von Frauen selbst definiert werden. Frauen mußten lernen, sich schön zu finden, so wie sie waren und nicht, sich über männliche Schönheitsideale zu definieren. Die Bewegung erfand ihre eigene Ästhetik und Körperkultur, entwickelte Erkennungszeichen und Kunstformen. Was für sich genommen exotisch und überspannt erscheinen mag, hatte die wichtige Funktion der Selbstfindung, des Experiments in größerem Rahmen: Vaginalkunst, Masturbationswork-shops, cunt positive. Frauen mußten lernen, sich selbst anzunehmen, und sie setzten die Vision eines freien weiblichen Körpers gegen den medikalisierten Körper, der symbolisiert wurde durch die dem Arzt passiv ausgelieferte Frau im Gynäkologenstuhl. Die damit verbundene Diskussion um die Befreiung der weiblichen Sexualität, zuerst als Gegensatz zwischen vaginalem und klitoralem Orgasmus gefaßt, führte zur klaren Ablehnung der Interpretation weiblicher Empfindungen durch Psychiatrie und Medizin. Die Krankheitsbilder der Frigidität, Depression und Hysterie, männliche Waffen im Kampf gegen weibliche Sexualität, wurden ihrer wissenschaftlichen Objektivität beraubt und als professionelle Mythenbildung entlarvt +), "Vaginal Politics" (Fankfurt, 1972) heißt eine der ersten feministischen Analysen der Behandlung der Frauen im Gesundheitssystem, 'body politic' wird zum Schlagwort ebenso wie 'personal politic'. Damit leistet die feministische Bewegung zweierlei: sie stellt sowohl die gesellschaftlichen Bestimmungen von Gesundheit/Krankheit im Hinblick auf den Frauenkörper in Frage, und sie lehnt zugleich radikal den herkömmlichen Politikbegriff ab, der sich auf Institutionen, festgefüge Organisationen und objektivierbare Forderungen (Gleichheit!), die in Gesetzestexte übersetzt werden, ab. 'Das Persönliche ist Politisch' wird zur Ausrichtung eines Kampfes, der sich vornehmlich gegen die patriarchalische Unterdrückung im privat-persönlichen Bereich zur Wehr setzen muß und der sich vornehmlich über den Frauenkörper manifestiert (vgl. Kickbusch 1977) (2).

Wenn inzwischen in vielen Frauenselbsthilfegruppen die feministische Gesellschaftsdefinition oft über allgemeinen Gesundheitsdebatten in den Hintergrund gerät - ein Thema, das in seiner Entwicklung für sich zu diskutieren wäre -, so zeigt sich andererseits, wieviel näher eine konkrete Körper- und Gesundheitspolitik an den Bedürfnissen der Frauen liegt. Dies mag für weitere gesellschaftspolitische Strategien von Bedeutung sein: wenn ein Teil der sozialen Kontrolle über Medizin und Medikalisierung abläuft, wenn das Unglück und die Unterdrückung von Menschen sich häufig in Krankheiten manifestiert, dann liegt es nahe, daß auch der Widerstand beginnen wird, sich dem Körper und der Politik, die ihn umgibt, zuzuwenden.

Hauptgegenstandsbereiche der Frauengesundheitsbewegung

Das neue Bewußtsein entwickelt sich in unzähligen Selbsterfahrungs- und Selbsthilfegruppen, Frauenzentren und Frauenkliniken werden eingerichtet, Beratungszentren und Nothilfezentren aller Art nehmen die Arbeit auf. Hatte die Frauenkörper-Diskussion sich an der Abtreibungsfrage entzündet, so weist sie immer mehr darüber hinaus: Gewalt gegen Frauen, Vergewaltigung, Lesbianismus nehmen immer mehr Raum ein. Die zentrale Stellung des "gynäkologischen Imperialismus" wird durch die Analyse neuer Gegenstandsbereiche nur noch deutlicher. In der Frauenbewegung bricht ein For-

---

+) aber zugleich als weibliche Formen der Flucht und Auflehnung diskutiert.

schungsboom aus: das Leiden der Frau an der patriarchalischen Gesellschaft soll dokumentiert werden, das Totschweigen der Frau in den Sozialwissenschaften soll aufgebrochen werden, und die Geschichte der Frau soll aus der Versenkung hervorgeholt werden und/oder neu geschrieben werden. Der Großteil dieser Forschung muß unbezahlt und neben anderer Arbeit geleistet werden, muß in den Institutionen gegen harte Widerstände durchgesetzt werden und wird auch innerhalb der Bewegung immer von neuem in Frage gestellt. Können Frauen mit herkömmlichen "männlichen" Forschungsmethoden und Theorien die Situation der Frauen erklären, sollten Frauen sich nicht loslösen von den Wissenschaftsinstitutionen und ihre eigenen, autonomen Institute schaffen und schließlich, wie weit kann es Frauenforscherinnen, selbst bei den besten Absichten, gelingen, den Objektstatus der erforschten Frauen aufzuheben? Trotzdem, das Material, das zusammengetragen wird, ist immens und zeugt von dem brachliegenden Potential einer gesellschaftlichen Gruppe, deren Begabungen in ihrer unterdrückten Situation nicht zum Tragen kommen konnten. In der Gesundheitsforschung ergeben sich folgende Hauptgegenstandsbereiche:

- die Medikalisierung der weiblichen Heilkultur
  das Wissen der Hebammen und Hexen wird wiederentdeckt, und die Geschichte ihrer Enteignung wird geschrieben (Ehrenreich/English 1979)
- die Medikalisierung des Frauenkörpers
  die Ideologie bestimmter Frauenkrankheiten wird hinterfragt, z.B. die Hysterie (Smith-Rosenberg 1972)
- das Nutzungsverhalten von Frauen gegenüber dem medizinischen System wird untersucht. Sind Frauen häufiger krank als Männer? Haben sie wirklich mehr Arztbesuche? Warum verhalten sie sich im medizinischen System anders? (Piven/Cloward 1979)
- die Strukturmerkmale des gynäkologischen Imperialismus werden analysiert und in ihrer historischen Entwicklung aufgezeigt (Ehrenreich/English 1979)
- Bereiche der medizinischen Versorgung werden auf ihre Bedeutung für Frauen hin untersucht und auf spezifische Diskriminierungen hin überprüft, z.B.
  . der Arzneimittelsektor
  . die Verhütungstechnologie
  . die Sterilisationspraktiken
  . die medizinischen Experimente an Frauen, besonders in der Dritten Welt
  . die operativen Eingriffe an Frauen, z.B. Uterusentfernungen, radikale Brustoperationen
  . die Geburtspraktiken
  . die psychiatrische Versorgung (vgl. Olesen 1975)
- die Benachteiligung der Frauen als Gesundheitsarbeiterinnen wird dokumentiert und auf patriarchalische Strukturen hin analysiert
- das Ausmaß der unbezahlten Gesundheitsarbeit von Frauen als Mütter, Ehefrauen, Großmütter, freiwillige Helferinnen usw. wird aufgedeckt
- neue und alte Behandlungsmethoden werden überprüft und verglichen (chemische Behandlung vs Heilung durch Kräuter)

- feministische Behandlungstechnologie wird entwickelt (z. B. für die Selbstuntersuchung, für menstruelle Extraktion)
- Hand- und Lehrbücher werden geschrieben und publiziert, Gruppenlehr- und -lernmethoden entwickelt.

Sollte die Liste nicht vollständig sein, so gibt sie doch das ungeheure Ausmaß an Entdeckungs- und Analysearbeit an, das weibliche Forscherinnen (egal ob an den Universitäten oder in den Selbsthilfegruppen) geleistet haben. Wie sonst auch, wenn es um ihre eigenen Interessen geht, waren und sind Frauen gezwungen, diese Forschung mit geringen Mitteln und wenig Unterstützung durchzuführen. So entstanden Unterstützungs- und Durchsetzungsorganisationen, wie Vereine zur Frauenforschung, Frauensektionen einzelner Disziplinen, Studentinnen- und Dozentinnengruppen an den Universitäten - in den USA entstand der große Bereich der women's studies, an deutschen Universitäten wurden Fraueninstitute, Frauenlehrstühle und Frauenseminare gefordert.

Frauengesundheitsbewegung und Medizinsoziologie

Lücken

Der etablierte Wissenschaftsbetrieb hat es vorgezogen, die Bedeutung und die Erkenntnisse der Frauengesundheitsbewegung nicht zur Kenntnis zu nehmen. Virginia Olesen, eine amerikanische Soziologieprofessorin, hat 1979 die Mitglieder der Sektion Medizinsoziologie in der amerikanischen Gesellschaft für Soziologie (ASA) nach den wichtigsten Entwicklungen in ihrem Fach befragt. Nur eine von ca. 400 Antworten vertrat die Meinung, daß die Forschungen zur Gesundheit von Frauen oder über die Frauengesundheitsbewegung wesentlich zum Verständnis von Gesundheit/Krankheit in der Gesellschaft beigetragen haben. In ihrem Artikel verweist Olesen auf ca. einhundert Untersuchungen, die Frauengesundheit zum Gegenstand haben und kommt zu dem Urteil: "Das Fehlen einer Analyse der Frauengesundheitsbewegung ... reflektiert ebenso sehr das a-theoretische Vorgehen der amerikanischen Medizinsoziologie, wie das Versagen, das Geschlechterverhältnis selbst dann zu hinterfragen, wenn das Geschlecht im Zentrum der Fragestellung steht." (Olesen 1980) Ich glaube, nach einem ersten Überblick annehmen zu dürfen, daß eine genaue Analyse der deutschen Medizinsoziologie ähnliche Urteile zu Tage fördern würde.

Möglichkeiten

Ein hervorragendes Beispiel, auf welche Weise die Analyse der Frauengesundheitsbewegung und ihres Verständnisses von medizinischer Versorgung das Verstehen und/oder die Kritik an Versorgungsstrukturen erweitert und die Einflüsse der Bewegung auf gesellschaftliche Normen und gesundheitspolitische Fragestellungen verdeutlicht, ist die Arbeit von Sheryl Ruzek (1978), die bisher einzige ausführliche medizin-soziologische Analyse der Frauengesundheitsbewegung. Sie verdeutlicht die Merkmale und damit den innovativen Charakter der Frauengesundheitsbewegung anhand der Konstruktion von vier ideal-typischen Versorgungswelten (health care worlds): die traditionell-orthodoxe, die traditionell-egalitäre, die traditionell-feministische und die radikal-feministische. In einem ersten Analyseschritt werden diese Idealtypen im Hinblick auf die Kernforderung der feministischen Gesundheitsaktivistinnen hin überprüft: das Selbstbestimmungsrecht der Frau. In der traditionell-orthodoxen Versorgung bleibt die Entscheidungsmacht voll in der Hand des Arztes, seine Autorität wird nicht in Frage gestellt, und die Behandlung verläuft im Rahmen eines aktiv-passiv Modells. Die Frau bleibt passive Patientin, gemäß ihrer traditionellen Rollenstruktur: "das System perpetuiert sich selbst, denn die Ärzte berufen sich auf selffulfilling prophesies (sich selbst erfüllende Prophezeiungen), die besagen, daß Frauen es wollen und es brauchen, so behandelt zu werden." in der traditionell-egalitären Versorgung entscheidet der Arzt über die Bereiche, in denen die Patientin mitentscheiden darf. Das Modell ist ein Führungs-Kooperations-Stil, in dem von der Patientin ein gewisses Maß an Wissen und Aktivität vorausgesetzt wird. Sie wird ermutigt, Fragen zu stellen, aber es wird auch erwartet, daß sie den Anweisungen des Arztes Folge leistet. Die Dienste variieren stark in dieser Art von Versorgung und sind deutlich Mittel- und Oberschicht orientiert, da die Kooperation auf Verständnis beruhen muß. In der traditionell-feministischen Versorgung bleibt der Arzt die medizinische Autorität (wobei hier bewußt versucht wird, mit Ärztinnen zu arbeiten), aber viele der Tätigkeiten werden von para-professionellen ausgeführt. Die Versorgung funktioniert nach einem Berater-Klientel-Modell, und es wird von den Patientinnen erwartet, daß sie ein hohes Interesse an ihrer Gesundheit und ihrem Körper haben. "Diese Art von Dienstleistung verändert die Handlungsweise der Professionellen, aber stellt die professionelle Zuständigkeit für die Versorgung nicht grundsätzlich in Frage". Die radikal-feministische Versorgung beschränkt die ärztliche Rolle auf technischen Rat. Ärzte (wann immer möglich Ärztinnen) werden herangezogen, um Dienste durchzuführen, die die Frauen laut Gesetz nicht ausführen dürfen. Die zu behandelnde Frau entscheidet, in welchen Fällen sie ärztlichen Rat will und welche Form von Behandlung sie wünscht. Es wird von der Prämisse ausgegangen, daß Frauen Expertinnen sind und daß professionelle Ausbildung nicht per se zum Experten macht. Das Modell funktioniert nach dem Berater-Klientel-Modell bis hin zur gegenseitigen Hilfe und Selbsthilfe. Den Frauen wird in diesem Versorgungssystem beigebracht, für sich selbst zu sorgen und sich selbst zu behandeln - sie werden ermutigt, Verantwortung zu übernehmen und selbst "Risiko-Entscheidungen" zu treffen, da ein Risiko stets nur im persönlichen Kontext abgeschätzt werden kann und nie nur ein medizinisches Risiko darstellt. Oft werden un-orthodoxe Versorgungsformen gewählt, manche Dienste können nur in diesem setting erhalten werden (z.B. menstruelle Extraktion), der Erfolg und die Effizienz der

Dienste werden als individuelle Zufriedenheit der Beteiligten gemessen. Ruzek betont, daß diese Versorgungswelten auf einem Kontinuum liegen und daß Frauen üblicherweise traditionelle oder konventionelle settings wählen, je schwerwiegender die Gesundheitsstörung ist. Interviews mit krebskranken Frauen (Schafft 1980) stellen die letzte Annahme für längerfristige Behandlung etwas in Zweifel, doch tritt ein solches Verhalten oft erst nach dem ersten Kontakt mit dem traditionell-orthodoxen System (und der ersten Enttäuschung) auf. Im weiteren analysiert nun Ruzek die vier Versorgungswelten im Hinblick auf die Dimensionen: soziale Verteilung von Wissen, Arbeitsteilung, Zugang zu Heilmitteln, räumlichen Privilegien, Zeitstrukturen und der Definition und Zuschreibung von Risiken. In der traditionell-orthodoxen Versorgung betrachten sich die Ärzte als einzig legitime Quelle medizinischen Wissens, sie haben ein bestimmtes Frauenbild (z.B. Frauen sind übertrieben emotional) und diskutieren ungern weder Diagnose noch Behandlung. Die Arbeitsteilung ist rigide und autoritär, es liegt am Arzt, Aufgaben zu delegieren. Der Zugang zu Heilmitteln liegt ausschließlich beim Arzt, Medikamente werden Hausmitteln vorgezogen. Der Behandlungsraum ist stark strukturiert und normiert das Verhalten (z.B. Arzt hinter Riesenschreibtisch, Anlage der Warteräume, des Zugangs) und ist für die Patienten "Feindesland", Zeit ist stark vorbestimmt, reguliert und strukturiert. Die Versorgung verspricht risikofreie Behandlung, insbesondere mit Hilfe entwikkelter Technologien und selbstverständlich wird das Ausmaß der Risiken von den Ärzten definiert. Die traditionell-egalitäre Versorgung rückt etwas von den obengenannten Prinzipien ab: sie glaubt an die Lernfähigkeit der Patientinnen, die Ärzte sind entgegenkommender und geben den Patientinnen mehr Bewegungs- und Entscheidungsspielraum, die Grundprämissen der Versorgung aber sind dieselben, wie in der traditionell-orthodoxen Versorgung.

Die traditionell-feministische Versorgung zeigt mehr Vertrauen in die Patienten und läßt ihnen ein größeres Mitspracherecht bei Behandlung und Definition. Die Arbeitsteilung ist weniger hierarchisch, oft handelt es sich um teams, medizinische Aufgaben bleiben jedoch meist in der Hand der Ärztin. Die Patientinnen sollen so gut wie möglich über Arzneien und Behandlungsmethoden informiert werden und ihre Unabhängigkeit wird gefördert (mehr Selbstbehandlung). Die räumlichen Grenzen sind weniger scharf gezogen, und Wartezeit soll positiv genutzt werden, z.B. durch Gesundheitserziehung. Der Anspruch dieses settings ist es, die Sicherheit und Genauigkeit der modernen Medizin mit humaner Behandlung zu kombinieren, ohne eine Strategie der De-institutionalisierung einzuschlagen. Ruzek weist darauf hin, daß nur wenige solche Einrichtungen bestehen und deswegen lange Wartezeiten in Kauf genommen werden müssen, bis eine Behandlung möglich wird. Die radikal-feministische Versorgung glaubt voll an die Kompetenz der Betroffenen und versucht, in einem Gruppenprozeß zu Entscheidungen zu gelangen. Die Arbeitsteilung ist soweit wie nur möglich aufgehoben, Rotation ist das Idealziel, die "Patientinnen" sollen soviel wie nur möglich selbst durchführen. Natürliche Heilmittel werden bevorzugt, Arzneimittelkonsum wird so niedrig wie möglich gehalten. Die räumliche Gestaltung ist möglichst informell, und Wartezeit soll mit gemeinsamen Diskussionen und

Erfahrungsaustausch verbracht werden. Die Kompetenz zur Risikodefinition wird weit gefaßt, und es wird versucht, Krankheit und Tod nicht zu verdrängen.

Aus dieser Analyse leitet Ruzek verschiedene Strategien zur Veränderung der einzelnen Versorgungssysteme ab, auf die ich hier nicht näher eingehen möchte. Mir war es wichtig, ihre Analyse zu referieren, weil sie deutlich macht, daß Selbsthilfe zwar der zentrale Gegenstandsbereich der feministischen Gesundheitsversorgung ist, daß damit aber eine Vielzahl von grundsätzlichen Entscheidungen gegenüber der Struktur der medizinischen Versorgung getroffen werden, die erst im Vergleich mit anderen Versorgungsstrukturen richtig deutlich werden.

Ein solcher Ansatz ermöglicht eine Reihe von weitergehenden Analysen - z. B. unter welchen Bedingungen Frauen in welches Versorgungssystem eintreten, welche Entscheidungen echte Entscheidungen sind oder doch meist schon aufgrund von bestimmten Lebensbedingungen vorstrukturiert sind, wie sich die jeweiligen Versorgungssysteme auf Dauer verändern oder verfestigen - insbesondere, welchen Problemen sich das radikal-feministische Modell nach längerem Bestehen gegenübersieht (Institutionalisierungsprobleme, Finanzierungsprobleme, usw.), welche Probleme am besten in welcher Art von System gelöst werden können und wie durchgängig sie für unterschiedliche Gruppen und Klassen sind. Obwohl viele feministische Projekte einer Erforschung ihrer Arbeit skeptisch gegenüber stehen, so könnten doch (ähnlich wie im Vancouver Projekt 1978) Wege der Zusammenarbeit zwischen Forscherinnen, Projektmitarbeiterinnen und Patientinnen gesucht werden (Kleiber/Light 1978), und uns würden Grenzen und Möglichkeiten von Selbsthilfe deutlicher werden. In der Frauenhausforschung ist diese Form der Aktionsforschung, obwohl mit vielen Problemen belastet, schon selbstverständlicher als im Gesundheitsbereich (Mies 1978). Projekte äußern auch häufiger das Bedürfnis, genauer zu wissen, warum bestimmte Ziele nicht erreicht werden konnten und welche Bedeutung ihre Arbeit für die Frauen hat, die die Dienste nutzen. Hier liegen Möglichkeiten der Zusammenarbeit zwischen den feministischen Forschungsorganisationen (z. B. hat die Sektion Frauenforschung in der Deutschen Gesellschaft für Soziologie eine Untergruppe "Frauengesundheitsforschung" (3)) und den Praktikerinnen in den Projekten.

Einfluß und Wirkung der Frauengesundheitsbewegung

In den letzten zehn Jahren haben sich in der Gesundheitsversorgung für Frauen viele grundsätzliche Veränderungen ergeben. Sabine Schafft und ich haben versucht, Sog- und Verdrängungseffekte innerhalb eines Versorgungsbereiches - in diesem Fall der Geburtshilfe - aufzuzeigen und den Einfluß anzudeuten, den Reformbewegungen auf die Versorgungsstruktur haben können (Kickbusch/Schafft 1980). Wir wissen wenig darüber, welche gesellschaftlichen Kräfte und Normveränderungen letztendlich zu einer breiten Bewegung für sanfte Geburt, Stillen und rooming-in geführt haben. Welche Faktoren haben hier zusammengewirkt? Welchen Einfluß hatte die Frauengesundheitsbewegung, indem sie auf radikale Weise Fragen stellte und Probleme offenlegte, die dann von Reformisten auf ihre Weise aufgegriffen wurden? Wo liegen die Unterschiede und Gemeinsamkeiten zwischen feministischen Frauengruppen und den vielen Frauenselbsthilfegruppen z.B. zur Krebsnachsorge, zur Selbsterfahrung, die sich inzwischen überall in der Bundesrepublik gebildet haben?

Welche Gemeinsamkeiten bestehen zwischen den vielen Konsumentengruppen und Gruppen zu alternativen Lebensgestaltungen und feministischen Welt- und Gesundheitsvorstellungen? Auf welchen Gesundheitsbegriff bewegen wir uns in den achtziger Jahren zu, und welche Möglichkeiten und Erfahrungen bietet die Umorientierung? Wie sehr sollen feministische Gruppen mit anderen Teilen der Gesundheitsbewegung zusammenarbeiten (z.B. dem Gesundheitstag) und wie nah sollen sie sich an Staat und Institutionen heranwagen? Welche Möglichkeiten des gemeinsamen Kampfes gibt es mit den Gesundheitsarbeiterinnen innerhalb des medizinischen Versorgungssystems? Für alle diese Fragen liegen schon Teilantworten vor, Erfahrungen sind an vielen Stellen gemacht worden, Phantasien sind entwickelt worden, und sie rinnen uns immer wieder durch die Finger, weil die Aktivistinnen keine Zeit zum Dokumentieren haben und die Forscherinnen kein Geld zum Forschen bekommen. Wir wissen noch wenig über uns selber und über unseren Einfluß auf die Gesellschaft - und wir hätten es nötig, anhand von Dokumentationen und Analysen selbstkritisch zu lernen und Mut zu schöpfen.

Es ist ein trauriges Zeugnis für einen Wissenschaftsbereich - in diesem Fall die Medizinsoziologie - wenn sie einer so wichtigen Bewegung und Veränderung keine Bedeutung zumißt, und es ist skandalös, daß Förderungsinstitutionen bisher nur bereit sind, Brotkrumen vom großen Tisch der Forschungsfinanzierung für Frauenforschung locker zu machen. Eine regelmäßige Lektüre von "Signs", einer amerikanischen Frauenzeitschrift zur Frauenforschung, macht deutlich, daß die Berührungsängste von beiden Seiten in den USA etwas weniger ausgeprägt sind. So stellt das Sonderheft vom Frühjahr 1980 beispielsweise fünf Analysen von Frauenselbsthilfe- und Frauennachbarschaftsprojekten vor, die mit staatlicher Finanzierung durchgeführt worden sind. Die Ambivalenz solcher Forschung liegt auf der Hand, aber Frauen müssen sie fordernder und selbstbewußter in Anspruch nehmen. Linda Gordon, eine amerikanische Historikerin, hat den Zwiespalt in ihrer Rede zum Simone de Beauvoir Kongreß im September 1979 deutlich zum Ausdruck gebracht:

"Wir sehen uns einer Falle gegenüber. In unseren Anstrengungen, dem Opfer keine Schuld zuzuschreiben - Anstrengungen, die stets von neuem nötig sind und höchste Wachsamkeit erfordern, weil die Opfer stets von neuem beschuldigt werden - kann es uns passieren, daß wir Frauen nur noch als Opfer sehen. Es sind schließlich die Opfer und nur die Opfer, die sich gegen ihre Lage zur Wehr setzen können. Und natürlich müssen wir das kollektiv tun. Wenn wir aber die Annahme übernehmen, daß Frauen völlig machtlos sind und nie - wie unbeabsichtigt auch immer - am System männlicher Herrschaft teilhaben, dann sprechen wir den Frauen nicht genug Kraft zu, ihre Situation zu verändern, geschweige denn, dies auf revolutionäre Weise zu tun." (Sigus Vol. 5, Nr. 3, 1980)(4).

Die beispielhafte Unterdrückung der Frau im medizinischen System und die beispielhafte Auflehnung dagegen in der Frauengesundheitsbewegung eröffnen für Frauen viele Möglichkeiten, Schwächen, Stärken und Widersprüche aufzuzeigen und für die praktische Politik zu nutzen.

Anmerkungen

1 Einen Überblick über die Selbsthilfebewegung in der Bundesrepublik und damit auch über verschiedene Ansätze von Frauenselbsthilfe gibt der Band: Gemeinsam sind wir stärker. Selbsthilfegruppen und Gesundheitssicherung. (Hrsg. Ilona Kickbusch und Alf Trojan), der 1981 bei Fischer Alternativ erscheint.
2 Eine trockenere Fassung dieser Flugschrift (der Vortrag wurde von einigen Politikwissenschaftlern als pornographisch empfunden) ist erschienen in: Informationsdienst Gesundheitswesen, Schwerpunktheft "Humanisierung des Gesundheitswesens", Berichte - Konzepte - Alternativen (Materialband der Bielefelder Tagung im Januar 1979). Offenbach 1979.
3 Sektion Frauenforschung in der Deutschen Gesellschaft für Soziologie c/o Lerke Gravenhorst, Deutsches Jugendinstitut, Saarstr. 7, 8000 München 40.
4 Die Tagung hieß The Second Sex - Thirty Years Later. A Commemorative Conference on Feminist Theory. September 1979 in New York.

TEIL 6
ULRIKE SCHNEIDER
PROGRAMM UND PERSPEKTIVEN

In Auswertung der Tagung wurden Programmpunkte für die weitere präventive Frauengesundheitsforschung entwickelt, die hier zur Diskussion gestellt werden sollen. Diese Programmpunkte sind zunächst als Umschreibung eines möglichen Forschungsschwerpunktes im Rahmen des Gesundheitsprogramms der Bundesregierung (Forschung und Entwicklung im Dienst der Gesundheit) gedacht. Sie haben allerdings darüber hinausgehend einen wichtigen Stelltenwert, indem hier:
- eine umfassende Konzeption von Präventionsforschung und präventiver Praxis entwickelt wird, die über einen reinen Verhaltensansatz (Veränderung des Gesundheitsverhaltens) hinausgeht und die Veränderung objektiver und subjektiver Lebensbedingungen in den Mittelpunkt von Prävention stellt;
- ein Ansatz von Frauenforschung entwickelt wird, der Gesundheit/Krankheit von Frauen im Zusammenhang mit ihrer gesellschaftlichen Lage und ihren konkreten Lebensbedingungen sieht.

Eine solche Konzeption präventiver Frauengesundheitsforschung könnte für die weitere wissenschaftliche Arbeit im Rahmen von Präventions- und Frauenforschung richtungsweisend sein. In diesem Sinne sind die hier dargelegten Programmpunkte als eine Zusammenfassung der bisher geleisteten Arbeit, nicht aber als unverrückbare Pfeiler einer präventiven Frauengesundheitsforschung zu begreifen. Damit ist die Diskussion noch offen, und wir hoffen, daß sich viele Forscherinnen und Forscher in diesen Diskussionsprozeß einschalten werden. Nur so kann der Schritt vom Programm zu einer konkreten Forschungspraxis getan werden.

Programm für eine präventive Frauengesundheitsforschung

1. Prävention

In Abhebung zu den bisher entwickelten Schwerpunkten krankheitsspezifischer Präventionsforschung - v.a. Prävention von Herz-/Kreislauf-Krankheiten und bösartigen Neubildungen - soll hier unspezifische Präventionsforschung Gegenstand der Forschung sein. Krankheitsunspezifische Prävention bedeutet, nicht an einzelnen, isolierten Risikofaktoren für spezifische Erkrankungen anzusetzen (risikoträchtige Körperzustände wie Bluthochdruck, Übergewicht oder individuelle Verhaltensweisen wie Tabakkonsum, Bewegungsmangel). Diese Risikofaktoren werden vielmehr als Ausdruck oder Niederschlag der allgemeinen Lebenssituation der Individuen einerseits und ihrer persönlichen Lebensbiographie andererseits begriffen. Ausgangspunkt der hier entwickelten Konzeption von Präventionsforschung bildet die Frage nach den gesunderhaltenden und krankmachenden Lebensbedingungen.

Gesundheit/Krankheit sind selbst Teil der persönlichen Lebensbiographie; sie sind zum einen Reaktion auf Belastungen, Konflikte und Krisen, zum anderen wirken sie auf die konkrete Lebenssituation und darin aufgehobene Gestaltungsmöglichkeiten bzw. -behinderungen zurück. In der praktischen Prävention verbinden sich objektive, strukturelle und subjektive Momente miteinander. Das bedeutet, daß Wahrung von Gesundheit die Schaffung gesunderhaltender Lebensbedingungen erfordert. Das erfordert aktives Handeln der Betroffenen, ihren Kampf um menschlichere Lebensbedingungen: "Das Problem der Gesundheit ist das einer umfassenden Therapie: unsere Lebensweise in Frage zu stellen." (CARPENTIER 1979)

In diesem Sinne sind Gesundheit/Krankheit von Frauen auch abhängig von ihrer gesellschaftlichen Lage als abhängige und unterprivilegierte Gruppe. Veränderung ihrer objektiven und subjektiven Lebensbedingungen bedeutet deshalb:
- Abschaffung der Benachteiligungen von Frauen in Beruf, Familie und allen anderen gesellschaftlichen Bereichen und damit Abbau ihrer erhöhten Belastungen;
- Eröffnung neuer Lebensräume durch aktives Handeln der Frauen für ihre eigenen Interessen;
- Entwicklung eines bewußten und aktiven Verhältnisses zum eigenen Körper, zu sich selbst als Persönlichkeit und zu den eigenen Lebensverhältnissen als Bedingung für die Schaffung von Gesundheit und Wohlbefinden.

2. Ausgangslage

Im Mittelpunkt dieses Forschungsschwerpunktes könnten die Frauen im mittleren Lebensalter - die 40- bis 50jährigen Frauen - stehen. Eine solche Schwerpunktsetzung ist aus drei Perspektiven heraus begründbar:
- aus der spezifischen Lebenssituation dieser Frauen
- ihrer gesundheitlichen Lage
- der Forschungslage.

Spezifische Lebenssituation

- Gesundheitliches Wohlbefinden ist durch jahrelange Dauerbelastung in den verschiedenen Lebensbereichen (Erwerbsarbeit, Familienarbeit, Hausarbeit etc.) beeinträchtigt; chronische und manifeste Erkrankungen äußern sich in dieser Lebensphase.

- Im Erwerbsleben unterliegt die Frau hohen Belastungen (Dequalifizierungsprozesse, Arbeitsplatzunsicherheit, angebliche Leistungsminderung älterer Arbeitnehmerinnen u.a.m.). Einer Wiedereingliederung in das Erwerbsleben nach längerem Ausscheiden stehen arbeitsmarktpolitische und persönliche Hemmnisse entgegen.
- Im familiären Bereich führt die Ablösung der Kinder aus dem Elternhaus auf seiten der Frau zum einen zu einem für sie psychisch belastenden familialen Funktionsverlust. Zum anderen eröffnen sich für die Frauen in dieser Lebensphase Möglichkeiten der aktiven Bewältigung der eigenen, bisher immer auf die Sorge für andere orientierten, Lebensperspektiven.
- Im Hinblick auf eine Prävention von Erkrankungen und Beeinträchtigungen im höheren Lebensalter werden in der mittleren Lebensphase entscheidende Weichen gestellt. Die Be- und Entlastung und die Möglichkeiten der Lebensplanung in dieser Phase haben entscheidenden Charakter für die Lebens- und Gesundheitssituation der älteren Frau. Präventionsmaßnahmen müssen spätestens in dieser Phase ansetzen.

Gesundheitliche Lage

Trotz einer starken Heterogenität der Datenlage zur weiblichen Morbidität lassen sich einige wesentliche Punkte zur Begründung der Schwerpunktsetzung auf die Frau in der mittleren Lebensphase nennen:
- die kostenintensive Inanspruchnahme von medizinischen Leistungen in diesem Alter als Indikator für starke gesundheitliche Beeinträchtigung
- das Manifestwerden von Erkrankungen in diesem Alter (somatische und psychische Erkrankungen)
- der klimakterische und praeklimakterische Beschwerdekomplex
- die Häufung von Befindensstörungen bei Frauen aller Altersklassen als Ausdruck der Beeinträchtigung von Lebensqualität.

Forschungslage

Gesundheitsforschung hat sich bisher kaum mit frauenspezifischen Fragestellungen beschäftigt. Es gilt hier, verschiedene Ansätze von Frauenforschung, Belastungsforschung und sozialmedizinischer Forschung im Hinblick auf ein neues Konzept von Präventionsforschung - hier speziell für Frauen - zu entwickeln.

3. Ziele einer präventiven Frauengesundheitsforschung und -praxis

Eine umfassende Gesundheitsprävention und Belastungsreduktion für Frauen, bzw. die Identifikation von Zielgruppen und Problembereichen als Ansatzpunkte für Präventionsmaßnahmen, ist durch Gesundheitsforschung allein nicht leistbar, es lassen sich hier jedoch erste Schritte tun, um präventive und gesundheitspolitische Ansätze in eine frauenspezifische Sozialpolitik miteinzubeziehen.

Die Gleichstellung der Frau in allen gesellschaftlichen Lebensbereichen ist die allgemeinste, aber notwendigste Präventionsmaßnahme. Wesentlicher Schritt dazu ist die gleichberechtigte Integration der Frau in das Erwerbsleben unter der Voraussetzung:
- der Entwicklung humaner Arbeitsbedingungen
- bei gleichzeitiger Entlastung der Frauen im familialen und häuslichen Bereich (Aufhebung geschlechtsspezifischer Arbeitsteilung in diesem Bereich).

Spezielle Zielsetzungen liegen auf drei ebenen; auf der Ebene der
a. weitgehend analytisch orientierten Forschung
b. der Entwicklung von Vorschlägen und Kriterien für die Umsetzung in Prävention
c. der praktischen Realisierung von Präventionsmaßnahmen.

a. Forschung

- Erforschung des Zusammenhangs von be- und entlastenden Lebensbedingungen und Gesundheit/Krankheit mit den Unterzielen
o Identifikation von besonders belasteten Zielgruppen für Präventionsmaßnahmen
o Identifikation relevanter psycho-sozialer Krankheitsbilder als Ansatzpunkt für Präventionsmaßnahmen.

b. Vorschläge und Kriterien für die Umsetzung in Prävention

- Entwicklung von Kriterien für die Umsetzung von Forschungsergebnissen in die Praxis
- Entwicklung von Vorschlägen für die strukturelle Einbindung von Prävention in das System der Gesundheitsversorgung.

c. Entwicklung von Präventionsmaßnahmen

- Entwicklung struktureller Präventionsmaßnahmen zur Reduktion objektiver Belastungskonstellationen
- Entwicklung subjektiver Präventionsmaßnahmen, d.h. Befähigung der Betroffenen zur aktiven Bewältigung von Belastungen und Krankheit (self help und self care)
o Entwicklung sozialer Kompetenzen zur Durchsetzung von Belastungsreduktionen
o Entwicklung gesundheits- und körperbewußten Verhaltens
- Entwicklung und Erprobung von Modellen präventiver Gesundheitsversorgung
o Bewertung und Ausbau bestehender Modelle und Projekte
o Evaluation neu zu entwickelnder Modelle
o Entwicklung von Kriterien für die Umsetzung von Modellen in größerem Maßstab.

4. Leitlinien für eine präventive Frauengesundheitsforschung

Im folgenden sollen einige Leitlinien inhaltlicher und methodischer Art benannt werden, an denen sich eine präventive Frauengesundheitsforschung zu orientieren hätte. Diese Leitlinien sind als Ansatzpunkte und methodische Wegweiser zu verstehen, die der Herausarbeitung konkreter Fragestellungen für spätere Forschungsprojekte und der Anlage des Forschungsdesigns dienen sollen.

Wechselwirkung von Belastungen aus Produktions- und Reproduktionsarbeit

Lebensbedingungen von Frauen und die daraus resultierende Gesamtbelastung sind in der Wechselwirkung von Erwerbsleben und familialem und häuslichem Leben zu erfassen. Diese Wechselwirkung läßt sich zum einen als Kumulation von Belastungen aus diesen beiden Lebensbereichen betrachten, die im Sinne einer additiven Dauerbelastung langfristig zu Verschleiß- und anderen gesundheitlichen Folgeerscheinungen führen. Ein solches additives Modell liegt Forschungsansätzen zugrunde, die z. B. Belastungen durch restriktive Zeitstrukturen erfassen (z. B. erwerbstätige Mutter mit kleinen Kindern) oder hohe körperliche Beanspruchung (z. B. Bäuerin). Weitergehende Konzeptionen erfassen die Wechselwirkung zwischen diesen beiden Lebensbereichen als widersprüchliche Anforderungsstrukturen (BECKER-SCHMIDT 1980).

Widersprüche liegen zum einen zwischen diesen beiden Lebensbereichen: sachliche Anforderungen im Erwerbsleben, Ausschaltung familialer und privater Belange, restriktive Zeitanforderungen; im familialen Bereich werden dazu divergierende Anforderungen gestellt, vor allem bezüglich der Kinder: Zeit laufen lassen zu können, Entwicklungsmöglichkeiten gewähren etc.

Beide Lebensbereiche sind jedoch auch in sich immanent widersprüchlich strukturiert: Erwerbsarbeit bedeutet zum einen Verschleiß der physischen und psychischen Kräfte, Diskriminierung als arbeitende Frau (geringe Qualifikation etc.); zum anderen ist sie für die Frau wichtiges Moment einer gesellschaftlichen Anerkennung und Bestätigung. Selbst in der Verrichtung monotoner Tätigkeiten (Akkord- und Bandarbeit) bedeutet sie noch eine begrenzte Befriedigung im Prozeß der Arbeitsverrichtung.

Familienarbeit auf der anderen Seite bedeutet zum einen emotionale und soziale Absicherung im Familienkontext, gewisse Dispositionsspielräume im häuslichen Handlungsvollzug etc.. Zum anderen erhält die Frau im Privatbereich jedoch keine gesellschaftliche Anerkennung. Sie wird gezwungen, ihre eigenen Interessen und Bedürfnisse denen der Familie unterzuordnen.

Ziel einer Prävention gegen physische und psychische Erkrankungen der Frau sollte es sein, für die Frauen beide für sie wichtigen Lebensbereiche miteinander verbinden zu können, indem Belastungen aus beiden Bereichen reduziert, bzw. im gesellschaftlichen und familiären Rahmen verteilt werden.

Biographische Betrachtungsweise

Im Hinblick auf das Ziel - Prävention - ergibt sich das biographische Herangehen als ein relevanter methodischer Ansatz. Gesundheits- bzw. Krankheitsprozesse einerseits und Lebensbiographie andererseits stehen miteinander in engem Zusammenhang. Methodisch ergibt sich damit die Konsequenz, eben diesem prozessualen Zusammenhang nachzugehen. Nicht nur wirken Lebensbedingungen auf die Gesundheit; Gesundheit und Krankheit sind selbst Teil der Lebensbiographie.

Methodisch sind zunächst drei Ebenen zu unterscheiden:
- die Lebensbiographie,
- die Krankheitsbiographie unter Einschluß der Biographie von Gesundheitsbeeinträchtigung und Befindlichkeiten,
- sie subjektive Wahrnehmung von Gesundheitsbeeinträchtigungen oder ihre Verleugnung und die Wahrnehmung eines Zusammenhangs zwischen Belastung und Gesundheitsbeeinträchtigung.

Bezogen auf die Rekonstruktion von Lebensbiographien von Frauen ergeben sich folgende Ebenen:
- Verhältnis von Berufs- und Familienarbeit.

Das bedeutet zum einen, Berufs- und Familienbiographien zu rekonstruieren. Im Hinblick auf ihre krankheitserzeugende Wirkung sind diese jedoch in ihrem subjektiven Bedeutungsgehalt für die Frau zu interpretieren, d.h. in dem Widerspruch von Berufs- und Familienorientierung.

- Die Lebensbiographie ist zum anderen durch den familialen und altersbedingten Lebenszyklus bestimmt: Kindheit, Jugend und Ausbildung, verschiedene Familienphasen, je nach Alter der Kinder, Nachkinderphase, Alter. Lebensbiographien sind hier als Entwicklungsprozesse zu begreifen. Die jeweiligen Lebensphasen sind notwendig aufeinander bezogen, beinhalten für sich aber jeweils einen besonderen, häufig krisenhaften Entwicklungsschritt.

So ist die Lebens- und Gesundheitssituation der Frau im mittleren Lebensalter zum einen bestimmt durch die vorhergehenden Lebensphasen, zum anderen sind spätere Lebensphasen, das Alter, abhängig von objektiven Handlungsspielräumen und subjektiven Aktivitäten im mittleren Lebensalter.

Auf seiten der Gesundheits- bzw. Krankheitsbiographie wären ebenfalls Kriterien zu entwickeln. Hier liegt allerdings in der Forschung noch wenig vor. Mögliche Analysekriterien könnten sein:
- Punkte des Umschlagens von latenten in manifeste Störungen,
- Patientenkarrieren innerhalb des professionellen Gesundheitsversorgungssystems,
- Verhältnis von körperlichen und psychischen Beeinträchtigungen, wobei hier ein enger Zusammenhang vermutet wird, in dem Sinne, daß körperliche Beeinträchtigungen (z.B. Herz-/Kreislauferkrankungen) auch immer mit psychischen einhergehen,
- subjektive Wahrnehmung von Beeinträchtigungen auf seiten der Betroffenen und Erkennen eines Zusammenhangs zu bestimmten Belastungskonstellationen,
- aktive Bewältigungsstrategien im Umgang mit Belastungen und Gesundheit im Sinne eines Versuchs zur Belastungsreduktion.

Spezifische Lebenslagen

Präventive Frauengesundheitsforschung hat jeweils an spezifischen Zielgruppen unter speziellen Fragestellungen anzusetzen. Während bisher Gemeinsamkeiten der Lebenslagen von Frauen im mittleren Alter und übergreifende Analysekriterien entwickelt wurden, muß in einem weiteren Schritt nach unterschiedlichen Lebenslagen von Frauen differenziert werden. Ziel einer Differenzierung nach Lebenslagen ist die Identifikation besonders belasteter und gesundheitlich beeinträchtigter Gruppen, an denen schwerpunktmäßig Prävention anzusetzen hätte. Die soziologischen Kriterien, nach denen Zielgruppen identifiziert werden, sollen darüber hinaus auf Verursachungsdimensionen für gesundheitliche Beeinträchtigungen verweisen.

Kriterien:
- Soziale Schicht: objektive Ressourcen, Bildungsstand, Inanspruchnahme von Gesundheitsversorgungsleistungen, Gesundheitsbewußtsein und Gesundheitsverhalten u.a.m. sind abhängig von der sozialen Schicht.
- Art der Erwerbsarbeit: zusammenhängend mit dem zuvor genannten Kriterium sind Lebenslage und Gesundheitsbelastung abhängig von der konkreten Arbeitstätigkeit. Industriearbeiterinnen, Büroangestellte, im Einzelhandel Tätige, Sozialberufe, Lehrerinnen, etc. unterliegen jeweils spezifischen, sehr unterschiedlichen Arbeitsplatzbelastungen. Präventive Gesundheitsforschung hat das Ziel, diese spezifischen Belastungsstrukturen herauszuarbeiten, besonders belastete Gruppen und belastende Bedingungen zu identifizieren und daraus Präventionsmaßnahmen zu entwickeln.
- Familienstatus: entscheidend für die Belastung von Frauen ist auch der Familienstatus. Zu differenzieren ist nach den Kriterien: verheiratet/nichtverheiratet; Kinder/ohne Kinder/Zahl der Kinder, wobei bestimmte Kombinationen erhöhte Belastungen bedeuten, z.B.: alleinstehend mit Kindern;
- Familienfrau/Erwerbsfrau: es ist zu differenzieren, ob Frauen aktuell im Erwerbsleben stehen oder ob sie Familienfrauen sind. Dieser Status ist jedoch jeweils nur auf dem Hintergrund der Biographie interpretierbar. Dementsprechend muß nach der Dauer der Familienphase (nur kurze Unterbrechung oder langfristiges Ausscheiden aus dem Erwerbsleben) bzw. Erwerbsphase unterschieden werden.

Bezogen auf ein konkretes Untersuchungsdesign lassen sich natürlich vielfältige Kombinationen von Ziel- und Vergleichsgruppen bilden. Dies ist jeweils von der konkreten Fragestellung einer Untersuchung abhängig zu machen.

Formen und Voraussetzungen der subjektiven Bewältigung von Belastung und Gesundheit/Krankheit

Ausgehend von der unterschiedlichen Morbidität und Mortalität bei Frauen und Männern, vor allem aber der empirisch festgestellten, größeren Bereitschaft der Frauen, Störungen des Befindens und gesundheitliche Beeinträchtigungen zu äußern, sind verschiedene Erklärungsansätze im Hinblick auf ein frauenspezifisches Ätiologiemodell entwickelt worden (RICHTER 1980; MECHANIC 1978; NATHANSON 1975; LEHR 1977; CHESLER 1977; PROKOP

1976; einen Überblick über diese Ansätze geben FRANSSEN 1980 und RODEN-STEIN 1980). Grundfrage dieser Modelle ist, ob und in welcher Weise Frauen aufgrund ihrer spezifischen sozialen Lebensbedingungen und aufgrund ihrer im Sozialisationsprozeß erworbenen psychischen Strukturen bestimmte psychische Verarbeitungsmuster entwickelt haben, die von denen der Männer unterschieden sind.

Obwohl alle Autoren frauenspezifische Bewältigungs- und Handlungsstrategien zum Ausgangspunkt ihrer Überlegungen machen, kommen sie zu jeweils sehr unterschiedlichen Ergebnissen. Während für RICHTER die größere Klagsamkeit der Frau, ihre Bereitschaft zum Leiden positive Auswirkungen auf ihren Gesundheitsprozeß hat, entsteht für LEHR Krankheit aus einer frauentypischen Konfliktsituation. CHESLER und PROKOP sehen im weiblichen Krankheitsverhalten dagegen einen Protest der Frau gegen ihre diskriminierenden Lebensbedingungen.

Im Rahmen eines Forschungsprogramms wäre diesen unterschiedlichen Ätiologiemodellen nachzugehen, um frauentypische Bewältigungsmuster in Abhängigkeit von spezifischen Lebenslagen von Frauen zu identifizieren, und damit präventiv Veränderungen im Gesundheitsverhalten und Gesundheitsbewußtsein von Frauen herbeizuführen.

Notwendige Bedingung solcher subjektiver Präventionsmaßnahmen ist jedoch die Einbindung in den Abbau objektiver Belastungsstrukturen. Veränderung von Gesundheitsbewußtsein und Gesundheitsverhalten soll hier auch nicht im Sinne einer von außen kommenden, aufgesetzten Gesundheitsaufklärung und -erziehung verstanden werden, sondern als Entwicklung der Fähigkeit zum aktiven und selbstbewußten Umgehen mit der eigenen Gesundheit und den dahinter stehenden Lebensbedingungen.

Umsetzung in Präventionsmaßnahmen

Ziele präventiver Maßnahmen und Handlungen liegen auf zwei Ebenen:
- zum einen müssen objektive Lebens- und Arbeitsbedingungen geschaffen werden, die Belastungen abbauen oder reduzieren und damit die Entwicklung von Leiden und Erkrankungen aufhalten;
- zum anderen müssen aber auch subjektive Lebensbedingungen geschaffen werden, indem erstens die Handlungsfähigkeit des Subjekts im Hinblick auf gesundes und körperbewußtes Verhalten hergestellt wird, also die Fähigkeit und Bereitschaft auf seiten des Individuums, sich für gesunderhaltende Lebensbedingungen einzusetzen.

Entsprechend diesen Zielen lassen sich die Ebenen von Prävention unterscheiden:
- die Ebene struktureller Prävention,
- die Ebene der am Individuum ansetzenden Prävention.

a. Strukturelle Prävention

Strukturelle Prävention verändert in gesellschaftlichen und sozialen Teilbereichen bestimmte objektive Strukturen, deren krankmachende Wirkung bekannt ist, bzw. es werden Strukturen geschaffen, die Eingriffe in die Entwicklung von Krankheitsprozessen ermöglichen. Sie setzt zum einen an partialisierten Teilbereichen der sozialen Lebensbedingungen an; prinzipiell ist jedoch auch die Veränderung von Gesamtstrukturen denkbar bzw. möglich.

Von strukturellen Präventionsmaßnahmen ist in der Regel ein größerer Kreis von Personen betroffen. Sie setzen nicht eine unmittelbare Wahrnehmung von Belastungen durch die Betroffenen und eine sich daraus entwickelnde Aktivität voraus.

Bereiche frauenspezifischer Prävention lassen sich angeben:
- Verbesserung der Bildungs-, Qualifikations- und Aufstiegschancen von Frauen im Erwerbsbereich,
- Gleichstellungs- und Antidiskriminierungsgesetze,
- Umweltpolitik, Stadt- und Wohnungsplanung im Interesse einer Aufhebung geschlechtsspezifischer Arbeitsteilung und frauenspezifischer Belastungen im Reproduktionsbereich,
- Humanisierungsstrategien im Arbeitsleben;
- strukturelle Einbindung von Prävention in das System der Gesundheitsversorgung unter der Problemsicht, in welcher Weise das therapieorientierte System der Gesundheitsversorgung selbst verändert werden muß.

b. Am Individuum ansetzende Prävention

Diese Art der Prävention erreicht zunächst nur einen kleineren Kreis von Betroffenen, ihr quantitativer Wirkungskreis ist dementsprechend gering. Neue Strukturen werden hiermit zunächst nicht unbedingt geschaffen. Diese Form der Prävention setzt die Wahrnehmung unmittelbarer Betroffenheit und die Bereitschaft zur Eigenaktivität auf seiten der Individuen voraus.

Als Bereiche solcher Präventionsmaßnahmen lassen sich angeben:
- traditionelle Formen von Prävention im Laiensystem (v.a. Familie),
- Gesundheitsaufklärung und Gesundheitserziehung (begrenzte Wirksamkeit groß angelegter Aufklärungskampagnen, z.B. gegen das Rauchen, Ernährung),
- Beratung im Grenzbereich von Prävention und Therapie (z.B. Familien- und Erziehungsberatung; sozialmedizinische und sozialtherapeutische Beratung),
- Selbsthilfe (s.a. KICKBUSCH 1978),
o Selbsthilfe im bestehenden System der Gesundheitsversorgung; Problem: zunehmende Professionalisierung der Prävention und Therapie, aber auch der Effizienzkontrolle; daraus resultierend nur begrenzte Teilhabe und Mitbestimmung der Betroffenen;
o Selbsthilfe außerhalb des Systems, in Ergänzung und gegen das System;
Problemfelder, die im bestehenden System nicht abgedeckt sind (z.B. Anonyme Alkoholiker, chronische Kranke; aber auch: Frauengesundheitszentren, Selbsterfahrung) beruhend auf dem System der gegenseitigen Hilfe und Kollektivität;
Effizienzkriterien werden von innen, selbst bestimmt; in der Regel schlechte finanzielle Absicherung.

Am Individuum ansetzende Prävention muß nicht notwendig auf dieser Ebene stehen bleiben. So können beispielsweise bestimmte Beratungsmodelle, indem sie zum festen Bestandteil medizinischer Versorgung werden, auch strukturelle Präventionsmaßnahmen sein. Eine bestimmte Konzeption der Selbsthilfe setzt an der Kritik der Professionalisierung und Medikalisierung der Gesundheitsversorgung an. Sie versucht, gegen eine - aus ihrer Sicht - Entmündigung der Betroffenen, deren gesundheits- und politisch bewußtes Handeln, welches durch die Selbsthilfeerfahrung gestärkt wird, zu setzen ("Das Persönliche ist politisch." KICKBUSCH 1977).

Auf diesem Hintergrund ergeben sich folgende Evaluations- und Entwicklungsaufgaben:
- Bestimmung von Prioritäten für strukturelle Präventionsmaßnahmen auf dem Hintergrund von Belastungsanalysen (Ebenen von Prävention, die dem System der Gesundheitsversorgung vorgelagert sind);
- Überblick über bestehende Ansätze von Prävention im Rahmen des Systems der Gesundheitsversorgung; Überblick über Modellvorhaben;
o Evaluation dieser Ansätze und Gewinnung von Evaluationskriterien,
o Erarbeitung von Vorschlägen für eine Weiterentwicklung
- Überblick über Ansätze außerhalb des Systems der Gesundheitsversorgung, besonders im System der Selbsthilfe
o Evaluation dieser Ansätze und Gewinnung von Evaluationskriterien,
o praktische Weiterentwicklung dieser Modelle; Entwicklung neuer Modelle.

Methoden

Forschungsmethoden und Untersuchungsdesigns präventiver Frauengesundheitsforschung haben sich jeweils im Rahmen der Untersuchungsfragestellung auszuweisen. Ausgehend von der Zielsetzung unspezifischer Präventionsforschung lassen sich allerdings einige methodologische Vorbemerkungen über den zu untersuchenden Gegenstand machen, denen gegenüber sich konkrete Forschungsinstrumente auszuweisen haben:
- Entwicklungsaspekt und Prozeßanalyse: das bedeutet, die Entstehung von Krankheit aufgrund von biographisch konstatierbaren Belastungen als Entwicklungsprozeß, Veränderungsprozeß zu begreifen.
- Systemaspekt: ein integriertes Belastungskonzept hat die vielfältigen Wechselwirkungen von objektiven und subjektiven Belastungsfaktoren und die Wechselwirkung von Krankheit/Gesundheit und Belastung zu fassen. Die Unspezifizität von Belastungen und Belastungsfolgen (dieselben Belastungskonstellationen können zu unterschiedlichen pathogenen Resultaten führen, und andererseits unterschiedliche Belastungskonstellationen zu demselben pathogenen Resultat) lassen sich unter diesem Aspekt fassen. Ursache- und Wirkungsbeziehungen zwischen Gesundheit/Krankheit und belastenden Lebensbedingungen lassen sich damit nicht als einen einfachen, einseitig gerichteten Prozeß begreifen. Methodisch bedeutet das, die Komplexität dieses Prozesses im Forschungsdesign mit aufzunehmen.
- Subjektaspekt: Bewältigung von Belastungen und die Entwicklung gesundheitlicher Störungen sind an das menschliche Subjekt gebunden. Die For-

schungsmethodologie hat von der Eigenaktivität, dem bewußten Verarbeiten von Anforderungen, der subjektiven Interpretation und Wahrnehmung von Belastung und Gesundheit/Krankheit der Betroffenen auszugehen.
- Widerspruchsaspekt: es wurde gezeigt, daß für ein frauenspezifisches Krankheitsmodell (Ätiologiemodell) die Ambivalenz realer und wahrgenommener Belastungs- und Anforderungsstrukturen ausschlaggebend ist (u.a.: Berufs- und Familienorientierung). Bisher sind kaum methodische Ansätze entwickelt worden, solche Widerspruchs- und Ambivalenzstrukturen empirisch zu erfassen. Bestehende Ansätze wären aufzuarbeiten und in der Forschung weiterzuentwickeln.

Aus diesen allgemeinen methodologischen Postulaten lassen sich allerdings nicht bruchlos methodische Konzepte und Instrumente präventiver Frauengesundheitsforschung ableiten. Die sozialwissenschaftliche Methodenkrise, die vor 10 bis 15 Jahren in der Kontroverse zwischen Kritischem Rationalismus und Kritischer Theorie (POPPER; ALBERT; HERMANN u.a. versus ADORNO; HABERMAS; HOLZKAMP u.a.) ihren Ausgangspunkt fand, hat zu der Entwicklung eines breiten Spektrums methodischer Konzepte und Ansätze geführt. Diese Kontroverse machte sich zum einen an der Kritik der hinter dem Quantifizierbarkeitspostulat stehenden wissenschaftstheoretischen Postulate des Kritischen Rationalismus fest. Zum anderen konnte die Begrenztheit der im Rahmen quantitativer Forschung erbrachten Ergebnisse für die Praxis und Umsetzung gezeigt werden. Auf diesem Hintergrund wurden verstärkt qualitative Verfahren und Ansätze entwickelt.

Die Praxis der derzeitigen sozialwissenschaftlichen, aber auch der Präventions- und Belastungsforschung zeigt, daß faktisch ein breites Arsenal von Forschungsansätzen realisiert wird. Häufig werden sogar im Rahmen einzelner Studien in verschiedenen aufeinander aufbauenden Phasen unterschiedliche Methoden angewendet, wobei meist qualitative und quantitative Verfahren kombiniert werden.

Da hier nicht alle Methoden dargestellt werden können, soll hier nur anhand von Stichworten auf die einschlägige Literatur verwiesen werden.
1. Quantifizierende Verfahren (u.a.):
- Konstruktion von Vergleichsgruppen
- Stichprobenverfahren
- empirische Erhebungsverfahren: standardisierte Befragungen, Interviews, Beobachtungen
- Entwicklung von diagnostischen Meßinstrumenten
- epidemiologische Designs und Methoden
- statistische Verfahren einschließlich multivariater, typologischer etc. Verfahren

(s.a.: KÖNIG 1973 - 1974; BORTZ 1977; FRIEDRICH/HENNIG 1975; PFLANZ).
2. Qualitative Verfahren (u.a.):
- qualitative Befragungen, Beobachtungen, Gruppendiskussion, Dokumentenanalysen (HOPF/WEINGARTEN 1979)
- biographische Methoden (KOHLI 1978)
- hermeneutische Relevanzstrukturanalyse (BROSE 1979)
- kommunikative Sozialforschung (ARBEITSGRUPPE BIELEFELDER SOZIOLOGEN 1973, 1975, 1976)
- Empirie des Alltagsbewußtseints (LEITHÄUSER u.a. 1977).

Im Rahmen umsetzungsbezogener Forschung und Praxis sind jedoch nicht nur die Forschungsmethoden von Bedeutung, sondern - bei im weitesten Sinne Interventionsstudien - vor allem Methoden der Konzipierung und Evaluation solcher Studien. Der Interventionsbegriff ist hier insofern weit gefaßt, als nicht Interventionsstudien im großen Maßstab, etwa wie die multizentrischen Herz-Kreislauf-Interventionsstudien gemeint sind. Als Interventionsstudien werden hier vor allem die in TEIL 5 angesprochenen, praxisbezogenen Modellvorhaben und Projekte begriffen.

3. Methoden der Anlage und Durchführung von Interventionsstudien (s.a. den ausführlichen Überblick von BIEFANG/KÖPKE/SCHREIBER 1979). Modellvorhaben im kleineren Maßstab hätten diese Methoden zu reflektieren und im Hinblick auf ihre konkreten Feldbedingungen zu verändern und weiterzuentwickeln.

4. Methoden der Evaluation von Interventionsstudien. Interventionsstudien im größeren Maßstab unterliegen sowohl in ihrer Planung und Durchführung, vor allem aber hinsichtlich der Meßbarkeit der Effekte, also der Evaluation, dem Problem der Quantifizier- und Meßbarkeit, der Kontrolle von Bedingungen. Da Interventionsstudien im Rahmen präventiver Gesundheitsforschung in der Regel nicht unter laborexperimentellen Bedingungen realisierbar sind, sondern in komplexen Praxisfeldern (Beratungsstellen, Regionen, Kliniken etc.), lassen sich keine ausreichenden Kontrollbedingungen schaffen.

Das Kontrollproblem verschärft sich noch dadurch, daß Interventionsstrategien im Interventionsprozeß selbst entwickelt und verändert werden.

In der Praxis sind deshalb zahlreiche Evaluationskonzepte entwickelt worden, die von streng kontrollierten Designs bis hin zu solchen 'weichen' Formen der Evaluationsforschung wie der action-research bzw. Handlungsforschung reichen. Besonders in den USA, wo die Programmforschung (Evaluation staatlicher, sozialer, gesundheitspolitischer, pädagogischer u.a. Maßnahmeprogramme) seit längerem und in größerem Maßstab verbreitet als in der BRD, sind hier Konzepte entwickelt worden (u.a. WEISS 1974; WOLLMANN/HELLSTERN 1978).

Für die Entwicklung und Evaluation offener Interventionsstrategien (etwa i.S. kleinerer Modellversuche im Rahmen von Beratungen, Projekte im Selbsthilfebereich etc.), müssen entsprechende Konzepte, wie etwa die der Handlungsforschung, integrative Forschungs- und Entwicklungskonzepte etc. realisiert werden (s.a. SCHNEIDER 1980).

Zusammenfassend ist zu sagen, daß in diesem Forschungsschwerpunkt herkömmliche, auf Quantifizierbarkeit ausgerichtete Forschungs- und Entwicklungsmethoden ihren Stellenwert haben. Der Schwerpunkt solle jedoch auf der Entwicklung neuer methodischer Ansätze liegen. Dies ergibt sich zum einen aus der Art der Fragestellung (biographische Betrachtungsweise des Gesundheits- und Krankheitsprozesses, Widerspruchs- und Subjektaspekt). Zum anderen aus der engen Verbindung von Forschung und Entwicklung, die die Realisierung neuer Evaluations- und Planungskonzepte notwendig macht.

Perspektiven

Perspektiven einer weiteren Arbeit im Bereich präventiver Frauengesundheitsforschung liegen auf verschiedenen Ebenen. Sie hängen zum einen davon ab, wie und an welchen Fragestellungen die Diskussion und die wissenschaftliche Arbeit weitergeführt werden; zum anderen sind sie aber auch abhängig von den materiellen Bedingungen einer solchen Forschung. Folgende Fragestellungen sind offen geblieben und bedürfen einer weiteren Diskussion:

1. Die Frage nach dem Verhältnis von wissenschaftlicher Frauengesundheitsforschung und Politik und Praxis

Im Hinblick auf die erkenntnisleitenden Interessen einer frauenspezifischen Gesundheitsforschung haben sich Gemeinsamkeiten, aber auch unterschiedliche Standpunkte herausgeschält. Gemeinsam ist das Erkenntnisinteresse, Frauenforschung zum Nutzen von Frauen, dem Abbau ihrer Diskriminierungen und Belastungen zu betreiben.
Unterschiede und Differenzen bestehen jedoch hinsichtlich der Radikalität des Engagements für die Sache der Frauen. Während feministische Positionen im Interesse einer Veränderung der sozialen Situation und Rolle der Frau eine strikte Trennungslinie gegenüber männlichen Machtpositionen, Privilegien und Verhaltensweisen ziehen, begründen andere Positionen eine Frauengesundheitsforschung aus dem Stand der Forschung, in der bisher Frauen kaum untersucht und die Besonderheiten ihrer Lebenssituation schon gar nicht berücksichtigt wurden. Weitere Standpunkte heben dagegen mehr den Aspekt der gemeinsamen Betroffenheit durch z. B. Arbeitsbelastung, schlechte soziale und gesundheitliche Lage, etc. von Frauen und Männern hervor.
Mit den erkenntnisleitenden Interessen stehen immer auch angezielte Politikstrategien im Zusammenhang. Sie liegen hier auf den Ebenen der Frauenpolitik und der Gesundheitspolitik. Aus den dargestellten Positionen lassen sich, entsprechend dem Grad der Entschlossenheit für einen Frauenstandpunkt, unterschiedliche Strategien und Wege ausmachen. Während die eine Seite meint, dieser Weg könne nur von den Frauen allein begangen werden, betonen andere die Gemeinsamkeiten von Politik- und Sozialstrategien für Frauen und Männer. In der weiteren Arbeit wäre zu klären, ob diese Standpunkte notwendig konträr sein müssen, oder ob nicht dann, wenn es um konkrete Forschungen und Maßnahmen geht, Punkte einer Annäherung gegeben sind.
Unterschiede lassen sich auch bezüglich der gesundheitspolitischen Strategien ausmachen. In dem zuvor dargestellten Programm sind verschiedene Ebenen von Präventionsstrategien entwickelt worden. Sie unterscheiden sich durch ihre Stellung zum bestehenden System gesundheitlicher Versorgung. Sie sind entweder Teil dieses Systems oder zumindest in dieses System integrierbar, wie z.B. im Rahmen der Humanisierung der Arbeitswelt oder der Gesundheitsaufklärung und -erziehung, oder sie stehen in ihren Intentionen und Konzepten außerhalb des bestehenden Systems, wie z. B. bei be-

stimmten Formen der Selbsthilfe, oder gar gegen das System, wie z.B. die Frauenhäuser und die Feministischen Frauengesundheitszentren. Im Mittelpunkt steht die Frage, wo in einem auf Kuration ausgerichteten Gesundheitssystem Prävention anzusetzen hat. Ist eine Integration in das bestehende System im Interesse der Betroffenen überhaupt sinnvoll oder möglich, muß eine an den Lebensbedingungen insgesamt ansetzende Prävention nicht notwendig außerhalb des Gesundheitssystems bleiben, oder muß gar das Gesundheitssystem selbst grundlegend verändert werden? Was leisten dann Konzepte, die dieses System infragestellen? Unterliegen sie nicht auch Anpassungs- und Integrationsstrategien, indem sie Defizite des bestehenden Systems auffangen?

2. Es wären Entscheidungen darüber zu treffen, inwieweit bestimmte gesundheits- und frauenpolitische Positionen und Zielperspektiven Rückwirkungen auf den Forschungsprozeß selbst und das dort realisierte Verhältnis von Forschung und Praxis und Forscherin/Forscher und Erforschte/Betroffene haben. Es wären also Entscheidungen im Hinblick auf die Forschungsmethodologie und dort bestehende methodische Alternativen zu treffen.

Die bisherige, auf administrative und legislative Maßnahmen gerichtete Präventionsforschung bewegte sich im Rahmen herkömmlicher, quantifizierender Sozialforschungskonzepte. Ziel ist dort die Identifikation von Zielgruppen bzw. Problemgruppen, so wie sie in bestehenden institutionellen Systemen erfaßt sind (etwa den Krankenkassen oder im medizinischen Versorgungssystem, an spezifischen Arbeitsplätzen). Gleiches gilt auch für die Methodik der auf Verhaltensmodifikation zielenden, epidemiologischen und ätiologischen Forschung, vor allem der Risikofaktorenforschung.

Zielt Forschung dagegen auf die Aufdeckung von Belastungs- und Krankheitsverläufen, wobei die gesamte Lebenssituation im Mittelpunkt steht, oder will sie darüberhinaus Konzepte von Prävention entwickeln, die über bestehende institutionelle Bedingungen hinausgehen - z.B. in der Selbsthilfe - ist die Ergänzung durch offenere methodische Verfahren notwendig. Im Programm sind unter dem Stichwort "Methoden" Ansätze einer solchen Forschungsmethodologie entwickelt worden. Dort wurde die enge Verbindung von praktischen Modellen und Umsetzungen in den Forschungsprozeß und die Herstellung einer offenen kooperativen Beziehung zwischen Forschern und Erforschten in den Mittelpunkt gestellt.

3. Eine dritte entscheidende Frage für die Frauengesundheitsforschung ist die nach ihrem Verhältnis zum herrschenden Wissenschaftsbetrieb. Soll Frauenforschung autonom, jenseits des offiziellen Wissenschaftsbetriebes vollzogen werden, oder sollte es nicht vielmehr das Ziel sein, Frauenfragestellungen in bestehende Forschungskonzepte einzubringen, um sich dort für eine an Fraueninteressen orientierte Forschung einzusetzen? Das bedeutet natürlich nicht, bestehende Konzepte unkritisch zu übernehmen, sondern frauenspezifische Alternativen und Weiterführungen zu entwickeln.

Das gilt dann auch für Frauengesundheitsforschung. Sie hätte ihre Auseinandersetzung mit bestehenden Präventionskonzepten fortzusetzen, so wie es in diesem Buch ansatzweise geschehen ist, um von da aus eigene Fragestellungen zu entwickeln.

Aber selbst wenn Frauengesundheitsforschung ihre Bereitschaft bekundet, sich dieser wissenschaftlichen Auseinandersetzung zu stellen und in der Forschungspraxis neue Ansätze zu entwickeln, sind ihre Perspektiven abhängig von der materiellen Absicherung einer wissenschaftlichen Frauengesundheitsforschung. Ohne ein angemessenes Potential an institutionell verankerten Wissenschaftlerinnenstellen, ohne ausreichende Forschungsförderung und ohne gezielte Förderung des weiblichen wissenschaftlichen Nachwuchses bleiben die Perspektiven einer Frauengesundheitsforschung beschränkt.

Wir hoffen deshalb, daß mit diesem Buch die entscheidenden wissenschaftlichen und politischen Instanzen angesprochen werden, Möglichkeiten für eine Weiterarbeit an dem Thema präventiver Frauengesundheitsforschung zu schaffen.

Können wir in diesem Sinne unseren Auftraggeber, den Bundesminister für Forschung und Technologie beim Wort nehmen, wenn er in Geleit zu diesem Buch schreibt:

"Die Planungsgruppe hat in dem wenig strukturieren, aber gesundheitspolitisch wichtigen Gebiet der primären Prävention unter den Wissenschaftlern dieses Fachgebiets die Diskussionen über Prioritäten der Forschungsarbeit angeregt. Dieser Diskussionsprozeß hat zu Empfehlungen geführt, die sowohl eine Aufforderung an die Wissenschaftler darstellen als auch eine Hilfe sind, geplante Arbeiten auf die dringendsten Probleme zu orientieren und arbeitsteiliges Vorgehen vorzubereiten. Die Empfehlungen sind gleichermaßen an Förderorganisationen gerichtet, da sie inhaltlich weit über den Rahmen des Aktionsprogramms des Bundes "Forschung und Entwicklung im Dienste der Gesundheit" hinausgehen.

Es bleibt zu hoffen, daß die geleistete Arbeit einen wirksamen Impuls zur Gewinnung von Forschungsergebnissen geben kann, um für zukünftiges gesundheitspolitisches Handeln eine solide Basis gesicherten Wissens zu haben."

Wir hoffen aber vor allem, daß wissenschaftlich und praktisch arbeitende Frauen sich bereit finden, diesen wissenschaftlichen und gesundheits- und frauenpolitischen Prozeß fortzusetzen, um damit zu einer Veränderung der persönlichen und sozialen Lage von Frauen in dieser Gesellschaft beizutragen.

LISTE DER AUTORINNEN UND AUTOREN

Bartholomeyczik, Sabine, Dipl.-Soz., geb. 13.4.44
  Berufstätigkeit als Krankenschwester; Arbeitsgebiete: Krankenhaussoziologie, Belastungsforschung im Rahmen der Sozialmedizin, Methoden empirischer Sozialforschung
  Seit 1974 Wiss.Ang. im Institut für Sozialmedizin und Epidemiologie des Bundesgesundheitsamtes, Berlin
Becker-Schmidt, Regina, Prof. Dr. phil., Dipl.-Soz., geb. 6.5.1937
  Arbeitsgebiete: Sozialisationstheorie und -forschung; Politische Psychologie der Arbeit und der Arbeitenden; Psychoanalyse; z.Zt. Hochschullehrerin am Psychologischen Seminar der Universität Hannover
Beck-Gernsheim, Elisabeth, Dr., geb. 26.11.1946
  Arbeitsgebiete: Soziologie der Frau und der Geschlechterrollen; Soziologie der Arbeit und der Berufe; Familiensoziologie und Bevölkerungsforschung, z.Zt. wiss. Assistentin am Institut für Wirtschafts- und Sozialwissenschaften/Soziologie der Universität Münster
Bilden, Helga, Dr. phil., Dipl.-Psych., geb. 1941
  Arbeitsgebiete: Jugendforschung, Sozialisation, insbes. geschlechtsspezifische Soz., Frauen und psychische Gesundheit (Psychische Probleme, Psychiatrie), Sozialpsychologie des Körpers
  Wissenschaftliche Assistentin an der Universität München, Psychologisches Institut (Sozialpsychologie), Leitung eines DFG-Forschungsprojekts über arbeitslose weibliche Jugendliche
Böhm, Reingard, Dipl.-Psych., geb. 19.05.53
  Arbeitsgebiete: Gesprächspsychotherapie, Frauengesundheitsforschung, z.Zt. Tätigkeit in der Rehabilitation psychisch Kranker
Dörhöfer, Kerstin, Dr., Dipl.-Ing., geb. 1943
  Arbeitsgebiete: Architektur, Stadt- und Regionalplanung, Wohnungsversorgung, Frauen und Planung,
  z.Zt. Mitarbeiterin in der Planungsgruppe für Frauenstudien und Frauenforschung an der Freien Universität Berlin
Eggers, Brigitte, Dipl.-Psych., geb. 1941
  Arbeitsgebiete: Sozialpsychiatrie und Frauenforschung
  Mitarbeit im Projekt "Arbeitsbedingungen, Gesundheitsverhalten und rheumatische Erkrankungen", Universität Hamburg, Medizinische Soziologie
Erdmann-Rebhann, Claudia, Dipl.-Psych., geb. 13.5.48, 3 Kinder
  freiberufliche Tätigkeit als Gesprächs- und Verhaltenstherapeutin
Falck, Ingeborg, Prof. Dr. med., geb. 2.5.1922
  Arbeitsgebiete: Innere Medizin, Geriatrie, Ärztinnenprobleme
  Chefärztin am Städtischen Krankenhaus für Chronisch- und Alterskranke Charlottenburg, Innere Abteilung, Professorin der Freien Universität Berlin

Franssen, Marianne, Dipl.-Psych., frührer Lehrerin, geb. 3.8.1938
Arbeitsgebiete: Kindertherapie; Frauengesundheitsforschung

Heyer, Sylvia, Dipl.-Soz., geb. 21.9.1943
Arbeitsgebiete: Arbeits- und Lebensbedingungen von Frauen, Frau und Gesundheit,
seit 1978 Mitarbeiterin im Feministischen Frauen Gesundheitszentrum, Lehrerin am Berlin-Kolleg

Kickbusch, Ilona, M.A., Politikwissenschaft und Soziologie, geb. 27.8.1948
Arbeitsgebiete: Frauengesundheitsforschung, besonders Gesundheits- und Sozialpolitik, Selbsthilfe,
z.Zt. Consultant für die WHO, Europabüro, Kopenhagen; Vorsitzende der Sektion Frauenforschung in der Deutschen Gesellschaft für Soziologie

Kling-Kirchner, Cornelia, Dipl.-Päd., geb. 28.4.46
Arbeitsgebiete: Sozialarbeit im Gesundheitswesen, Fortbildung für sozialpädagogische Berufe, Frauenbildungsarbeit an der VHS. Mitarbeit im Planungskreis 'Frauengesundheitsforschung', Berlin,
seit 1978 beschäftigt als Diplompädagogin in der Beratungsstelle des DW im Gesundheitszentrum Gropiusstadt

Kootz, Johanna, Dipl.-Soz., geb. 26.12.1942
Arbeitsgebiete: Gesundheitssystemanalyse, Situation von Frauen im Produktionsprozeß, Frauengesundheitsforschung
Mitarbeit in der wissenschaftlichen Begleitung des Modellprojekts 1. Frauenhaus Berlin

Kulms, Annegret, Dipl.-Psych., geb. 1948
Studium der Pädagogik und Psychologie in Hamburg
Arbeitsgebiete: Soziale Lage geschiedener Frauen, Berufsbiographien von Frauen, Methoden sozialbiographischer Forschung, medizinische Soziologie,
Mitarbeiterin im DFG - Forschungsprojekt "Prozesse und Bestimmungsmomente in Berufsbiographien weiblicher Büroangestellter", Universität Hamburg (Abschluß Mai 1981)

Leibing, Christa, Dipl.-Soz., geb. 1952
Arbeitsgebiete: Epidemiologie chronischer Krankheiten, Morbiditätsstatistik, Sozialversicherung,
seit 1978 wissenschaftliche Mitarbeiterin am Institut für Sozialmedizin und Epidemiologie des Bundesgesundheitsamtes

Marewski, Barbara, Dipl.-Soz., geb. 11.4.1941
seit 1977 Mitarbeiterin im Feministischen Frauen Gesundheitszentrum

Martiny, Ulrike, Dipl.-Soz., geb. 14.6.1944
Arbeitsgebiete: Industrie- und Betriebssoziologie, Interpretative Sozialforschung, Biographieforschung,
Mitarbeit im Projekt "Berufsbiographien von Frauen", Universität Hamburg, Institut für Soziologie

Mohr, Gisela, Dipl.-Psych., geb. 10.7.1950
Arbeitsgebiete: Erwachsenenbildung, Arbeitswissenschaft, psychische

Auswirkungen von Arbeitslosigkeit, Psychotherapie,
z. Zt. Mitarbeiterin im Forschungsprojekt "Psychischer Streß am Arbeitsplatz"

Müller, Rainer, Dr. med., Dipl.-Soz., geb. 19.12.41
Arbeitsgebiete: Arbeitsmedizin, Epidemiologie
Hochschullehrer für Arbeitsmedizin an der Universität Bremen

Müller, Verena, Dipl.-Soz., geb. 1946
Arbeitsgebiete: Industrie- und Medizinsoziologie
Mitarbeit im Projekt "Arbeitsbedingungen, Gesundheitsverhalten und rheumatische Erkrankungen", Universität Hamburg, Medizinische Soziologie

Neumann-Schönwetter, Marina, Prof. Dr. phil., geb. 1.11.1941
Arbeitsgebiete: u.a. Familiale Sozialisation, Geschlechtsspezifische Fragestellungen, Psychoanalyse und Pädagogik, therapeutische Ansätze,
z. Zt. Prof. an der HdK, FB 10 - Erziehungs- und Gesellschaftswissenschaften, Bereich Psychologie; Analytische Kinder- und Jugendlichen Psychotherapeutin

Riedmüller, Barbara, Dr. Phil., M.A., Soziologin, geb. 5.9.1945
Arbeitsgebiete: Sozialpolitik/Gesundheitspolitik, Soziale Dienste, psychosoziale Versorgung,
z. Zt. Mitarbeiterin im DFG-Projekt 'Psychiatriereform als sozialpolitischer Prozeß' am Psychologischen Institut der Universität München

Rodenstein, Marianne, Dr., Dipl.-Soz., geb. 28.6.1942
Arbeitsgebiete: Sozialpolitik, Frauengesundheitsforschung, Stadtplanung, Planungstheorie,
z. Zt. Wissenschaftliche Mitarbeiterin am Institut für Stadt- und Regionalplanung an der Technischen Universität Berlin

Rummel, Martina, Dipl.-Psych., geb. 3.12.1954
Arbeitsgebiete: Erwachsenenbildung, Arbeitswissenschaften,
z. Zt. Mitarbeiterin des Vereins "Arbeit, Bildung und Forschung"

Schmidt-Hieber, Eva. Dipl.-Psych., geb. 6.5.1951
Arbeitsgebiete: Erwachsenenbildung, Arbeitswissenschaften,
z. Zt. Mitarbeiterin im Forschungsprojekt "Psychischer Streß am Arbeitsplatz"

Schneider, Ulrike, Dr., Dipl.-Soz., geb. 13.12.1947
Arbeitsgebiete: Methoden der empirischen Sozialforschung, Handlungsforschung; Frauengesundheitsforschung,
Mitarbeit in der Planungsgruppe Gesundheitsforschung, Berlin

Schultz, Dagmar, Dr., Dipl.-Päd., geb. 1941
Arbeitsgebiete: Frauenstudien, Frauengesundheitspolitik
Mitbegründerin und langjährige Mitarbeiterin des Feministischen Frauen Gesundheitszentrums; Dozentin an der Freien Universität Berlin für englische Fachdidaktik und Frauenstudien

Steppke, Gisela, Dipl.-Soz., geb. 1947
Arbeitsgebiete: Erziehungs- und Unterrichtswissenschaft, Geschlechtszugehörigkeit als Konstitutionsbedingung gesellschaftlicher Wirklichkeit

z. Zt. Mitarbeiterin in der Planungsgruppe für Frauenstudien und Frauenforschung an der Freien Universität Berlin

Thiele, Wilhelm, Dipl.-Soz., geb. 15.7.1947
Arbeitsgebiete: Medizinsoziologie, Gesundheitssystemanalyse,
z. Zt. Sprecher der Berliner Arbeitsgruppe Strukturforschung im Gesundheitswesen, Technische Universität Berlin

Vollmer, Christine, Dipl.-Soz., geb. 2.3.1945
Arbeitsgebiete: Frauenerwerbstätigkeit, Arbeitszeitforschung (familiengerechte Arbeitszeiten, ältere Arbeitnehmer),
z. Zt. wissensch. Angestellte der Gesellschaft für Arbeitsschutz und Humanisierungsforschung, Dortmund

LITERATUR

Arbeitsbericht des Lehr- und Forschungsprojekts "Thermometersiedlung". Vergleich von Reproduktionsbedingungen in innerstädtischen Neubauwohngebieten
Arbeitsgruppe Bielefelder Soziologen: Alltagswissen, Interaktion und gesellschaftliche Wirklichkeit, Bd. 1 und 2, Hamburg 1973 und 1975
dies. : Kommunikative Sozialforschung, München 1976
Arbeitsgruppe des Sozialistischen Frauenbundes Westberlin (SFB): Wie Frauen Arbeitslosigkeit erleben - eine Untersuchung über die psychischen Folgen von Arbeitslosigkeit bei Frauen. in: Roer, Dr. (Hg.): Persönlichkeitstheoretische Aspekte von Frauenarbeit und Frauenarbeitslosigkeit, Köln 1980

Bahrdt, H. P. : Wandlungen der Familien, in: Claessens, D. /Milhoffer, P. (Hrsg.): Familiensoziologie, ein Reader als Einführung, Frankfurt a.M. 1974
Baker-Miller, J. : Die Stärke weiblicher Schwächen, Frankfurt a.M. 1979
Bakke, E. W. : Citizens without work, 1940 (Reprint, Archon Books 1969)
Bardwick, J.M. : Psychology of Women, Study of Bio-Cultural Conflicts, New York 1971
Bart, P. : Depression in middle-aged women. in: Gornick, V. /Moran, B.K. (eds.): Woman in sexist society, New York 1971
Bart, P. B. : Depression in Middle-aged Women, in: J.M. Bardwick (ed.): Readings on the Psychology of Women, New York 1972
Bartels, W., u.a. (Autorengruppe): Wirtschaftskrise und Frauenemanzipation in der BRD. Informationsbericht Nr. 31 des Instituts für Marxistische Studien und Forschung (IMSF), Frankfurt a.M. 1978
Barth, R. /Brauns, A. : Psychosomatische Störungen bei älteren Frauen, Diplomarbeit Berlin 1980
Beck, U. : Objektivität und Normativität. Die Theorie-Praxis-Debatte in der modernen deutschen und amerikanischen Soziologie, Reinbek 1974
ders. : Die Vertreibung aus dem Elfenbeinturm: Anwendung soziologischen Wissens als soziale Konfliktsteuerung. in: Soziale Welt, Heft 4/1980
Becker-Schmidt, R. : Widersprüchliche Realität und Ambivalenz: Arbeitserfahrungen von Frauen in Fabrik und Familie. in: Kölner Zeitschrift für Soziologie und Sozialpsychologie, Heft 4, 1980
Becker-Schmidt R. /U. Brandes-Erlhoff/G. A. Knapp/M. Rumpf/ B. Schmidt: "Nicht wir haben die Minuten, die Minuten haben uns." Probleme lohnabhängig arbeitender Mütter. Zwischenbericht für die DFG. Vervielfältigtes, hektographiertes Manuskript, Hannover 1979.
Beck-Gernsheim, E. : Neuere Ergebnisse der empirischen Sozialforschung und der Soziologie über Ehe und Familie. Referat bei der Jahrestagung der deutschen Gesellschaft für Bevölkerungswissenschaft, Darmstadt 1980, erscheint 1980

Beck-Gernsheim, E. : Das gegenwärtige Berufssystem ist in "Anderhalb-Personen-Berufe" organisiert. Thesenreferat zum Symposoin über die Rechte der Frauen und ihre Anwendung in Familie und Beruf. Universität Bremen vom 23.11.79 - 25.11.79

Beck-Gernsheim, E. : Der geschlechtsspezifische Arbeitsmarkt, Frankfurt 1976

dies./Ostner, I. : Frauen verändern - Berufe nicht? Ein theoretischer Ansatz zur Problematik von "Frau und Beruf", in: Soziale Welt, Heft 3/1978

Beckmann, D. : Paardynamik und Gesundheitsverhalten - Einige Ergebnisse einer repräsentativen Erhebung, in: H.E. Richter/H. Strotzka/J. Willi (Hrsg.): Familie und seelische Gesundheit, Reinbek 1976

Beiträge zur Feministischen Theorie und Praxis, H. 1, 2, 1978 und 1979

Bellmann, G. : Das Klimakterium als Tod der Weiblichkeit oder das zweite Erwachen, unveröffentlichte Diplomarbeit, FU Berlin, August 1979

Benard, Ch./Schlaffer, E. : Die ganz gewöhnliche Gewalt in der Ehe, Reinbek 1978

Berger, H. : Untersuchungsmethode und soziale Wirklichkeit, Frankfurt a.M. 1974

ders. : Sozialuntersuchung in südspanischen Landorten (unveröffentlichtes Manuskript), Berlin 1976

Berger, P./Berger, B./Kellner, H. : Das Unbehagen in der Modernität, Frankfurt 1975

Biefang, S./Köpcke, W./Schreiber, M.A. : Manual für die Planung und Durchführung von Therapiestudien. Aus dem Internationalen Institut für wissenschaftliche Zusammenarbeit e.V., Schloß Reisenburg 1979

Bericht der Sachverständigenkommission der Bundesregierung: Die Lage der Familien in der Bundesrepublik Deutschland - Dritter Familienbericht, Bonn 1979

Bilden, H./Diezinger, A./Marquardt, R. : Was bedeutet Arbeitslosigkeit für junge Mädchen, in: Roer, D. (Hg.): Persönlichkeitstheoretische Aspekte von Frauenarbeit und Frauenarbeitslosigkeit, Köln 1980

Bortz, J. : Lehrbuch der Statistik für Sozialwissenschaftler, Berlin 1977

Boston Women's Health Collective: Unser Körper - Unser Leben. 2 Bde. Reinbek bei Hamburg 1980

Brandt, G./J. Kootz/G. Steppke: Zur Frauenfrage im Kapitalismus, Frankfurt/M. 1975

dies. Besondere Probleme der Industriearbeiterinnen, in: Industriearbeit und Gesundheitsverschleiß, Frankfurt/M. 1974

Briefs, U. : Vom qualifizierten Sachbearbeiter zum Bürohilfsarbeiter? -Zu den Auswirkungen der EDV auf die Arbeitsbedingungen der Büroangestellten, WSI Mitteilungen, 2, 1978

Briefs, U. : Der Wandel in den Büros - Auswirkungen von Krise und Arbeitslosigkeit auf die Angestellten und die Büroarbeit, WSI Mitteilungen, 4, 1977

Brede/Kohaupt/Kujath: Ökonomische und politische Determinaten der Wohnversorgung, Frankfurt a.M. 1975

Brinkmann, C. : Finanzielle und psychosoziale Belastungen während der Arbeitslosigkeit, Mitt. A B, 4, 397, 1976

Brose, H.-G. : Zwischen Klagsamkeit und Klaglosigkeit - Zur Thematisierung alltäglicher Belastungssituationen in Interviews mit Industriearbeitern, Beitrag zum Workshop "Arbeitsbedingte Belastungen und Beanspruchungen", Wissenschaftszentrum Berlin, Dezember 1979

Brownmiller, S. : Gegen unseren Willen, Frankfurt/M. 1975

Der Bundesminister für Arbeit und Sozialordnung (Hrsg.): Arbeitsförderung, Bonn, August 1979

Bundesminister für Forschung und Technologie (Hg.): Programm der Bundesregierung zur Förderung von Forschung und Entwicklung im Dienste der Gesundheit 1978 - 1981, Bonn 1978

Cadura-Saf, D. : Ältere Frauen in der Frauenbewegung, in: Frauen und Mütter, Beiträge zur 3. Sommeruniversität von und für Frauen, 1978

Carpentier, J. : Aufwiegelung zur Gesundheit, Berlin 1979

Chasseguet-Smirgel, J. (Hrsg.): Psychoanalyse der weiblichen Sexualität, Frankfurt a.M. 1977

Chesler, Ph. : Frauen das verrückte Geschlecht? Reinbek 1977

Clio 14/15, 1980. Kongreßbericht

Cramer, M. : Verwaltete Arbeitslosigkeit - Zu den Bewältigungsstrategien von Arbeitsvermittlern, in: Wolff, S./Lau, T./Kudera, S./Cramer, M./Bonß, W.; Arbeitssituationen in der öffentlichen Verwaltung. Forschungsbericht des SFB 101 Universität München, Frankfurt 1979

Daniels, P./Weingarten, K. : Now or Later? The Timing of Parenthood in Adult Lives (hektographierter Untersuchungsbericht des Wellesley College Center for Research on Women, Boston/Mass., 1977)

dies: Medical Aspects of Late Childbearing (hektographierter Untersuchungsbericht des Wellesley College, 1978)

dies: A New Look at the Medical Risks of Late Childbearing, in: Women and Health, vol. IV, no. 1 (Frühjahr 1979)

Daten des Gesundheitswesens - Ausgabe 1977 - herausgegeben vom Bundesminister für Jugend, Familie und Gesundheit, Bonn 1977

Däubler-Gmelin, H. : Frauenarbeitslosigkeit - oder Reserve zurück an den Herd! Reinbek bei Hamburg 1977

Deppe, H.U. : Industriearbeit und Medizin, Frankfurt/M. 1973

Diezinger, A./Marquardt, R. : Zur beruflichen Sozialisation von Frauen, in: Großkurth, P. (Hrsg.): Arbeit und Persönlichkeit, Reinbek bei Hamburg 1979

Dobberthien, M. : Zwischen Gesundheitssicherung und Hausfrauenideologie: der Frauenarbeitsschutz, in: Kasiske, R. : Gesundheit am Arbeitsplatz, Reinbek bei Hamburg 1976

Dokumentation über den Gesundheitszustand der Frau in der Bundesrepublik Deutschland, Bundesministerium für Gesundheitswesen (1966)

Dörhöfer, K. : Erscheinungen und Determinanten staatlich gelenkter Wohnversorgung in der Bundesrepublik Deutschland, Berlin 1978

Dörhöfer, K./Naumann, J. : Stadtsanierung und Planung: Zur Lage der Frauen in städtischen Wohngebieten, in: Janssen-Jurreit, M. (Hrsg.): Frauenprogramm, Hamburg 1979

Dralle, H. /Gast, E. : Dokumentation über Umfang und Entwicklungstendenzen der Berufs- und Erwerbsunfähigkeitsrenten der Arbeiterrentenversicherung 1960 - 1970, Dissertation Heidelberg 1977

Eckart, C. /Jaerisch U. /Kramer, H. : Frauenarbeit in Fabrik und Familie. Eine Untersuchung von Bedingungen und Barrieren der Interessenwahrnehmung von Industriearbeiterinnen, Frankfurt 1979

Ehrenreich, B. /English, D. : Zur Krankheit gezwungen, München 1976

dies. : For Her Own Good. 150 Years of Expert Advice for Women, London 1979

Engels, F. : Die Lage der arbeitenden Klasse in England, Berlin 1972

Erikson, E. H. : Kindheit und Gesellschaft, Stuttgart 1968

Ernst, H. : Primäre Prävention, in: G. Sommer/H. Ernst (Hrsg.): Gemeindepsychologie, München 1977

Falck, I. : Die Gesundheit der älteren Frau, Information für die Frau 29 : 8 (1980)

Fabe, M. /Wikler, N. : Up Against the Clock. Career Women Speak on the Choice to Have Children, New York 1979

Fischer-Homberger, E. : Krankheit Frau, Bern 1979

Flügel, K. A. : Symptomatik und Entstehungsbedingungen psychovegetativer Allgemeinstörungen, in: Arbeitsmedizin - Sozialmedizin - Präventivmedizin 8/79, 175-177

Frankfort, E.: Vaginal Politics, New York 1972

Fransella, F. /Frost, K. : On being a woman. A review of research on how women see themselves, London 1977

Franssen, M. : Weiblicher Lebenszusammenhang und Krankheitgeschehen - Die Situation der Frau im mittleren Lebensalter, Werkauftrag, Berlin 1980

Frau und Gesundheit - Eine sozialmedizinische Dokumentation - Bundesministerium für Gesundheitswesen (1968)

Freeman, L. : Die Geschichte der Anna O. - Der Fall, der Sigmund Freud zur Psychoanalyse führte, München 1972

Frese, M. /Mohr, G. : Die psychopathologischen Folgen des Entzugs von Arbeit: Der Fall Arbeitslosigkeit, in: Frese, M. /Greif, S. /Semmer, N. (Hg.): Industrielle Psychopathologie, Bern 1978

Frese, M. (Hg.): Streß im Büro, Bern 1981 (im Druck)

Friedrich, H. : Familie und Krankheitsgeschehen bei chronischen Erkrankungen, in: Psychosozial, 1/78

Friedrich, W. /Henning, W. : Der sozialwissenschaftliche Forschungsprozeß, Berlin (DDR) 1975

Fuhrmann, W. : Down-Syndrom, Dtsch.Med.Wschr. 104: 1055 (1979)

Funke, H. /Geissler, B. /Thoma, P. (Red.): Industriearbeit und Gesundheitsverschleiß, Frankfurt a.M. 1974

Gardell, B. : Arbeitsgestaltung, intrinsische Arbeitszufriedenheit und Gesundheit, in: Frese, M. /Greif, S. /Semmer, N. (Hg): Industrielle Psychopathologie, Bern 1978

Geissler, B. /Thoma, P. (Hg.): Medizinsoziologie. Einführung in ihre Grundbegriffe und Probleme, Frankfurt 1979 [2]

Gerstung, K.: Soziale Lage und Bewußtseinsformen arbeitsloser Mädchen. Ein Praxisbericht. in: Roer, D. (Hg.): Persönlichkeitstheoretische Aspekte von Frauenarbeit und Frauenarbeitslosigkeit, Köln 1980
Gipser, D./Stein-Hilbers, M. (Hrsg.): Wenn Frauen aus der Rolle fallen, Weinheim/Basel 1980
dies. Soziale Grundlagen weiblicher Konflikte und Konfliktbewältigungen. in: Gipser/Stein-Hilbers 1980
Gilgenmann, K.: Kindheit als Schlüsselbegriff der Moderne
Glaser, B./Strauss, A.: Interaktion mit Sterbenden, Göttingen 1974
Gleiss, I.: Psychische Störungen und Lebenspraxis, Weinheim, Basel 1980
Göckenjan, G.: Politik und Verwaltung präventiver Gesundheitssicherung, in: Soziale Welt, 1980 Heft 2
Greif, S.: Intelligenzabbau und Dequalifizierung durch Industriearbeit? in: Frese, M./Greif, S./Semmer, N. (Hg.): Industrielle Psychopathologie, Bern 1978

Hagemann-White, C.: Frauenbewegung und Psychoanalyse, Frankfurt a.M. 1979
Haug, F.: Opfer oder Täter? in: Das Argument, Nr. 123, 1980
Hauptvorstand der Gewerkschaft ÖTV (Hg.): Perspektiven der Gewerkschaft ÖTV zur Gesundheitspolitik, Stuttgart 1977
Hayes, S.: Junggesellinnen leben am gesündesten, Frauen-Rundschau 3 - 11.2.1980 -
Haynes, S.G./Feinleib, M.: Women, Work and Coronary Heart Disease: Prospective Findings from the Framingham Heart Study, in: American Journal of Public Health Vol. 70, Nr. 2 1980
Hegelheimer, B.: Chancengleichheit in der Berufsbildung, Bildungs- und arbeitsmarktpolitische Maßnahmen zur beruflichen Förderung von Frauen in der Bundesrepublik Deutschland. (Deutscher Beitrag einer vergleichenden Untersuchung in den Mitgliedstaaten der Europäischen Gemeinschaft im Auftrag des Europäischen Zentrums für die Förderung der Berufsbildung (CEDEFOP)), Berlin 1979
Hegemann, W.: Das steinerne Berlin, Berlin/Frankfurt a.M./Wien 1963
Heinritz, C./Thiele, P.: Wir Weiber machen's ja doch, Bensheim 1979
Heiss, Herbert: Die berufstätige Frau in ärztlicher Sicht, Wien/Innsbruck 1960
Helberger, C.: Ziele und Ergebnisse der Gesundheitspolitik, in: W. Zapf (Hrsg.): Lebensbedingungen in der Bundesrepublik, Frankfurt 1977
Held, Th.: Soziologie der ehelichen Machtverhältnisse, Darmstadt/Neuwied 1978
Henkel, D./Roer, D.: Sozialepidemologie psychischer Störungen. Argument Studienhefte SH 38, Berlin (West) 1980 2
Hertz, D.G./Molinski, M.: Psychosomatik der Frau, Berlin/Heidelberg/New York 1980
Hofbauer, H.: Potentielle Berufsfelder für Frauen, in: MittAB 3/71; Die Untersuchung des IAB über Berufsverläufe bei Frauen, in: MittAB 2/78 - Ausbildungs- und Berufsverlauf bei Frauen mit betrieblicher Berufsausbildung, in: MittAB 4/78 - Zum Erwerbsverhalten verheirateter Frauen, in: MittAB 2/79

Hofbauer, H. /Binting, U. /Dadzio, W.: Die Rückkehr von Frauen ins Erwerbsleben, Mitteilungen (IAB) 9 (1969)
Hofferth, S. /Moore, K. /Caldwell, S.: The Consequences of Age at First Childbirth: Labor Force Participation and Earnings, Arbeitsbericht des Urban Institute, New York 1978
ders. /Moore, K.: The Consequences of Age at First Childbirth: Causal Models, Untersuchungsbericht des Urban Institute, New York 1978
ders. /Moore, K.: Early Childbearing and Later Economic Well-Being, in: American Sociological Review 1979, vol. 44 (October)
Hoffmann-Riem, C.: Die Verarbeitung bedrohter Normalität in der Adoption, Referat auf dem 20. Deutschen Soziologentag, Bremen, Sept. 1980
Holzkamp, K.: Kritische Psychologie, Frankfurt a.M. 1972
ders.: Kann es im Rahmen der marxistischen Theorie eine kritische Psychologie geben?, in: Das Argument, H. 103, 1977, S. 316-336
Hopf, Ch. /Weingarten, E. (Hrsg.): Qualitative Sozialforschung, Stuttgart 1979

Irigaray, L.: Waren, Körper, Sprache. Der verrückte Diskurs der Frauen, Berlin 1976

Jahoda, M. /Lazarsfeld, P.F. /Zeisel, H.: Die Arbeitslosen von Marienthal, Frankfurt a.M. 1978
Jervis, G.: Kritisches Handbuch der Psychiatrie, Frankfurt/Main 1978
Jürgens, H.: Die soziale Sicherung des Kindes und der Familie, in: Deutsches Ärzteblatt, Heft 38, September 1978

Karasek, R.: The impact of the work enviroment on life outside the job: Explorations in the associations between job, content and leisure behavior and mental health using national survey data from Sweden and the United States. Unpublished Ph.D.-thesis M.I.T., Cambridge 1976
Kater, F.: Soziale Arbeit 8/9, 1980
Kickbusch, I.: Sozialpolitische Strategien der neuen Frauenbewegung, in: Dokumentation der Tagung "Frauenforschung in den Sozialwissenschaften", Sektion Frauenforschung in der Deutschen Gesellschaft für Soziologie, München 1978
dies.: The Body Politic - Gynäkologische Selbsthilfe. Vortrag auf dem Politologentag 1977 in Bonn, veröffentlicht als Schwarze Geiss Flugschrift 1. Konstanz 1977
Kickbusch, I. /Schafft, S.: Schwangerschaft, Geburt, Wochenbett. Einige Forschungsperspektiven auf dem Hintergrund um die Humanisierung medizinischer Dienste, in: Forum für Medizin und Gesundheitspolitik Nr. 13, Februar 1980
Kickbusch, I. /Trojan, A. (Hrsg.): Gemeinsam sind wir stärker. Selbsthilfegruppen und Gesundheitssicherung, Fischer Alternativ 1981
Kind, H. /Eidenbenz, M.: Die psychische und soziale Belastung durch eine Schwangerschaft nach 40 im Hinblick auf eine psychiatrische Indikation zum Schwangerschaftsabbruch, in: Schweiz. Med.Schr.104, 1974
Kleiber, N. /Light, L.: Caring for Ourselves. An Alternative Structure for Health Care, Vancouver 1978

Koliadis, E.: Mütterliche Erwerbstätigkeit und kindliche Sozialisation: Analyse und Auswertung von Befunden empirischer Untersuchungen, Weinheim 1978
Kohli, M. (Hrsg.): Soziologie des Lebenslaufs, Darmstadt und Neuwied 1978
Kohler, H./Reyher, L.: Erwerbstätigkeitsphasen der Frauen, in: MittAB 3/70
König, R. (Hrsg.): Handbuch der empirischen Sozialforschung Bd. 1-4, Stuttgart 1973, 1974
Keupp, H./Zaumseil, M. (Hrsg.): Die gesellschaftliche Organisierung psychischen Leidens, Frankfurt/M. 1978
Kornhauser, A.: Mental health of the industrial worker. A Detroit Study, New York 1969
Kronberg, H.: Frigidität und weibliche Sozialisation, München/Basel 1979

Die Lage der Familien in der Bundesrepublik Deutschland - Dritter Familienbericht. Bericht der Sachverständigenkommission der Bundesregierung, Bonn 1979
Langkau, J./Langkau-Herrmann, M.: Die Rückkehr von Frauen in den Beruf, Teil 1 und 2, Bonn 1978
Lehr, U.: Psychologie des Alterns, Heidelberg 1977
Lehr, u.: Älterwerden als Frau - ein Beitrag zur differenziellen Gerontologie, in: Zeitschr. f. Gerontologie, Bd. 11 (1978)
Lehr, U.: Das mittlere Erwachsenenalter - ein vernachlässigtes Gebiet der Entwicklungspsychologie. in: Oerter, R. (Hrsg.), Entwicklung als lebenslanger Prozeß, Hamburg 1978 (a)
dies.: Kontinuität und Diskontinuität im Lebenslauf. in: Rosenmayr, L (Hrsg.): Die menschlichen Lebensalter, München 1978 (b)
Lévy, R.: Der Lebenslauf als Statusbiographie, Stuttgart 1977
Leithäuser, Th./Volmerg, B. u.a.: Entwurf zu einer Empirie des Alltagsbewußtseins, Frankfurt a.M. 1977
Lüth, P.: Frau und Medizin, Stuttgart 1979
Maack, N./Beckmann, D.: Ehepaardiagnostische Untersuchungen, in: Beckmann, D./Richter, H.-E. (Hrsg.): Erfahrungen mit dem Gießen-Test, Bern/Stuttgart/Wien 1979
Marieskind, H.J./Ehrenreich, B.: Towards Socialist Medicine: The Women's Health Movement, in: Social Policy. September/October 1975
Marsden, L.: The Relationship Between the Labour Force Employment of Women and the Changing Social Organization in Canada, hektographiertes Manuskript, Referat vor dem Nato-Symposium "Women and the World of Work", Lissabon August 1980
Martiny, U.: Wechselbezüge von Lebensbereichen im Lebensverlauf, Referat auf dem 20. Deutschen Soziologentag, Bremen Sept. 1980
Martiny, U./Kulms, A.: Die soziale Auseinandersetzung um Arbeitsbelastung aus dem Zusammenhang von Erwerbs- und Hausarbeit in Frauen-Lebens-Geschichten, Dokumentation der Tagung der Sektion Frauenforschung der DGS, Dortmund 1980
Maschewsky, W.: Das Experiment in der Psychologie, Frankfurt/New York 1977

Masters, W.H./Johnson, V., Homosexuality in perspective, Boston 1979
Mckentry, P./Walters, L./Johnson, C.: Adolescent Pregnancy: A Review of the Literature, in: The Family Coordinator, vol. 28/ no. 1, Januar 1979
Mechanic, D.: Sex Illness, Illness Behavior, and the Use of Health Services, in: Social Science and Medicine, Vol. 12, 18, 1978
Meillassoux, C.: Die wilden Früchte der Frau. Über häusliche Produktion und kapitalistische Wirtschaft, Frankfurt 1976
Meinhold, M./Kunsemüller, A.: Von der Lust am Älterwerden, Frankfurt/M. 1978
Menschik, J.: Gleichberechtigung oder Emanzipation? Die Frau im Erwerbsleben der Bundesrepublik, Frankfurt a.M. 1975
Mertens, D.: Die Rolle der Erwerbstätigkeit der Frauen im Rahmen des Gesamtarbeitsmarktes - längerfristige Tendenzen -, in: Probleme der Frauen - Probleme der Gesellschaft, Maria Weber (Hrsg.), Köln/Frankfurt 1976
Mertens, W.: Sozialpsychologie des Experiments, Hamburg 1975
Mies, M.: Methodische Postulate zur Frauenforschung - dargestellt am Beispiel der Gewalt gegen Frauen, in: Beiträge zur Feministischen Theorie und Praxis, H. 1, 1978
Mitscherlich-Nielsen, M.: Zur Psychoanalyse der Weiblichkeit, in: Psyche 8, 32. Jg. 1978
Mohr, G./Rummel, M.: Frauenerwerbstätigkeit, in: Ulich, E. (Hg.): Wörterbuch der Arbeitspsychologie (Arbeitstitel), Bern 1980 (im Druck)
Moore, K./Hofferth, S.: The Consequences of Age at First Childbirth: Family Size, Arbeitsbericht des Urban Institute, New York 1978
-/Hofferth, S.: The Consequences of Age at First Childbirth: Female Headed Families and Welfare Dependency, Arbeitsbericht des Urban Institute, New York 1978
-/Caldwell, S./Hofferth, S.: The Consequences of Age at First Childbirth: Educational Attainment, Arbeitsbericht des Urban Institute, New York 1978
-/Waite, L./Hofferth, S./Caldwell, S.: The Consequences of Age at First Childbirth: Marriage, Separation, and Divorce, Arbeitsbericht des Urban Institute, New York 1978
Mudrich, B.: Der Wegzug des letzten Kindes aus dem Elternhaus im Erleben der Mutter, Diplomarbeit Bonn 1978
Müller, R.: Nikotin-, Alkohol- und Medikamentenkonsum bei Belastungen am Arbeitsplatz, in: Jahrbuch für Kritische Medizin, Bd. 6, 1980
Mydral, A./Klein, V.: Die Doppelrolle der Frau in Familie und Beruf, Köln/Berlin 1960

Nathanson, C.A.: Illness and the Feminine Role: A Theoretical Review, in: Social Science and Medicine, Vol. 9., 1975
Nauhaus, B.: Probleme der Frauenarbeitslosigkeit in der gegenwärtigen Krise, Köln 1979
Nave-Herz, R.: Das Dilemma der Frau in unserer Gesellschaft: Der Anachronismus in den Rollenerwartungen, Darmstadt 1975
Negt, O./Kluge, A.: Öffentlichkeit und Erfahrung. Zur Organisationsanalyse von proletarischer und bürgerlicher Öffentlichkeit, Ffm. 1972
Neugarten, B.L. (ed.): Middle age and aging. Chicago: University of Chicago Press 1968

dies. et al.: Women's attitudes towards the menopause, Vita Humana 1963, 6
Offe, C./Hinrichs, K.: Sozialökonomie des Arbeitsmarktes und die Lage "benachteiligter" Gruppen von Arbeitnehmern. in: C. Offe (Hrsg.): Opfer des Arbeitsmarktes. Zur Theorie der strukturierten Arbeitslosigkeit, Neuwied/Darmstadt 1977
Olesen, V. (Hrsg.): Women and Their Health. Research Implications for a New Era. US Department of Health, Education and Welfare. Washington 1975 (DHEW Publikcation No. (HRA) 77-3138)
Olesen, V.: Gender and Medicine: A Critique of Contemporary Medical Sociology in the United States. Plenary Address to the Medical Sociology Group of the British Sociological Association, Warwick, September 1980
Ostner, I.: Beruf und Hausarbeit. Die Arbeit der Frau in unserer Gesellschaft, Frankfurt 1978
Otto, R.: Variaties of Coping and Defense, hekt. Manuskript

Piven, F.F./Cloward R.A.: Hidden Protest: The Channeling of Female Innovation and Resistance. in: Signs Vol. 4, Nr. 4, 1979
Price, J.: You're Not Too Old to Have a Baby, Penguin Books 1978
Programm der Bundesregierung zur Förderung von Forschung und Entwicklung im Dienste der Gesundheit, Bonn 1979
Projekt- und Seminarbericht "Vergleich von Reproduktionsbedingungen in innerstädtischen Altbauwohngebieten und randstädtischen Neubauwohngebieten, Bsp.: Tiergarten Süd, Block 242", Berlin 1977
Prokop, U.: Weiblicher Lebenszusammenhang, Frankfurt a.M. 1976
Pross, H.: Gleichberechtigung im Beruf? Eine Untersuchung mit 7 000 Arbeitnehmerinnen in der EWG. Frankfurt a.M. 1973
Pross, H.: Die Wirklichkeit der Hausfrau, Reinbek 1975
Psychologinnengruppe München: Spezifische Probleme von Frauen und ein Selbsthilfe-Ansatz. in: Keupp, H./Zaumseil, M. (Hrsg.): Die gesellschaftliche Organisierung Psychischen Leidens, Frankfurt/Main 1978

Richter, H.E.: Konflikte und Krankheiten der Frau, in: Claessens, D./ Milhoffer, P. (Hrsg.): Familiensoziologie, Frankfurt 1973, 1980
Richter, H.E.: Lernziel Solidarität, Reinbek 1974, Statistisches Jahrbuch, Wiesbaden 1976
Riedmüller, B.: Frauen im System sozialer Sicherheit. Ringvorlesung 'Erwerbsarbeit von Frauen', Universität Konstanz, erscheint als Unidruck, Konstanz 1980
Riedmüller, B.: Zur Praxis sozialer Kontrolle in den Institutionen der Sozialverwaltung. in: Ellwein, Th. (Hg.): Politikfeldanalysen 1979, Opladen 1980
Rodenstein, M.: Fraueninteressen in Gesundheitspolitik und -forschung, in: Soziale Welt 1980 Heft 2
Rodenstein, M.: Gesundheitsrelevante Belastungsdimensionen - Überlegungen zu einem Präventionsforschungsansatz, Mai 1979, Wissenschaftszentrum Berlin, Internationales Institut für Vergleichende Gesellschaftsforschung, Preprint

Ruzek, S.B.: The Women's Health Movement. Feminist Alternatives to Medical control. New York 1978

Schade, S./Schmauch, U./Seelbach, N.: Gefühlsarbeit, in: Sozialmaganzin, September 1978

Schaefer, H./Blohmke M.: Sozialmedizin, Stuttgart 1972, 1978

Schafft, S.: Rehabilitation krebskranker Frauen, Projektabschlußbericht. unv. M. Konstanz 1980

Schäuble, W./Fiedler, P.A./v. Eickels, N.: Pädagogisch-psychologische Innovationsvorhaben in Institutionen. Vorschläge zur Strukturierung, in: Fiedler, P.A./Hörmann, G. (Hrsg.): Aktionsforschung in Psychologie und Pädagogik, Darmstadt 1978

Scheu, U.: Wir werden nicht als Mädchen geboren, - wir werden dazu gemacht, Frankfurt 1977

Schlaffer, E./Benard,C.: Die ganz gewöhnliche Gewalt in der Ehe, Reinbek 1978

Schneider, H.-D.: Aspekte des Alterns. Ergebnisse sozialpsychologischer Forschung, Frankfurt/M. 1974

Schneider, U.: Sozialwissenschaftliche Methodenkrise und Handlungsforschung, Methodische Grundlagen der Kritischen Psychologie 2, Frankfurt/New York 1980

Schöll-Schwinghammer, I.: Frauen im Betrieb - Arbeitsbedingungen und Arbeitsbewußtsein, Frankfurt 1979

Schultz, T.: Women Can Wait. The Pleasures of Motherhood After Thirty, New York 1979

Schulze, E.: Trautes Heim, Glück allein! Über die Domestizierung der Frau als Hausfrau, Gattin und Mutter in der 1. Hälfte des 19. Jahrhunderts in Berlin, Berlin 1979

Schwarzer, A.: Der "kleine Unterschied" und seine großen Folgen, Frankfurt 1975

Schwenkel-Omar, I.: Das "Hausfrauensyndrom" in: Gipser/Stein-Hilbers (Hrsg.) 1980

Seligman, M.E.P.: Erlernte Hilflosigkeit, München 1979

Sheehy, G.: In der Mitte des Lebens, Frankfurt a.M. 1978

Signs. Journal of Women in Culture and Society. Vol 5, No. 3, Supplement, 1980

Smith, R. (ed.): The Subtle Revolution: Women at Work. New York 1979

Smith-Rosenberg, C.: The Hysterical Woman: sex roles and role conflict in 19th century Amerika, in: Social Research Vol. 30/1972

Speidel, H.: Der Problempatient, in: M. Pinding (Hrsg.): Krankenpflege in unserer Gesellschaft, Stuttgart 1972

Standfeste, E.: Alterssicherung der Frau - Reform der Hinterbliebenenversorgung. in: Soziologische Analysen. Referate auf dem 19. Deutschen Soziologentag, TUB Dokumentation, Heft 1, Berlin 1971

Statistisches Bundesamt (Hrsg.): Statistisches Jahrbuch 1979 für die Bundesrepublik Deutschland, Stuttgart 1979

Stellman, J.M.: Women's Work, Women's Health: Myths and Realities, New York 1977

Stiegler, B. : Die Mitbestimmung der Arbeiterin. in: Roer, D. (Hg.): Persönlichkeitstheoretische Aspekte von Frauenarbeitslosigkeit, Köln 1980
Stoltenberg, U. : Deklassierte Frauen. Die Arbeits- und Lebenssituation von Frauen in einer Obdachlosensiedlung, Weinheim 1979
Sullerot, E. : Die Wirklichkeit der Frau, München 1979
Systemanalyse des Gesundheitswesens in Österreich, Band 1 u. 2, durchgeführt im Auftrag des Bundeskanzleramtes am Institut für Höhere Studien und Wissenschaftliche Forschung, Wien 1978

Thiele: W. : Inanspruchnahme medizinischer Leistungen durch Frauen, Berlin 1980
Thorbecke, R. : Bewältigung von Krankheitsepisoden in der Familie, in: Ritter-Röhr, D. : Der Arzt, sein Patient und die Gesellschaft, Frankfurt 1975
Troll, L.E./Israel, J./Israel, K.(eds): Looking ahead: A women's guide to the problems and joys of growing older. Englewood Cliffs, N.J. : Prentice Hall 1977
Troll, L.E./Turner, B.F. : Sex differences in problems of aging. in: Gomberg, E.S./Franks, V. (eds.): Gender and disordered behavior, New York 1979
Tscherne, G./Zierler, H. : Mißbildungsrisiko bei Kindern älterer Schwangerer, Wien.med.Wschr. 127 : 29 (1977)

Universität Bremen/Basig - Tu Berlin (Hrsg.): Berufliche, Wirtschaftszweigs-, und Tätigkeitsspezifische Verschleißschwerpunkte - Analyse von Arbeitsunfähigkeitsdaten einer Ortskrankenkasse, Berlin 1979

Volpert, W./Frese, M./Stern, K. : Arbeitspsychologische Belastungen für Beschäftigte im Schreibdienst, Kurzgutachten für die Gewerkschaft ÖTV, Berlin (West), unveröffentl., 1977

Wacker, A. (Hrsg.): Vom Schock zum Fatalismus. Soziale und psychische Auswirkungen der Arbeitslosigkeit, Frankfurt/M. 1978, 2 1981
Wahl, K./Tüllmann, G./Honig, M.-S./Gravenhorst, L. : Familien sind anders, Reinbek bei Hamburg 1980
Wahrhaftig, M. : Die Behinderung der Emanzipation der Frau durch die Wohnung und die Möglichkeit zur Überwindung, Berlin 1978
Weltz, F. : Bestimmungsgrößen der Frauenerwerbstätigkeit, in: MittAB 3/197
Weltz, F./Diezinger, A./Lullies, V./Marquard, R. : Junge Frauen zwischen Beruf und Familie, Frankfurt 1979
Weiss, C.H. : Evaluierungsforschung, Opladen 1974
Weltz, F./Jacobi, U./Lullies, V./Becker, W. : Menschengerechte Arbeitsgestaltung in der Textverarbeitung, Band 1 und 2 und 3, Forschungsbericht HA 79-05 für das Bundesministerium für Forschung und Technologie, 1978 (veröffentlicht als Bd. 4 der Schriftenreihe "Humanisierung des Arbeitslebens" unter dem Titel Textverarbeitung im Büro, Frankfurt/M. 1980
Wieck, H.H. : Auswirkungen von mechanischen Belastungen und von Nachtschichten auf den psychovegetativen Störkreis, in: Arbeitsmedizin-Sozialmedizin-Präventivmedizin 8/79, 177 ff.

Wolff, St. : Aufruf zum Finden und Schlachten einiger "Heiliger Kühe" in der DGSP, in: Sozialpsychiatrische Informationen, Dez. 1980
Wolff, St. /Bonss, W. : Die Verwaltung sozialer Probleme - Arbeitsbedingungen und Organisationsstrategien der Sozialverwaltung, in: Forschungsbericht, a.a.o.
Wollmann, H. /Hellstern, G.M. : Sanierungsmaßnahmen. Städtebauliche und strukturelle Wirkungen. Schriftenreihe des Bundesministers für Raumordnung, Bauwesen, Städtebau, Bonn-Bad Godesberg 1978

Medizinsoziologie bei CAMPUS: Eine Auswahl

Ilona Ostner, Almut Krutwa-Schott
Krankenpflege - ein Frauenberuf ?
Bericht über eine empirische Untersuchung
1981. 197 S., ISBN 3-593-32789-9

Entwickeln Frauen ein langfristiges Berufsinteresse oder geben sie den Beruf rasch zugunsten von Ehe und Familie auf? Bietet ihnen der Krankenpflegeberuf eine Kontinuierliche Berufschance; fördert er die Ausbildung eines langfristigen beruflichen Engagements? Oder ist die Pflege im Krankenhaus ein "Sackgassenberuf", wie viele andere typische Frauenberufstätigkeiten, ein bloßes Moratorium bis zur Heirat?
Dieses Buch gibt Einblick in eine empirische Untersuchung, deren Ergebnisse sich für eine kritische Analyse der Krankenpflege als Frauenberuf verallgemeinern lassen.

Ilona Ostner, Elisabeth Beck-Gernsheim
Mitmenschlichkeit als Beruf
Eine Analyse des Alltags in der Krankenpflege
1979. 177 S., ISBN 3-593-32412-1

Käte Frankenthal
Der dreifache Fluch: Jüdin, Intellektuelle, Sozialistin
1981. 320 S., ISBN 3-593-32845-3

Die Lebenserinnerungen von Käte Frankenthal (1889 - 1976), herausgegeben von Kathleen M.Pearle und Stephan Leibfried, erstrecken sich über die Zeit vom Ausgang des Kaiserreichs bis zu den ersten Jahren ihres Exils nach der Hitlerschen Machtergreifung. Sie beschreibt Ihre Erfahrungen als eine der ersten Medizinstudentinnen in der Kaiserzeit, ihre Erlebnisse als Militärärztin im Ersten Weltkrieg sowie ihre berufliche und politische Laufbahn bis zum Ende der Weimarer Republik.
Käte Frankenthal, als ehemaliges SPD-Mitglied im Preußischen Landtag, Abgeordnete im Berliner Stadtrat und Stadtärztin in Berlin-Neuköln, war in der Lage, das politische Geschehen in der Weimarer Republik aus nächster Nähe zu beobachten. Ihre Erinnerungen enthalten viele Streiflichter und scharfe Kritik der innenpolitischen Entwicklung, besonders der kommunalen Gesundheitspolitik in Berlin.
Die Herausgeber haben im Anhang das weitere Leben von Käte Frankenthal beschrieben und durch ein ausführliches biographisches Register aller in dem Lebensbericht genannten Personen einen umfassenden Blick "hinter die Kulissen" zerstörter Traditionen kritischer Medizin ermöglicht.

CAMPUS VERLAG SCHUMANNSTRASSE 65   6000 FRANKFURT AM MAIN 1